KIDNEY TRANSPLANTATION FROM DONATION AFTER CARDIAC DEATH

心脏死亡
器官捐献供者肾移植学

主审 王长希 何晓顺 主编 袁小鹏

SPM南方出版传媒 广东科技出版社
·广 州·

图书在版编目（CIP）数据

心脏死亡器官捐献供者肾移植学 / 袁小鹏主编. —广州：广东科技出版社，2014.10
ISBN 978-7-5359-5969-0

Ⅰ. ①心… Ⅱ. ①袁… Ⅲ. ①肾—移植术（医学）Ⅳ. ①R699.2

中国版本图书馆CIP数据核字（2014）第213153号

责任编辑：李 旻 曾 冲
封面设计：林少娟
责任校对：陈素华
责任印制：任建强
出版发行：广东科技出版社
（广州市环市东路水荫路11号 邮政编码：510075）
http：//www.gdstp.com.cn
E-mail：gdkjyxb@gdstp.com.cn（营销中心）
E-mail：gdkjzbb@gdstp.com.cn（总编办）
经 销：广东新华发行集团股份有限公司
印 刷：广东信源彩色印务有限公司
（广州市番禺区南村镇南村村东兴工业园 邮政编码：511442）
规 格：889mm×1 194mm 1/16 印张15 字数300千
版 次：2014年10月第1版
2014年10月第1次印刷
定 价：138.00元

前言

Preface

随着2010年以来器官捐献工作的试点和推广，我国移植器官的来源已经发生变化，由传统尸体来源为主逐渐转变为公民器官捐献来源为主。笔者有幸在这一重要的转折时期继续从事器官移植工作。尽管笔者已经积累了2 000余例传统尸体肾移植的经验，但在开展心脏死亡器官捐献（DCD）供者肾移植工作时，仍然感到面临的是一个全新的挑战，不得不一边开展工作，一边查阅相关文献。中山大学附属第一医院是目前国内开展DCD工作最早、积累DCD案例最多的单位之一，已经完成100余例DCD捐献，开展DCD肾移植200余例，积累了一定的经验，也有沉痛的教训。为了及时总结这些经验教训，更加科学有效地利用捐献器官，我们组织本科室临床一线工作的中青年学者，在参阅大量国外文献的基础上，结合临床实践，共同编写了《心脏死亡器官捐献供者肾移植学》这本专著，希望能够起到抛砖引玉的作用，帮助开展DCD工作的肾移植医师更加科学地利用捐献器官，提高DCD肾移植的人、肾存活率。

由于我们的技术水平有限，时间仓促，文献浩如烟海，本书难免有遗漏、偏颇甚至错误之处，衷心希望广大读者给予批评和指正。

袁小鹏

2014年3月

Contents 目 录

第一章
DCD肾移植历史

心脏死亡器官捐献（donation after cardiac death，DCD）指心脏停止搏动后的器官捐献。DCD概念多用于美国和加拿大，与脑死亡后器官捐献（donation after brain death，DBD）相对应。在欧洲，常将DCD称为无心跳（non-heart-beating，NHB）捐献。在英国，DCD又称为循环死亡后捐献（donation after circulatory death），DCD供体又称为心跳停止供体（asystolic donor）。人体肾脏移植的早期历史其实就是DCD肾移植历史。世界首例人体肾脏移植由乌克兰的Voronoy于1933年4月3日实施。供体为一死于脑外伤的60岁男性，受体为一26岁口服氯化汞自杀致肾功能衰竭的女性。肾脏在患者死亡后6h取出，移植肾从未发挥功能，就目前的知识理解这一点并不奇怪。截至1949年，Voronoy又实施了其他5例人体肾脏移植，均以失败告终[1]。事实上，美国的David Hume（1947年）和法国的René Küss（1951年）早期肾移植病例的肾脏均来自临床死亡（心死亡）患者[2]。

在欧美国家，脑死亡概念被广泛接受之前，所有尸体肾脏均来自心跳停止供体。此外，美国在脑死亡哈佛标准（1968年）实施前，主要供体也是已经发生脑死亡，撤除支持治疗措施后发生心跳停止的患者。器官移植先驱Thomas Starzl在自传中描述道[3]：“这些捐赠者的脑部实际上都已破坏，他们都需要使用呼吸机。捐赠的过程是先拔除呼吸机，5～10min后心跳停止，然后宣布死亡。这时要移植的器官已经因缺氧及渐渐消失的循环受到伤害。在这种情况下，减少器官伤害的策略很少，而被迫应用这些策略者认为这些策略是一种讽刺。当捐赠者一旦心跳停止而被宣布死亡后，必须马上开始体外心脏按压，同时用上呼吸器来恢复呼吸。”这种情况与目前我国的现状极其相似，即目前的中国三类DCD。另一位移植先驱Fred Belzer领导的移植团队则一直坚持只使用心跳停止后供体的肾脏，即使供体已经宣布脑死亡。其理由是Belzer对自己大学医院以外的其他医院的医生诊断的脑死亡感到不确定。Belzer认为肾脏的热缺血损伤可以由机器灌注弥补。

近年来随着交通条件好转和安全措施改善，脑死亡病例有减少的趋势，脑死亡供体器官来源已经远不能满足等待器官移植患者的需求。这种器官供需上的巨大差异使器官移植医师再次把目光投向心跳停止的患者。在美国DCD占尸体器官捐献的比例已经从1996年的1%增长到2007年的10%。

一、DCD国际分类

1995年3月，在荷兰马斯特里赫特（Maastricht）举行了一次有关无心跳供体捐献的国际研讨会议，参与者为来自欧洲、中东和美国的外科医生、肾脏病学专家和伦理学家。这次会议是DCD工作的基石。会议主要讨论了3个议题：

（1）将DCD分为5类（表1-1中的Ⅰ～Ⅴ类）[4]；

（2）确定死亡标准和不可逆性心脏死亡标准；

（3）确定心跳停止到开始器官切取的时间。

表1-1　DCD供体Maastricht分类

分类	替代分类	供者状态	所在医院部门	处理过程
Ⅰ类	不可控	到达医院时已死亡（热缺血时间未知）	急诊室	活力测定
Ⅱ类	不可控	复苏失败（热缺血时间已知）	急诊室	活力测定
Ⅲ类	可控	等待心脏停搏	ICU	移植
Ⅳ类	可控	脑死亡者发生心脏停搏	ICU	移植
Ⅴ类	不可控	ICU内突然发生的不可逆性的心搏骤停	ICU	活力测定

DCD供体Maastricht分类见表1-1。DCD器官遭受了不同时间的热缺血损伤。Ⅰ类热缺血时间最长，Ⅲ类和Ⅳ类最短。随后，由于Ⅰ类和Ⅱ类在实际应用时的不确定性，被划为不可控型（uncontrolled），Ⅲ类和Ⅳ类划为可控型（controlled）。西班牙的马德里组提出了Maastricht Ⅴ类，即发生在ICU内的不可逆性心搏骤停，亦属不可控类型。意大利Pavia组提出了Maastricht Ⅵ类[5]，即在体外膜氧合（extracorporeal membrane oxygenation，ECMO）支持治疗过程中发生的死亡，可以是按心脏标准宣布的死亡（心死亡），也可以是按神经病学标准宣布的死亡（脑死亡），同时器官保存由事先置入的体外循环维持；属于部分可控类型（partially controlled），但是对于Maastricht Ⅵ类目前尚未获得一致认同。

死亡标准和不可逆性心脏死亡这两个重要问题由伦理学家Arnold和Youngner提出[6]。在器官移植技术开展之前，并没有快速诊断死亡的紧迫要求。这种情况在器官捐献开始后发生了改变，因为只有患者死亡后才能捐献器官。心跳停止本身并不是死亡时刻，因为此时脑干仍有功能。心脏停止跳动后，脑循环停止，脑干功能迅速恶化并停止活动。观察心脏停搏需要时间，但是此时的时间至关重要，它意味着对器官造成伤害的热缺血。

心跳停止到开始器官切取的时间是争论的焦点。在产生供者最多的Maastricht Ⅲ类，在撤除人工通气后数分钟，供者心跳停止。此时患者已经死亡吗？答案是否定的。如果心跳停止时开始心脏按压和人工通气，患者心脏可能可以复跳，因而患者在心跳停止后并未立即死亡。在死亡能确定之前，一定时间间隔的“不接触时间”（no touch）必须过去，在此期间不能对患者做任何事情。在此时间间隔内脑死亡发生，患者可以宣布死亡。尽管对不接触时间这一观点大家有共识，但是对具体的时间长短却争议很大。匹兹堡肝移植组提倡2min的不接触时间，伦理学家和其他人认为2min时间太短。10min不接触时间被大家认同，但是遭到肝移植医师抗议。讨论的背景是不接触时间对所有器官都意味着热缺血。肝移植术后早期功能恢复对受体恢复至关重要，而肾脏移植患者可以通过透析过渡。如果热缺血时间过长，供肝可能不能用于移植，或者受者死亡危险性升高。尽管如此，

Maastricht会议后，使用DCD器官的移植医生遵守心跳停止后等待10min的不接触时间。1998年，美国医学研究所发表了一份DCD器官移植共识声明，推荐不接触时间为5min[7]。从此以后5min的不接触时间变为标准程序。

二、我国DCD工作的开展和分类

虽然到目前为止，我国器官捐献率极低，但是在我国开展DCD仍然有巨大潜力。《中国统计年鉴2011》的统计数据显示，2010年我国全年死亡人口为962万，其中因心血管疾病（20.3%）、脑血管病（21.0%）、损伤和中毒（7.0%）死亡人数占总死亡人数的48.3%。而以上疾病是美国器官移植供者的主要来源。这些数据提示，我国拥有的潜在DCD供者数量是巨大的。

我国长时间内器官移植的供体主要来源于死刑犯的器官捐献，这使我国器官移植事业长期为国际社会所诟病。针对这种情况，近年来，我国加大力度规范化器官捐献和器官移植。2006年3月，卫生部发布了《人体器官移植技术临床应用管理暂行规定》；同年4月卫生部成立了人体器官移植技术临床应用委员会；2个月后，又发布了肝、肾、心、肺等脏器的移植技术管理规范。国务院于2007年3月21日通过了《人体器官移植条例》，同时已制定相关措施保护死刑犯的权利。2009年8月，中国红十字会总会和卫生部在上海联合召开的全国人体器官捐献工作会议，联合宣布启动建立人体器官捐献体系。2009年卫生部修订了《脑死亡判定标准》（成人）（修订稿）。2010年3月1日，中国红十字总会与卫生部宣布在我国天津市、辽宁省、上海市、江苏省、浙江省、福建省、江西省、山东省、湖北省和广东省10个省市先行开展人体器官捐献试点工作。2010年12月卫生部颁布了《中国人体器官分配与共享基本原则和肝脏与肾脏移植核心政策》。除脑死亡法外，相关的制度建设已经基本完成。国内学者2011年底修订发布了《中国心脏死亡器官捐献工作指南（第2版）》。从2010年3月启动人体器官捐献试点工作至2012年9月30日，38个试点单位完成人体捐献465例，捐献器官1 279个，其中广东省数量最多，完成超过100例。

2011年2月，中国人体器官移植技术临床应用委员会通过并公布了中国人体器官捐献分类标准（简称“中国标准”，卫办医管发【2011】62号）[8]，即：

中国一类：国际标准化脑死亡器官捐献，即脑死亡案例，经过严格医学检查后，各项指标符合脑死亡国际现行标准和国内最新脑死亡标准（中国脑血管病杂志，2009年第6卷第4期），由通过卫生部委托机构培训认证的脑死亡专家明确判定为脑死亡；家属完全理解并选择按脑死亡标准停止治疗、捐献器官；同时获得案例所在医院和相关领导部门的同意和支持。

中国二类：国际标准化心脏死亡器官捐献（DCD），即包括Maastricht标准分类中的Ⅰ～Ⅴ类案例。

中国三类：中国过渡时期脑-心双死亡标准器官捐献（donation after brain death plus cardiac death，DBCD），与Maastricht标准的Ⅳ类相似，属可控制类型，符合脑死亡诊断标准。由于脑死亡法尚未建立，且家属不能接受在心脏跳动状态下进行器官捐献，对于此类供者，应按DCD程序施行捐献，即撤除生命支持，待心脏停跳后实施捐献。中国三类符合中国国情。

（袁小鹏　焦兴元）

参考文献

[1] Kootstra G. History of non-heart-beating donation. In: Talbot D, D' Alessandro AM, eds. Organ donation and transplantation after cardiac death [M]. Oxford: Oxford University Press, 2009: 1-6.

[2] Küss R. Human renal transplantation memories, 1951 to 1981. In: Terasaki PI, ed. History of transplantation: thirty-five recollections [M]. Los Angeles: UCLA Tissue Typing Laboratory, 1991: 37-59.

[3] Starzl TE. The puzzle people: memoirs of a transplant surgeon [M]. Pittsburgh: University of Pittsburgh Press, 2003: 148-149.

[4] Kootstra G, Daemen JH, Oomen AP. Categories of non-heart-beating donors [J]. Transplant Proc, 1995, 27 (5): 2893-2894.

[5] Geraci PM, Sepe V. Non-heart-beating organ donation in Italy [J]. Minerva Anestesiol, 2011, 77 (6): 613-623.

[6] Herdman R, Beauchamp TL, Potts JT. The Institute of Medicine's report on non-heart-beating organ transplantation [J]. Kennedy Inst Ethics J, 1998, 8 (1): 83-90.

[7] Arnold RM, Youngner SJ. Time is of the essence: the pressing need for comprehensive non-heart-beating cadaveric donation policies [J]. Transplant Proc, 1995, 27 (5): 2913-2917.

[8] 中华医学会器官移植学分会. 中国心脏死亡器官捐献工作指南 [J]. 2版. 中华器官移植杂志, 2011, 32 (12): 756-758.

第二章
器官捐献的法律和伦理学问题

器官移植作为一种有效的治疗手段，在20世纪中叶开始在西方国家广泛开展。西方国家为此建立了完善的器官捐献体系，包括器官获取组织、管理架构和相关的脑死亡立法。我国是目前世界上唯一主要使用死刑犯器官作为尸体器官来源的国家[1]。长期以来，超过90%的尸体器官来源于死刑犯。截至2009年底，卫生部统计数据显示，有超过65%的器官移植的器官来源于死刑犯，这种做法在国际移植界一直备受批评。移植学界认为死刑犯所处环境本身就是一种压力，可能使犯人违背其意愿或宗教、文化、信仰，被迫成为捐献者。根据司法部门报道，近年来死刑的数量在逐年减少。随着社会的发展，我国也将和世界大多数发达国家一样，最终取消死刑。如果我们继续依靠死刑犯的器官，而不努力去建立公民自愿捐献器官的移植体系，我国器官移植发展就将面临无源之水的困境，最终被彻底断送。

没有器官就没有器官移植。在提高公民遗体器官捐献自觉意识的基础上，努力开拓遗体器官来源，建立符合中国社会经济发展的遗体器官捐献和分配体系，才能满足患者对器官移植服务的需求。2006年3月，卫生部发布了《人体器官移植技术临床应用管理暂行规定》，2007年3月21日国务院通过了《人体器官移植条例》。2009年8月，中国红十字会总会和卫生部在上海联合召开的全国人体器官捐献工作会议上，联合宣布启动建立人体器官捐献体系。2010年3月1日，中国红十字总会与卫生部宣布在我国10个省市先行开展人体器官捐献试点工作。本院（中山大学附属第一医院）是国内最早开展公民器官捐献的单位之一，器官捐献工作在医院伦理委员会的严格监督下进行。从试点工作开始至2013年12月，我院已经完成器官捐献113例，获取肝脏111个，肾脏216个。下面就器官捐献工作中涉及的法律问题及伦理学问题作一概述。

一、法律问题

1. 遗体器官特征

依《中华人民共和国物权法》有关规定可以看出，法律明确赋予人体器官是一种既具有自然属性又具有人身属性的客观实体。它既非法律意义上的“人”，也非法律意义上的“物”。这两个基本属性决定了自然人对其人体器官具有有限处分的权利。这种有限处分表现在以下几个方面：第一，主体有权处分的只能是自己的身体器官而不是别人的；第二，此种处分不得违背相关的伦理禁忌；第三，不得有害于身体健康或他人权利和利益；第四，不得违背法律的明示或默示规定。换句话说，处分应当合法。《人体器官移植条例》第8条明确规定，公民逝世后，有权表达器官捐献意愿的关系人为其配偶、父母、成年子女，缺一不可，充分保证了征求捐献意愿的真实性和广泛性。

2. 遗体器官捐赠及获取的法律属性

明确了遗体器官的法律地位，寻找可供移植的捐献器官及获取途径就变得相对清晰而具体。我国每年因交通意外和疾病死亡的人数接近1 000万，其中潜在器官捐献者的数量相当巨大。将潜在器官捐献者转化成一个真实可用的器官供体，需要严谨的医学判断和严格的伦理审查。关系人必须办理书面的《人体器官捐献志愿书》。此《人体器官捐献志愿书》从法律角度上看，是一种特殊的赠与行为，是以当事人或关系人的意愿表示作为要素，作为单方民事法律行为，其与一般赠与合同不完全一样，无指定的受赠人，且一旦履行实施完毕，就无法撤销，具有极强的单向操作性。如果赠与人撤销赠与，要求返还器官，势必会造成受赠人的健康损害或死亡。当然，《人体器官移植条例》明确了公民的捐献自由，其中也包含了不捐献的自由。特殊情况下（如《中华人民共和国合同法》第192条规定的几种情况），在获取手术开始之前，有权表达的一方可以无任何理由地撤销这种赠与行为，且为了鼓励捐赠行为，无需承担赔偿责任。

因此，承载着器官捐献者家属意愿的这种特殊的“物”在作为主体被转移至器官受体（客体）过程中，任何参与中间环节的从业者（医院、红十字会相关工作人员、器官获取组织等）均应取得明确的授权和资质认证，以确保行为的合法性。

必须明确的是，器官获取手术的实施是在公民去世后进行，与其死亡原因无任何因果关系。但是，对任何有可能影响国家司法机关对死因进行检验的器官获取应采取十分谨慎的态度。

3. 法律责任

《人体器官移植条例》《中华人民共和国刑法》第二百三十二条和第二百三十四条、《刑法修正案（八）》第三十七条及行业、部门规章均对任何违背公民生前意愿或公民逝世后家属意愿的器官获取行为给予严厉打击，追究刑事责任。

二、伦理学问题

传统中国是个儒家伦理社会。受传统伦理影响，入土为安的思想根深蒂固。受利益观念影响，对完全是无偿和公益性的器官捐献产生抗拒，再加上社会观念的影响和责任的缺失，导致开展器官捐献阻力重重。

在临床医学领域，还没有哪个学科像器官移植学科这样与伦理学结合得如此紧密。伦理问题始终贯穿在整个器官捐献与移植过程中。与器官移植有关的伦理学问题主要集中在器官的来源、摘取时机、分配方式、移植后可能出现的心理问题、潜在的远期并发症、存活时间、生存质量、排队等候与急救的矛盾以及供体家属心理疏导等相关问题。

《中国心脏死亡器官捐献工作指南》依据伦理学原理制定了具体的工作流程[2]，明确了依据我国目前的法律现状而采取的3类器官捐献方式，分别是中国一类（脑死亡器官捐献）、中国二类（心脏死亡器官捐献）和中国三类（脑–心双死亡标准器官捐献）。器官获取组织工作人员有责任和义务向家属解释清楚并取得知情同意书。

器官捐献的基本医学伦理学原则：无害、有利、尊重、互助、公正。

1. 无害原则

无害原则的贯彻体现在对一个潜在器官捐献者的病情预后判断上。只有达到临床死亡标准或达到脑死亡标准的患者才是器官获取的对象。回避脑死亡判定的做法有违医学伦理，尽管在脑死亡立法上仍有很长的路要走。

2. 有利原则

有利原则显而易见，病入膏肓的受体因接受了器官移植而变得生机盎然，逝者家人也同样因为捐献而使突如其来的生命消失显得没有那样悲痛，转而多了一份心灵上的安慰，因为逝者将以另一种方式真实地存在。

3. 尊重原则

对逝者的尊重体现在对其临终的维护和照顾、术前家人的知情同意、术后遗容的恢复整理以及后事的安排及处理。周到细心的连贯服务往往使逝者家属多一份感激。

4. 互助和公正原则

器官捐献，应该遵循的是自愿和无偿的原则。但为了捐献工作合理合情，部分器官捐献采取了经济补助的激励政策[3]。因为器官捐献登记、分配、保存及器官获取过程都涉及必要的经费需求，还要考虑器官捐献者在医院医治中的医疗费用负担和捐赠者家庭的困难，应该采取切实可行的经济补偿政策，例如住院医疗费用的减免及捐赠者家庭的医疗保险、困难救助、学费优惠、减少纳税、捐献者殓葬费用等都可以纳入考虑。让受体因为接受了供体器官而付出一定代价体现了社会公平正义的要求，给供者家人提供人道救助体现了社会善良风俗的要求，完全符合伦理学的互助原则。一种看法认为，引入公正、透明的救助机制是缓解中国器官供需紧张的有效方法。

我国已初步建立了一种公开透明的器官捐献与移植制度架构。随着我国公民社会意识不断增强，法制观念不断加强，遗体器官捐献数量逐年提高，体现了文明社会的进步。同时也对广大的器官捐献从业者提出了更高的要求，在严守法律道德底线的基础上迈开步子，走出一条具有中国特色的器官捐献道路。

（陈　岗）

参考文献

[1] 黄洁夫. 推动我国器官移植事业健康发展的关键性举措-心死亡器官捐献试点工作原则性思考[J]. 中华器官移植杂志，2011，32（1）：1-4.

[2] 中华医学会器官移植学分会. 中国心脏死亡器官捐献工作指南[J]. 2版. 中华器官移植杂志，2011，32（12）：756-758.

[3] 黄洁夫. 创建符合中国国情的器官捐献与移植体系[J]. 中华外科杂志，2013，51（1）：1-3.

第三章
器官捐献程序

器官移植技术作为20世纪人类医学三大进步之一，已成为治疗人体多个系统器官功能衰竭的重要治疗手段，但器官短缺是制约器官移植发展的主要原因。心脏死亡器官捐献（DCD）与活体捐献者一样扩大了器官供应途径，并为脑死亡后捐献提供了另一个重要的选择，尤其是脑死亡尚未立法的国家[1-2]。因此，很多国家做出很大努力去扩大器官捐献来源[3-4]，以降低由于器官短缺导致患者等待期间死亡率的增加。在美国，DCD占尸体器官捐献比例已经从1996年的1%增长到2007年的10%。欧洲国家同样面临器官短缺的问题，英国、比利时、荷兰积极开展包括“可控制型”（controlled DCD，CDCD）和“不可控制型”（uncontrolled DCD，UDCD）两类DCD来扩大器官捐献池[5-7]。

从中国的情况来看则更加困难，自2005年以来，约150万患者需要器官移植，每年只有不到1万患者接受移植手术[8]。为了克服日益严重的器官短缺，并建立一个让国际移植界可以接受的器官捐献制度，我国卫生部于2003年颁布了《脑死亡判定标准》（成人）（征求意见稿）[9]、《脑死亡判定技术规范》（征求意见稿）[10]，2003年8月22日深圳市第三届人民代表大会常务委员会第二十六次会议通过全国首部地方法规《深圳经济特区人体器官捐献移植条例》，于2003年10月1日起施行[11]。2007年3月21日国务院通过《人体器官移植条例》[12]，2009年卫生部修订了《脑死亡判定标准》（成人）（修订稿）[13]，2010年12月卫生部颁布了《中国人体器官分配与共享基本原则和肝脏与肾脏移植核心政策》[14]，2011年4月，中国卫生部和中国红十字会共同向全国发起了一个心脏死亡捐献试点方案，从普通公民中启动DCD捐献工作[15]。我国的DCD工作开始全面推广。

近10年来很多国家DCD来源供肾数量逐渐上升[16]，并得到临床的广泛应用。但在中国开展DCD捐献工作，同样面临国外学者对DCD工作的困惑：包括DCD潜在捐献者的社会伦理问题、民众接受程度、是否合适捐献、捐献时机及方式、捐献器官的分配与使用、受体术后近期和远期并发症及其治疗效果等[17]。我国移植界根据国情，遵循公平、公正、公开的原则，并在遵守国家法律法规、遵循社会伦理道德、尊重捐献者及家属、尊重受者的前提下有序地开展了DCD工作，并已经取得较丰富的实践经验。国内学者2011年底修订发布了《中国心脏死亡器官捐献工作指南（第2版）》[18]。

关于脑死亡和心死亡判定的社会伦理、立法问题，国内外社会、医学伦理学等方面的专家进行了长时间的讨论[19-20]。随着脑死亡立法缺失和器官移植开展所引发的问题——是采用心死亡标准还是脑死亡标准之争日趋加剧[19]，国内学者在广东地区开展了脑死亡与器官移植立法问卷调查[21]，结果显示被调查者对脑死亡和器官移植立法的理解不够充分，但74%的被调查者认可并接受脑死亡标准。他们一致认为器官获取、分配和使用及可能对捐献者带来的健康风险的保险和补偿等问题都应该有法可依。92%的被调查者还认为脑死亡和器官移植有必要立法，其中61%的人认为立法时机已经成熟。调查者认为我国脑死亡和器官移植立法是大势所趋，必须明确包括患者、近亲属及医疗机构各自的权利和义务，同时鼓励和加强对脑死亡和器官移植立法等相关问题的宣传教育[21]。

第一节　器官捐献分类标准

一、中国器官捐献分类标准

依据前期探索经验并参照国际分类，我国现阶段公民逝世后器官捐献分为3类：

（1）中国一类

中国一类即国际标准化脑死亡器官捐献（DBD）。脑死亡案例，经过严格医学检查后，各项指标符合脑死亡国际现行标准和国内最新脑死亡标准，由通过卫计委（原卫生部）委托机构培训认证的脑死亡专家明确判定为脑死亡；家属完全理解并选择按脑死亡标准停止治疗，同意捐献器官；同时获得案例所在医院和相关领导部门的同意和支持。

（2）中国二类

中国二类即国际标准化心脏死亡器官捐献（DCD），即包括Maastricht标准分类中的Ⅰ～Ⅴ类案例，其中Maastricht Ⅰ类、Ⅱ类、Ⅳ类和Ⅴ类几乎没有争议，但成功概率较小，其器官产出对医疗技术、组织结构及运作效率的依赖性极强。Maastricht Ⅲ类所面临的主要问题是关于“抢救与放弃”之间的医学及伦理学争论，需要用具有法律效力的、权威性的医学标准、共识或指南来保证其规范化实施。

（3）中国三类

中国三类即中国过渡时期脑-心双死亡标准器官捐献（donation after brain death plus cardiac death，DBCD），即虽已完全符合DBD标准，但鉴于对脑死亡法律支持框架缺位，现依严格程序按DCD实施；这样做实际上是将中国一类案例按中国二类处理，既类似Maastricht Ⅳ类，又不同于Maastricht Ⅳ类（Maastricht Ⅳ类为非计划性、非预见性脑死亡后心脏停搏）。

二、国际DCD分类标准

按照1995年和2003年修订的Maastricht标准，DCD分为5类：

（1）Ⅰ类：入院前已经宣告死亡，但时间不超过45min。

（2）Ⅱ类：于医院外发生心脏停搏，急诊入院后经心肺复苏10min无效，宣告死亡。

（3）Ⅲ类：受到严重的不可救治性损伤，通常为毁灭性脑外伤，但还没有完全达到或完全满足脑死亡的全套医学标准；同时生前有意愿捐献器官，经家属主动要求或同意，在ICU中有计划地撤除生命支持和治疗，主要手段为终止呼吸机人工通气给氧，使心脏缺氧而停搏及残余脑细胞彻底失活，等待死亡的发生。

（4）Ⅳ类：脑死亡判定成立后，器官捐献手术之前所发生的非计划性、非预见性心脏停搏。

（5）Ⅴ类：住院患者的心脏停搏（2003年新增标准）。主要为ICU抢救过程中发生的非计划性、非预见性心脏停搏。

第二节　人体器官捐献工作程序及要点

一、供者选择

由主治医生明确患者处于如下状态时，可将其视为潜在捐献者：

（1）患者处于需要机械通气或循环支持的严重神经损伤和/或其他器官衰竭状态，无法避免发生心脏死亡。

（2）患者达到脑死亡状态。脑死亡判定按《脑死亡判定标准（成人）（修订稿）》[13]实行。

（3）具备器官捐赠者一般条件，即：①患者身份明确。②年龄一般不超过65岁。③无HIV感染。④无药物滥用史，或者无如下高危活动：如静脉注射毒品史、同性恋/双性恋男性、血友病/凝血机制紊乱。⑤无黑色素瘤、转移性恶性肿瘤，或不可治愈的恶性肿瘤；一些早期阶段的恶性肿瘤在经过成功的治疗后也可以考虑。⑥无活动性的、未经治疗的全身细菌、病毒或者真菌感染。⑦血流动力学和氧合状态相对稳定。⑧捐赠器官功能基本正常。⑨严重的、不可逆的心肺或神经损伤，预计撤除生命支持治疗后将在60min内死亡。

（4）决定撤除支持治疗：主治医生初步发现潜在器官捐献者后，应进行会诊讨论，明确患者预后不良，无法避免死亡。在主治医生告知家属患者病情后，患者家属对于患者的病情有充分的理解并接受，决定撤除支持治疗。关于撤除心肺支持的讨论与器官组织捐献的讨论应该相互分开，这可以减少家人的悲伤，并避免一些涉及患者和家人照顾和护理上利益的冲突。

二、提交人体器官捐献委员会

主治医生在明确潜在捐献者符合相关条件，并且在家属提出终止治疗后，应该把潜在器官捐献者相关情况上报省级人体器官捐献委员会（Provincial Organ Donation Committee，PODC）。PODC指派器官捐献协调员组织捐献工作，并通知人体器官获取组织（Organ Procurement Organization，OPO）准备器官获取工作。

三、知情同意

遵照《人体器官移植条例》《中国心脏死亡器官捐献工作指南（第2版）》，器官捐献协调员与患者家属进行深入沟通，把DCD的具体过程和要求向家属解释清楚。在家属同意进行器官捐献后，器官捐献协调员和主治医生应该和患者家属讨论DCD的所有相关问题，再获得书面的知情同意。明确患者是否有生前捐献意愿或未表示不同意，才能进入书面捐献的签署，如果家属中有一方反对器官捐献，即使潜在捐献者生前有捐献意愿，也不应进行器官捐献（家属是指配偶、成年子女、父母。或患者通过法律途径正式授权的委托人）。在器官捐献协调员与家属签署正式的知情同意书时，医生应详细记录与家属的讨论意见，在病志中记载他们的知情同意和最后放弃一切治疗的同意意见。

四、上报备案

将DCD材料上报医院器官捐献委员会或人体器官移植技术临床应用与伦理委员会（以下简称伦理委员会）备案。医院器官捐献委员会或伦理委员会负责监管器官捐献过程，确定知情同意等法律程序是否完备，同时上报到省级人体器官捐献办公室。

五、供者管理

在知情同意书签署之后，应为准备器官捐献开展供者综合评估及医疗干预。综合评估应包括整理收集患者的相关临床资料。医疗干预必须遵守生命伦理学基本伦理原则：不伤害、尊重、公正。遵守知情同意和无害原则，即医疗干预只有在患者（清醒状态）或直系亲属知情同意的情况下才能进行。同时医师必须要为患者的利益着想并避免伤害患者，不应该限制或者减少能减轻患者痛苦的措施，不应该应用加快患者死亡的措施。医疗干预应尽量应用有明确证据证明有效的医疗干预措施，如无足够证据证明其有效性，如果没有不合法的操作并且得到家属的知情同意，可以在主治医生的慎重选择下实行。应用的所有干预措施必须详细记录。

六、终止治疗

切取器官或移植的团队不能参与终止治疗过程。应准确记录撤除心肺支持的时间。在撤除心肺支持后应该连续记录患者的生命体征，包括心率、呼吸频率、血压、血氧饱和度和尿量等。准确记录热缺血时间。供体热缺血时间是指撤除生命支持治疗至器官冷灌注开始（腹主动脉插管灌注开始时）为止。

七、宣布死亡

心脏死亡的判定标准：即循环停止，反应的缺失、心跳的缺失、脉搏和呼吸的缺失。由于DCD对于时间的限制，需要运用监测或检验来快速而准确地判断循环的停止。在可能的情况下，可以应用有创动脉血压监测和多普勒超声进行确认。为确定循环停止的不可逆性或永久性，应观察一段时间再宣布死亡。观察期至少为2min，不能多于5min。由2名或2名以上主治医生宣布死亡，并准确记录死亡时间，死亡过程录像备案（移植医生或OPO小组不能在场）。在宣布死亡后，可以进行器官切取的有关活动。如果在撤除心肺支持后的特定时间里循环未发生不可逆的停止，患者应该返回预先安排的区域继续临终照顾护理。

第三节　器官捐献与获取流程

DCD相关的捐献有中国二类和中国三类。中国二类以Maastricht Ⅲ类为主，但因国内脑死亡立法缺位，一部分捐献者需较长时间等待脑死亡诊断成立后按中国三类实施，因其生命体征常不稳定及住院时间长，增加了感染风险，降低了器官捐献的成功率，并很大程度影响了器官质量。本中心Maastricht Ⅳ类和Ⅴ类的捐献成功率较高，这与相关科室密切配合和OPO高效率运作有关。以下分别介绍中国一类、中国二类和中国三类器官捐献与获取的标准流程和技术规范。

一、中国一类器官捐献与获取流程（图3-1）

（1）各级医院临床医生发现潜在捐献者。

（2）主管医师与协调员完成潜在捐献人信息登记并汇报上级主管部门后，完成潜在捐献人的临床状态初步评估，并及时通知OPO派出医学专家，进行进一步的医学评估。初步医学评估后应做出是否符合潜在捐献人标准的判定。采集潜在捐献人相关数据录入中国人体器官分配与共享计算机系统（COTRS系统）。

（3）具备脑死亡判定资质的神经内外科医学专家根据国内最新脑死亡判定标准对潜在捐献人生命状态进行判定。

（4）潜在捐献人达到脑死亡状态，主管医师应当向潜在捐献人配偶、成年子女、父母（以下简称近亲属）告知判定结果，并征求近亲属终止治疗意见。潜在捐献人近亲属理解并选择终止治疗后，近亲属签署《终止治疗志愿书》；协调员向潜在捐献人近亲属讲解人体器官捐献政策法规及捐献流程，如潜在捐献人近亲属有器官捐献意愿，协调员应协助其完成器官捐献相关手续，近亲属应提供户籍和身份证明（原件复印）、提供每个近亲属与潜在捐献人关系证明，并签署《人体器官捐献知情同意书》等相关医疗和法律文件。相关文件扫描件应当与潜在捐献人和拟捐献器官的相关信息共同报送至COTRS系统。

（5）潜在捐献人近亲属签署《人体器官捐献知情同意书》《终止治疗志愿书》等相关医疗和法律文件后，由协调员和OPO医师征询潜在捐献人近亲属是否同意在脑死亡状态下实施器官获取手术。

（6）获得家属同意在脑死亡状态下器官捐献许可后，OPO应当向本医院医务部门提出申请并备案，经医务部门专职人员审核相关法律法规文件齐全，并符合医疗常规与医院器官移植相关伦理规定后，OPO方可实施器官获取手术。设有伦理委员会的医疗机构应当定期再次核查捐献相关手续。

（7）器官捐献获取手续完备后，潜在捐献人即成为人体器官捐献人（以下简称捐献人），OPO应当收集捐献人相关信息及近亲属签署的《人体器官捐献知情同意书》所同意捐献的器官类型与数量录入COTRS系统，并通过COTRS系统分配器官、通知相应移植医院。当OPO所在移植医院不具备需获取器官对应的移植器官科目的资质时，应当根据COTRS系统的分配结果，由该器官接受者所在的移植医院派出移植外科医生获取该器官。在主管医师或死亡判定专家组宣布患者死亡后实施器官获取手术。

（8）协调员见证器官获取全过程，核实和记录实际获取的人体器官类型及数量。OPO在完成手术后应当按要求缝合手术伤口、安装义眼、按家属或当地风俗要求穿戴衣服、恢复捐献人遗容，举行遗体告别仪式，完成器官获取记录。协调员负责协助家属办理捐献人后事。

（9）器官获取后OPO负责留取必要的器官组织送病理检查，之后妥善保存器官，按照COTRS系统的分配结果与获得该器官的人体器官移植等待者所在的移植医院进行器官的交接确认，包括捐献器官的来源、类型、数量及接受者身份等内容，并与移植医院签署《人体器官接收确认书》。人体器官捐献完成后，根据各捐献器官受者术后恢复情况，协调员及时向捐献人近亲属通报捐献结果。

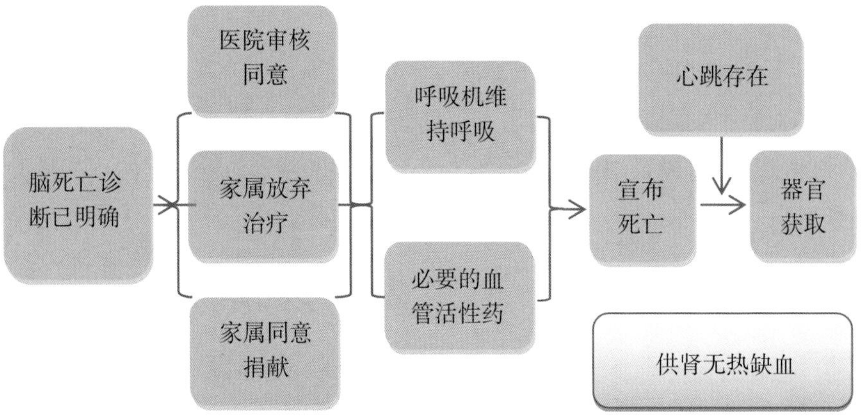

图3-1　中国一类器官捐献与获取流程

二、中国二类器官捐献与获取流程（图3-2）

（1）各级医院临床医生发现潜在捐献者。

（2）主管医师与协调员完成潜在捐献人信息登记并汇报上级主管部门后，完成潜在捐献人的临床状态初步评估，并及时通知OPO派出医学专家，进行进一步的医学评估。初步医学评估后应做出是否符合潜在捐献人标准的判定。采集潜在捐献人相关数据录入COTRS系统。

（3）具备脑死亡判定资质的神经内外科医学专家根据国内最新的脑死亡判定标准对潜在捐献人生命状态进行判定。

（4）判定潜在捐献人如未达到脑死亡状态，神经内外科医学专家和主管医生应当评估潜在捐献人脑损伤是否为不可逆、继续治疗是否无意义，神经内外科医学专家和主管医师做出不可逆脑损伤及治疗无效判定后，主管医师应当向潜在捐献人近亲属告知判定结果，并征求近亲属终止治疗意见，潜在捐献人近亲属理解并选择终止治疗后，应与主管医师签署《终止治疗志愿书》。协调员向潜在捐献人近亲属讲解人体器官捐献政策法规及捐献流程，如潜在捐献人近亲属有器官捐献意愿，协调员应协助其完成器官捐献相关手续，近亲属应提供户籍和身份证明（原件复印）、提供每个近亲属与潜在捐献人关系证明，并签署《人体器官捐献知情同意书》等相关医疗和法律文件。相关文件扫描件应当与潜在捐献人和拟捐献器官的相关信息共同报送至COTRS系统。

（5）潜在捐献人近亲属签署《人体器官捐献知情同意书》《终止治疗志愿书》等相关医疗和法律文件后，由协调员和OPO医师征询潜在捐献人近亲属是否同意在心脏死亡状态下实施器官获取手术。

（6）获得家属同意在心脏死亡状态下器官捐献许可后，OPO应当向本医院医务部门提出申请并备案，经医务部门专职人员审核相关法律法规文件齐全并符合医疗常规与医院器官移植相关伦理规定后，OPO方可实施器官获取手术。设有伦理委员会的医疗机构应当定期再次核查捐献相关手续。

（7）器官捐献获取手续完备后，潜在捐献人即捐献人，OPO应当收集捐献人相关信息及近亲属签署的《人体器官捐献知情同意书》所同意捐献的器官类型与数量录入COTRS系统，并通过COTRS系统分配器官、通知相应移植医院。当OPO所在移植医院不具备需获取器官对应的移植器官科目的资质时，应当根据COTRS系统的分配结果，由该器官接受者所在的移植医院派出移植外科医生获取该器官。OPO需根据威斯康星大学（UW）评分系统初步评估捐献具体时机，如捐献人病情突然出现心跳骤停或低氧血症无法纠正时，可在病房即刻实施捐献获取手术；如病情相对稳定可转至手术室进行获取手术。确定捐献时间后，由主管医师撤除呼吸机、拔除气管插管和停用升压药物。记录撤除生命支持系统时间，如在60min内患者未发生心跳停止，则终止器官捐献程序，患者转回重症监护病房。如在60min内发生心跳停止，需行客观检查证实心跳停止5min仍不能恢复（心电图持续呈一条直线）或者有创脉压（建议提前做好动脉穿刺置管）持续为零5min，同时有心跳机械停搏的临床证据。OPO必须现场摄像记录心跳停止5min完整过程，并确保摄像记录的真实性和有效性，证实该过程中无人为促进死亡因素存在。现场摄像记录留存后备各级判定专家组审核。然后由主管医师宣布患者死亡，开始实施器官获取手术。

（8）协调员见证器官获取全过程，核实和记录实际获取的人体器官类型及数量。OPO在完成手术后应当按要求缝合手术伤口、安装义眼、按家属或当地风俗要求穿戴衣服、恢复捐献人遗容，举行遗体告别仪式，完成器官获取记录。协调员负责协助家属办理捐献人后事。

（9）器官获取后OPO负责留取必要的器官组织送病理检查，之后妥善保存器官，按照COTRS系统的分配结果与获得该器官的人体器官移植等待者所在的移植医院进行器官的交接确认，包括捐献器官的来源、类型、数量及接受者身份等内容，并与移植医院签署《人体器官接收确认书》。人体器官捐献完成后，根据各捐献器官受者术后恢复情况，协调员及时向捐献人近亲属通报捐献结果。

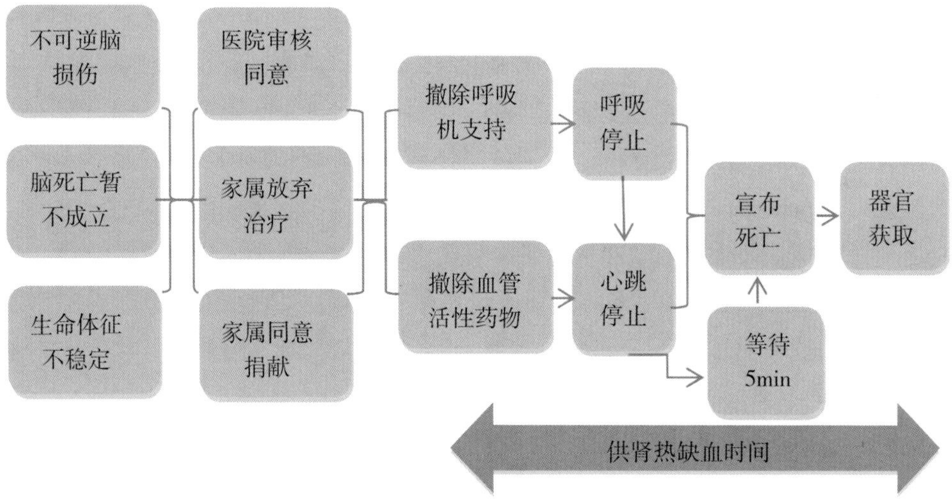

图3-2 中国二类器官捐献与获取流程

三、中国三类器官捐献与获取流程（图3-3）

（1）各级医院临床医生发现潜在捐献重症脑病患者。

（2）主管医师与协调员完成潜在捐献人信息登记并汇报上级主管部门后，完成潜在捐献人的临床状态初步评估，并及时通知OPO派出医学专家，进行进一步的医学评估。初步医学评估后应做出是否符合潜在捐献人标准的判定。采集潜在捐献人相关数据录入COTRS系统。

（3）具备脑死亡判定资质的神经内外科医学专家根据国内最新的脑死亡判定标准对潜在捐献人生命状态进行判定。

（4）潜在捐献人达到脑死亡状态，主管医师应当向潜在捐献人近亲属告知判定结果，并征求近亲属终止治疗意见。潜在捐献人近亲属理解并选择终止治疗后，近亲属签署《终止治疗志愿书》；协调员向潜在捐献人近亲属讲解人体器官捐献政策法规及捐献流程，如潜在捐献人近亲属有器官捐献意愿，协调员应协助其完成器官捐献相关手续，近亲属应提供户籍和身份证明（原件复印）、提供每个近亲属与潜在捐献人关系证明，并签署《人体器官捐献知情同意书》等相关医疗和法律文件。相关文件扫描件应当与潜在捐献人和拟捐献器官的相关信息共同报送至COTRS系统。

（5）潜在捐献人近亲属签署《人体器官捐献知情同意书》《终止治疗志愿书》等相关医疗和法律文件后，由协调员和OPO医师征询潜在捐献人近亲属是否同意在脑–心双死亡状态下实施器官获取手术。

（6）获得家属同意在脑–心双死亡状态下器官捐献许可后，OPO应当向本医院医务部门提出申请并备案，经医务部门专职人员审核相关法律法规文件齐全并符合医疗常规与医院器官移植相关伦理规定后OPO方可实施器官获取手术。设有伦理委员会的医疗机构应当定期再次核查捐献相关手续。

（7）器官捐献获取手续完备后，潜在捐献人即成为捐献人，OPO应当收集捐献人相关信息及近亲属签署的《人体器官捐献知情同意书》所同意捐献的器官类型与数量录入COTRS系统，并通过COTRS系统分配器官，通知相应移植医院。当OPO所在移植医院不具备需获取器官对应的移植器官科目的资质时，应当根据COTRS系统的分配结果，由该器官接受者所在的移植医院派出移植外科医生获取该器官。具体实施器官获取手术时，将捐献人转移至手术室，首先由主管医师撤除呼吸机、拔除气管插管和停用升压药物。记录撤除生命支持系统时间，等待患者发生心跳停止。心跳停止发生后，需行客观检查证实心跳停止5min仍不能恢复（心电图持续呈一条直线），或者有创动脉压持续为零5min，同时有心脏机械停搏的临床证据。OPO必须现场摄像记录心跳停止5min完整过程，并确保摄像记录的真实性和有效性，证实该过程中无人为促进死亡因素存在。现场摄像记录留存后备各级死亡判定专家组审核。然后由主管医师宣布患者死亡，开始实施器官获取手术。

（8）协调员见证器官获取全过程，核实和记录实际获取的人体器官类型及数量。OPO在完成手术后应当按要求缝合手术伤口、安装义眼、按家属或当地风俗要求穿戴衣服、恢复捐献人遗容，举行遗体告别仪式，完成器官获取记录。协调员负责协助家属办理捐献人后事。

（9）器官获取后OPO负责留取必要的器官组织送病理检查，之后妥善保存器官，按照COTRS系统的分配结果与获得该器官的人体器官移植等待者所在的移植医院进行器官的交接确认，包括捐献器官的来源、类型、数量及接受者身份等内容，并与移植医院签署《人体器官接收确认书》。人体器官捐献完成后，根据各捐献器官受者术后恢复情况，协调员及时向捐献人近亲属通报捐献结果。

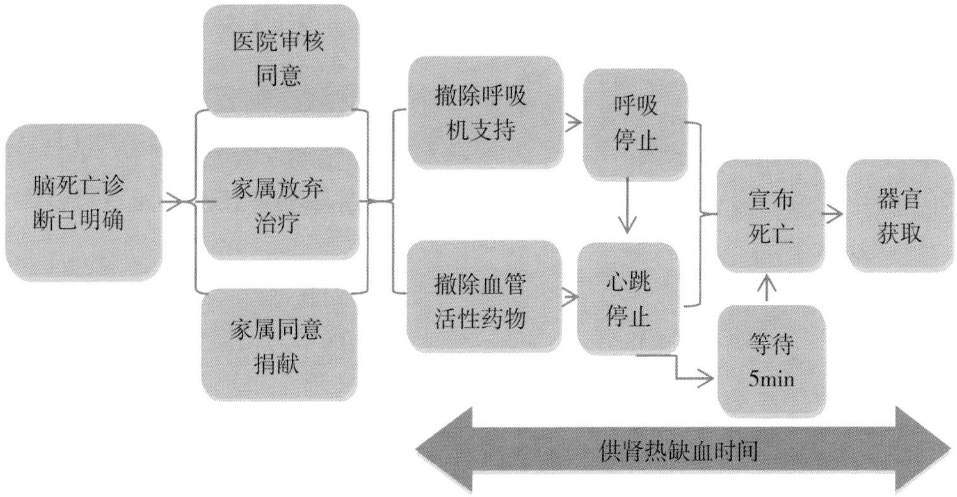

图3-3　中国三类器官捐献与获取流程

第四节　DCD的退出

一、热缺血时间定义

考虑到每种器官耐受热缺血时间（warm ischemia time，WIT）的不同，如果WIT超出一定限度，应该退出捐献程序。WIT是DCD供体器官质量的重要决定因素之一。一般认为供肾WIT＞45～60 min预后不良[22]。准确记录DCD供体WIT非常重要，但是文献对WIT的起始时间并无统一意见（图3-4）。以下是文献中常用的WIT定义：

（1）指供体心跳停止到开始冷灌注或区域灌注（如采用体外膜肺氧合技术灌注腹部器官）的时间[23]。该定义对不可控型DCD（如Maastricht Ⅰ类、Ⅱ类、Ⅳ类和Ⅴ类）适用，但是对可控型DCD（Maastricht Ⅲ类和中国三类）显然不适合。

（2）按照美国移植外科医师协会（ASTS）DCD指南[22]，WIT可分为2种：①总热缺血时间（total warm ischemia time），指从撤除机械通气到开始器官冷灌注；②真实热缺血时间（true warm ischemia time），指从显著缺血损害（平均动脉压<60 mmHg）到开始器官冷灌注。

（3）英国移植协会DCD指南则建议采用功能性热缺血时间（functional warm ischemia time）作为评价器官所遭受的实际热缺血损害的程度，该指南对DCD捐献过程中的各种时间段做了详细描述（图3–4）[24]：

1）撤除期（withdraw period）又称为濒死期（agonal period），指从撤除治疗措施到心跳停止的时间。

2）功能性热缺血时间又称真实热缺血时间，指从动脉收缩压<50 mmHg或血氧饱和度<70%到开始冷灌注的时间。

3）无心跳热缺血期（asystolic warm period）又称为主要热缺血时间（primary warm ischemia time），指从心跳停止到开始器官原位冷灌注的时间。

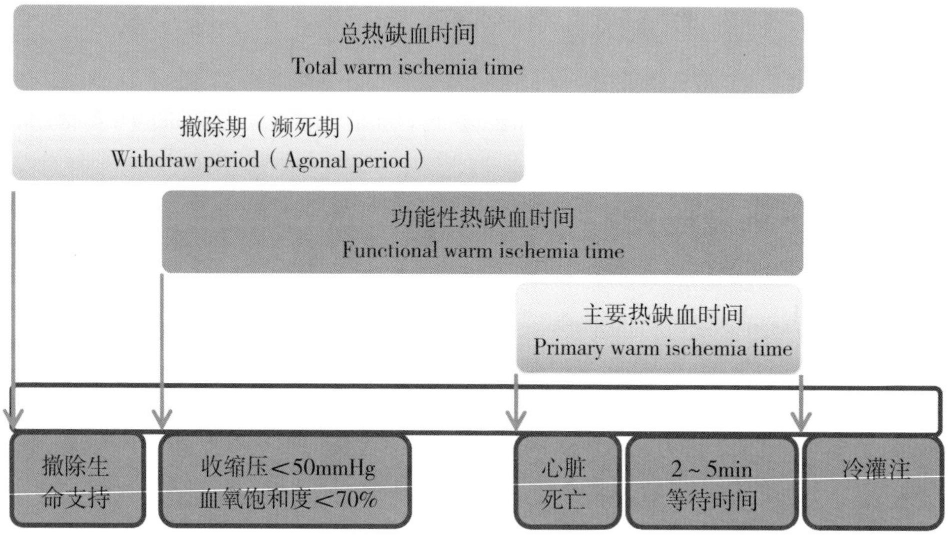

图3–4 功能性热缺血时间定义

二、DCD捐献退出标准

功能性热缺血的概念反映了这样一个事实，即在心跳停止发生前器官就已经出现了显著的热缺血损害。功能性热缺血时间能真实反映器官受热缺血损害的程度。根据撤除支持治疗后达到功能性热缺血标准所需要的时间和功能性热缺血持续的时间，英国移植协会DCD指南规定以下2种情况应退出捐献程序[24]：

（1）如果撤除支持治疗措施后，超过一定的时间仍未达到开始功能性热缺血的标准；

1）肝脏和胰腺为1h；

2）肾脏为2h（可以重新评估，可能的情况下等待2h重新开始）。

（2）功能性热缺血时间超过一定限度，仍未发生心跳停止：

1）肝脏为30 min（20min比较理想，而且年龄是重要影响因素）；

2）胰腺为30 min；

3）肺为60 min；

4）肾脏为120min，根据实际情况可再次评估，部分病例可再延长120min。

应该看到以上标准的确定不排除经验因素的存在，如美国ASTS指南建议可控性DCD肾脏的总热缺血时间应<45～60min[22]。与老年供体器官比较，年轻供体器官更能耐受低血压。而高血压供体在收缩压降至50 mmHg之前，就可能已经发生了严重的缺血损伤。此外，在肢体灌注下降时，脉搏血氧测定并不可靠。

（王小平　韩　明　袁小鹏）

参考文献

［1］D' Alessandro AM，Hoffmann RM，Knechtle SJ，et al. Liver transplantation from controlled non-heart-beating donors［J］. Surgery，2000，128（4）：579-588.

［2］Nyberg S L，Matas A J，Rogers M，et al. Donor scoring system for cadaveric renal transplantation［J］. Am J Transplant，2001，1（2）：162-170.

［3］Ledinh H，Meurisse N，Delbouille MH，et al. Contribution of donors after cardiac death to the deceased donor pool：2002 to 2009 University of Liege experience［J］. Transplant Proc，2010，42（10）：4369-4372.

［4］Hernadez-Alejandro R，Wall W，Jevnikar A，et al. Organ donation after cardiac death：donor and recipient outcomes after the first three years of the Ontario experience［J］. Can J Anaesth，2011，58（7）：599-605.

［5］Monbaliu D，Pirenne J，Talbot D. Liver transplantation using donation after cardiac death donors［J］. J Hepatol，2012，56（2）：474-485.

［6］Deroose JP，Kazemier G，Zondervan P，et al. Hepatic steatosis is not always a contraindication for cadaveric liver transplantation［J］. HPB（Oxford），2011，13（6）：417-425.

［7］Roberts KJ，Bramhall S，Mayer D，et al. Uncontrolled organ donation following prehospital cardiac arrest：a potential solution to the shortage of organ donors in the United Kingdom?［J］. Transpl Int，2011，24（5）：477-481.

［8］The supply and demand ratio of organ transplant is 1：150 in China encountering with legal problem.

http：//www.gov.cn/jrzg/2012-03/23/content_2098111.htm（accessed Jun 25，2012）.

[9] 卫生部脑死亡判定标准起草小组．脑死亡判定标准（成人）（征求意见稿）[J]．中华医学杂志，2003，83（3）：89.

[10] 卫生部脑死亡判定标准起草小组．脑死亡判定技术规范（征求意见稿）[J]．中华医学杂志，2003，83（3）：89-91.

[11] 深圳经济特区人体器官捐献移植条例．http：//fzj.sz.gov.cn：8080 /cms/fzb/menu/ fzbzcfg/er/fagui/adjunct/5LAWa12.doc.

[12] 中华人民共和国国务院令．人体器官移植条例[J]．实用器官移植电子杂志，2013，1（1）：4-7.

[13] 凌锋．脑死亡判定标准（成人）(修订稿）[J]．中国脑血管病杂志，2009，6（4）：220-224.

[14] 中华人民共和国卫生部．中国人体器官分配与共享基本原则和肝脏与肾脏移植核心政策[J]．中华移植杂志（电子版），2011，5（1）：72-76.

[15] 中华人民共和国卫生部．卫生部办公厅关于启动心脏死亡捐献器官移植试点工作的通知[J]．中华移植杂志（电子版），2011，5（2）：173-174.

[16] Saidi RF，Markmann JF，Jabbour N，et al．The faltering solid organ donor pool in the United States（2001-2010）[J]．World J Surg，2012，36（12）：2909-2913.

[17] Fidler SA．Implementing donation after cardiac death protocols [J]．J Health Life Sci Law，2008，2（1）：123，125-149.

[18] 刘永锋．中国心脏死亡器官捐献工作指南[J]．2版．中华移植杂志（电子版），2012，6（3）：221-224.

[19] Bastami S，Matthes O，Krones T，et al．Systematic Review of Attitudes Toward Donation After Cardiac Death Among Healthcare Providers and the General Public [J]．Crit Care Med，2013，41（3）：897-905.

[20] 刘永锋．心死亡供者器官获取伦理及肝移植临床应用[J]．中华移植杂志（电子版），2009，3（4）：268-272.

[21] 宋儒亮，崔小花，高needed，等．脑死亡与器官移植立法课堂调查问卷分析[J]．中国循证医学杂志，2009（12）：1296-1301.

[22] Reich DJ，Mulligan DC，Abt PL，et al．ASTS recommended practice guidelines for controlled donation after cardiac death organ procurement and transplantation [J]．Am J Transplant，2009，9（9）：2004-2011.

[23] Morrissey PE，Monaco AP．Donation after circulatory death：current practices，ongoing challenges，and potential improvements [J]．Transplantation，2014，97（3）：258-264.

[24] BTS/ICS consensus guideline on organ donation after circulatory death．http://www.bts.org.uk/MBR/Clinical/Guidelines/ Current/ Member/ Clinical/ Current _Guidelines.aspx．（accessed Feb 22，2014）.

第四章
DCD供者器官维护

器官功能维护在器官捐献中具有十分重要的意义，它不仅影响器官捐献的成功率，也影响供体质量及移植手术的成功率和并发症。笔者在临床实践中发现，由于医务人员对供体器官维护知识不足或重视不够等原因，导致部分潜在捐献者在器官获取组织（OPO）到达前心跳停止或器官功能严重受损而不能捐献，使原本稀缺的供体资源进一步减少。我国尚未统计因维护不力所导致的供体损失。在欧洲有25%潜在供体在器官获取前发生循环衰竭死亡。建立规范的ICU器官维护措施可以大大减少供体损失，笔者认为有必要对器官捐献的条件及器官功能维护作一介绍。器官移植效果取决于供体的热缺血时间和冷缺血时间的长短，因此，器官功能维护的主要目的是要减少热缺血损伤和冷缺血损伤。器官功能维护按时间阶段分为获取前维护、获取过程中维护、获取后维护（即器官保存），本章重点介绍器官获取前和获取过程中的功能维护。

第一节　获取前器官功能维护

一、DCD器官功能维护

西班牙等欧洲国家由于交通安全的改善，国民素质的提高，交通安全意识的加强，脑外伤导致的脑死亡患者逐渐减少。相对而言，DCD逐年增加，目前已达捐献总量的8%，正逐渐成为器官捐献的重要来源之一。由于DCD热缺血时间长，供体质量不如DBD已是大家的共识。为了克服DCD过程中热缺血对移植器官产生不利影响，针对不同类型的DCD可以采取不同措施。

目前国际上DCD分类是Maastricht Ⅰ～Ⅴ类（M-Ⅰ～Ⅴ类），其中M-Ⅰ类和M-Ⅱ类属于不可控DCD，目前在我国很少有此类供体。我国常见的是M-Ⅲ类（ICU内等待心脏停搏）、M-Ⅳ类（脑死亡者发生心脏停搏）和M-Ⅴ类（ICU内突然发生的不可逆性的心搏骤停）。M-Ⅳ类和M-Ⅴ类的维护措施应包括：患者出现心跳停止时，应予积极的心肺复苏措施，以保证平均动脉压在65mmHg以上；有条件者应立即应用体外膜肺氧合（extracorporeal membrane oxygenation，ECMO）技术以保证肝、肾等器官的组织灌注；尽快办理捐献手续，OPO尽快完成获取准备工作和劝捐工作以缩短热缺血时间（如已行ECMO治疗者除外）。M-Ⅲ类由于没有达到脑死亡标准，是继续全力救治抑或放弃治疗捐献器官，尚缺乏权威性的标准、共识或指南来规范。在放弃生命支持治疗后，热缺血时间较长，ECMO是解决热缺血的最有效方法，但是对于这类患者，ECMO治疗有加速患者死亡的嫌疑，伦理和法律风险比较大，实施过程要十分谨慎，最好由医院组织医学和伦理专家制定院内标准，帮助规避伦理和法律风险。由于伦理和法律问题，在西班牙等欧洲国家目前极力回避M-Ⅲ类器官捐献。

由于每一个潜在DCD供体均需在心跳停止时，立即先行ECMO治疗，再做劝捐工作，在欧洲等发达国家潜在DCD供体的实际转化率不足70%，加之DCD器官功能质量不佳，实际使用率也远低于DBD。我国潜在DCD供体的实际转化率仍是一个未知数，其代价之高不言而喻。由于DCD的不可控性，需要一支专门的ECMO队伍，对随时出现的每例心跳骤停患者准备行ECMO治疗。

二、DBD器官功能维护

2011年7月至2012年12月，笔者所在单位共接到脑死亡捐献通知88个，有12例在评估和维护专家到达前患者心跳停止，仅66例成功捐献。成功捐献的供体中，器官损伤发生率较高（肝功能损伤34%，急性肾损伤43%），经过积极的维护后部分供体器官功能恢复或好转，仍然有5例肝脏丢弃，19例肾脏丢弃。笔者发现内环境紊乱（73%）和低血容量（37%）是最常见的问题。为更好地维护脑死亡供体的器官功能，有必要了解脑死亡后的病理生理变化。

（一）脑死亡病理生理变化

脑死亡分全脑死亡、脑干死亡和高级脑死亡。全脑死亡是包括脑干在内的全脑功能的不可逆性丧失。中毒、脑血管意外和严重的颅脑外伤，均可引起颅内压升高，导致脑疝形成，脑血流中断，最终导致脑死亡，并引起一系列的病理生理变化。

动物实验表明，脑死亡后数十秒内即出现“儿茶酚胺风暴”、血清降钙素基因相关肽（CGRP）下降、内皮素升高等，“儿茶酚胺风暴”通常在较短时间内回归正常，随后降至正常水平之下[1]。糖皮质激素在5 min内升高，随后降至正常水平之下，而三碘甲状腺原氨酸（T_3）、四碘甲状腺原氨酸（T_4）在脑死亡1 h之内下降近50%。下丘脑功能丧失及抗利尿激素分泌减少。脑死亡后严重的应激反应可以诱导细胞因子（白细胞介素IL-1、IL-6等）、趋化因子、细胞间黏附因子-1、血管黏附因子-1以及主要组织相容复合物分子表达上调，伴随这些因子上调，T细胞、巨噬细胞和多形核白细胞（PMN）浸润显著增加。活化后的细胞可分泌多种炎症介质参与调节机体的免疫应答，PMN聚集活化还可导致机体生成大量自由基。

脑死亡后出现的“儿茶酚胺风暴”、内分泌变化及大量炎性介质释放，会导致各个器官、系统的损伤。

1. 血管损伤及循环衰竭

最常见的是心肌损伤、血管张力降低、血压下降和心律失常。其机制是：儿茶酚胺风暴、内皮素升高、CGRP下降，导致冠状动脉痉挛、心肌损伤和坏死。内皮素不仅引起冠状动脉持续收缩，造成心肌供血不足，还可诱发心肌细胞钙超载、心律失常以及心肌能量代谢障碍。离体和在体实验证明，内皮素还可以使心脏停搏，心肌挛缩坏死[2-3]。CGRP是一种内源性舒血管活性肽，其扩血管作用比乙酰胆碱、5-羟色胺、P物质等更强[4]。给大鼠静脉注射CGRP，可使冠状动脉血管扩张，血压下降，心率加快，但心、脑供血量并不减少，对心脏亦有保护作用[5]。另外，脑死亡后严重的应激反应可以诱导细胞因子、细胞间黏附因子-1等分子表达上调，T细胞、巨噬细胞和PMN浸润和活化，并分泌多种炎症介质参与调节机体的免疫应答，对心肌造成进一步的损害。T_4减少可直接导致心血管系统对血管活性药物的敏感性降低，同时，内分泌系统的紊乱导致严重的代谢紊乱，心肌能量供应由有氧代谢转为无氧代谢，消耗大量高能磷酸盐，乳酸盐代谢产物积聚，造成心肌损伤。大量β受体的激活及钙超载也可导致心肌损伤。这些对心脏的损伤造成心排出量下降；血管舒缩中心损伤导致血管张力下降和血管扩张。动脉压下降是最常见的病理生理变化之一。

由于电解质紊乱、低温、心肌缺血、医源性（正性肌力药物）和中枢性等原因，供体常常发生室性、房性心律失常及传导障碍。20%～30%供体可发生心律失常，窦性心动过速最常见，其次是窦性心动过缓，还可出现房颤和其他少见的心律失常。最后，脑死亡后心肌损伤导致心肌收缩力下降，糖皮质激素减少导致血管平滑肌对儿茶酚胺敏感性下降和血管通透性增加。后期由于交感和副交感调节能力减弱导致血管张力和阻力降低、血中儿茶酚胺下降、抗利尿激素减少导致尿崩、大量利尿药物的应用和限液等，最终导致循环衰竭。

2. 肺损伤、神经源性肺水肿和呼吸衰竭

脑死亡后，特别是13～30岁的供体容易因为儿茶酚胺风暴而发生神经源性肺水肿，高达15%的供体存在急性呼吸窘迫综合征或急性肺损伤。其机制目前仍未明确，现有研究主要集中在交感神经兴奋引起儿茶酚胺浓度剧烈升高、血流动力学急剧变化、激素水平明显下降以及炎症介质的激活等几个方面[6-8]。

儿茶酚胺导致肺损伤的血流动力学机制包括：①高血压高灌注阶段：脑死亡开始后约1 min，大量儿茶酚胺释放，兴奋血管α受体，使体循环血管和肺循环血管强烈收缩，体循环阻力增加引起肺动脉压与左房压上升，肺静脉淤张，当肺毛细血管内压力迅速上升时，水进入肺间质引起间质水肿，继而累及肺泡上皮细胞，出现肺泡水肿，造成肺内毛细血管破裂，肺间质水肿（肺血管外的肺水含量在脑死亡之后可增加10%），肺泡出血及肺泡内蛋白沉积，导致肺损伤。②低血压低灌注阶段：随着病情的发展，交感神经兴奋性降低，儿茶酚胺分泌减少，降至正常水平或正常水平以下。此时大量外周血管开放，血压骤降至正常以下，机体出现缺血缺氧，造成重要脏器损伤，如心、肺等器官损伤。为保证能量供应，机体无氧代谢增加，体内乳酸含量升高，出现代谢性酸中毒。代谢性酸中毒导致毛细血管网进一步开放，血压持续下降，加重组织缺血缺氧。另外，缺血缺氧及酸性物质使得各种心脏毒性物质聚集，破坏心肌组织，造成心脏损伤，引起心功能衰竭，心排出量降低。心功能衰竭又加重机体缺血缺氧、无氧代谢和酸中毒。恶性循环加重，最终导致肺及其他供体脏器损伤。

儿茶酚胺导致肺损伤的非血流动力学机制：儿茶酚胺大量释放会引起细胞内钙超载。儿茶酚胺通过β受体使腺苷酸环化酶活化，环磷酸腺苷（cAMP）生成增加，后者激活蛋白激酶A（PKA），PKA使L型钙通道磷酸化而促进钙内流；此外儿茶酚胺还通过α受体激活磷脂酶C，产生三磷酸肌醇（IP3），导致内质网和肌浆网钙通道开放，使细胞内钙库释放钙。钙超载可引起细胞线粒体功能障碍、激活钙依赖性降解酶、促进活性氧生成和破坏细胞骨架，造成供体肺损伤。

内分泌紊乱也可引起肺损伤。甲状腺素释放减少可增加外周血管阻力，改变血流动力学；使心肌细胞无氧代谢增加，酸性物质聚集，造成心脏损伤，最终使血流动力学发生改变，造成肺损伤。脑死亡后内分泌系统功能紊乱对机体炎症反应的调控也有重要影响。甲状腺素、糖皮质激素等都具有较强的抗炎作用。脑死亡后甲状腺素、糖皮质激素等释放减少使得体内肿瘤坏死因子（TNF）-α、IL-1β、IL-2、IL-6、IL-8的释放增加，不但加重已有的炎症反应，更使机体内炎症反应失控，造成肺损伤。

IL-1β是急性肺损伤时最早产生的细胞因子之一，在急性肺损伤发病早期起重要作用。IL-1β可造成PMN活化和积聚，大量PMN会迅速进入肺实质，产生大量弹性蛋白酶和氧自由基等物质导致肺损伤。另外肺损伤时支气管肺泡灌洗液及血浆中存在抑制PMN凋亡的物质，PMN凋亡的抑制意味着PMN生存周期延长，细胞所发挥的作用持续存在，造成过度的炎症反应而损伤组织。因此PMN凋亡失调可能是脑死亡肺损伤发病的重要影响因素[9]。

脑死亡后，呼吸动力的消失和气道纤毛运动的减弱，造成排痰困难。加之颅内高压引起的呕吐误吸，造成吸入性肺损伤，极易导致严重的肺部感染，与神经源性肺水肿叠加在一起，形成复杂的难治性呼吸衰竭。

3. 内环境紊乱

脑死亡后极易出现代谢性酸中毒，其机制是：①循环衰竭导致严重低血压和组织灌注不足，呼吸衰竭造成严重低氧血症，使组织无氧代谢增加，乳酸大量生成；②甲状腺素释放减少，代谢障碍，能量供应减少，机体的无氧代谢增加，体内乳酸含量升高；③糖皮质激素减少和大量炎性介质导致血管内皮损伤，血管通透性增加，组织水肿，氧气弥散距离增加，组织细胞摄取氧障碍，无氧代谢增加，乳酸大量生成。

脑死亡后，抗利尿激素缺乏，导致尿崩。加之脱水、利尿药物的应用及限液，造成循环血量减少。由于失水多于失钠，极易造成高钠血症、低钙血症、低镁血症、低钾血症和低磷酸血症。

另外，脑死亡时肾上腺素分泌增加、葡萄糖的输注、皮质激素和儿茶酚胺的应用、低体温和胰腺微循环改变等，导致血糖异常，引起渗透性利尿、脱水和低血容量、代谢性酸中毒等水和电解质失衡。

4. 弥漫性血管内凝血（DIC）

脑死亡后，酸中毒、血管内皮损伤及坏死脑组织释放大量的组织纤维蛋白溶解因子和纤溶酶原激活因子等，促进了弥漫性血管内凝血的形成和发展。

5. 感染性并发症

脑死亡后，由于误吸和长期机械通气而继发呼吸道感染，动脉、静脉置管导致血行感染，导尿管引起尿路感染。部分供体因为存在胸廓、肢体或腹部创伤而发生局部感染。

6. 体温调节障碍

脑死亡后下丘脑丧失了体温调控功能导致体温易变，体热丢失引起血管收缩，进一步导致血流动力学不稳和心脏损伤。低温可导致各种心律失常，如传导延迟、T波倒置、QT间期延长、出现Osborn J波（32～33℃）和房颤，低于30℃可致室颤；低温还可导致肾小球滤过减少、肾功能受损而丧失浓缩功能、凝血障碍和氧离曲线左移氧释放障碍。

7. 垂体功能障碍

脑死亡导致垂体前部功能障碍的机制尚不清楚。T_3下降且不受外源性促甲状腺素释放激素（TRH）的影响，但是也有学者认为甲状腺素的异常属于“病态甲状腺功能综合征”。

（二）DBD器官功能维护

1. 循环支持

血流动力学处理的目标是保持充足的循环容量、适当的心排出量和较好的灌注压以确保良好的组织氧供。研究表明保持移植器官的功能和活力最关键的因素是维持供体适当的灌注压。当收缩压<80～90 mmHg时即可导致移植肾急性肾小管坏死发生率增加，当收缩压<80 mmHg时移植肝衰竭的发生率也升高。因此，维持收缩压>100 mmHg是确保供体器官充分灌注的基本要求，纠正低血压也是器官维护的首要目标[10]。

扩容、保持血管充盈（中心静脉压［CVP］维持在10～15 cmH_2O）是首要措施。在血流动力学不稳定时（左室射血分数<45%），需要放置漂浮导管以监测左室充盈压和心排出量，并指导血管活性药物应用和液体平衡的调节。近年来，混合静脉血氧饱和度（60%～80%）的监测是保证器官灌注灵敏而重要的指标。剩余碱和血乳酸对指导液体复苏也有帮助。

一旦取得正确的液体平衡，就应该使用正性肌力药物来纠正低血压。传统观念认为多巴胺是较好的供体维护药物，但是近年来的研究并不支持它对肝、肾和胰腺的循环有益；而且多巴胺可能抑制丘脑前部激素的功能发挥。长期大剂量多巴胺的应用可能导致器官中去甲肾上腺素和三磷酸腺苷（ATP）的储备耗竭并影响移植后的功能，特别是心脏。如果多巴胺剂量需要>12 μg/（kg · min）时，应联合应用多巴酚丁胺以减少多巴胺用量和其对器官灌注的不良影响，多巴酚丁胺可以改善因挫伤等而致的心肌收缩力不良[11]。

尽量避免应用以缩血管为主的药物（如麻黄素和甲氧胺）。一些中心在需要使用血管活性药物时首选加压素取得了较好效果，在脑死亡患者可以维持较稳定的收缩压，并可减少或停用肾上腺素及去甲肾上腺素；另外，加压素对维持能量代谢和减轻尿崩症有益。伴有严重脊髓休克的供体使用肾上腺素和血管收缩剂有利于改善器官灌注。如果通过输液、使用多巴胺和多巴酚丁胺仍然不能维持血压，可以使用0.2～1.6 μg/（kg · min）的去甲肾上腺素；如果还不能获得较好的血压可以使用小剂量肾上腺素［0.1 μg/（kg · min）］[12]。

另外，对多种措施应用后，血压仍不稳定者，可使用甲状腺素和皮质激素[13]。①甲状腺素：主要作用是降低外周血管阻力，提高心肌对儿茶酚胺的敏感性，降低心肌细胞无氧代谢，减少酸性物质聚集，改善心血管损伤，国外有运用T_4后改善供体血流动力学及移植术后效果的临床报道[14]。特别是应用T_4替代治疗可逆转由于无氧代谢增加造成的心肌受损，促进能量储备并改善心功能，从而稳定血流动力学。②糖皮质激素：一方面，糖皮质激素可能增加血管平滑肌上儿茶酚胺受体的数量和调节细胞内信息传递过程，并抑制前列腺素的合成，能提高血管平滑肌对儿茶酚胺的敏感性；另一方面，糖皮质激素能降低血管内皮的通透性，有助于维持血容量；另外，糖皮质激素还可以提高心肌糖原、糖原合成酶含量，增加心肌细胞Na^+-K^+-ATP酶活性，提高受体敏感性，上调心肌受体，改善血流动力学。

长期正性肌力药物的应用可能损伤供体器官质量。但是近年来研究表明，儿茶酚胺类药物可以减少移植肾急性排斥反应和改善移植肾存活[15]。Schnuelle等[16]报道，儿茶酚胺类药物还有神经调节作用，能减少内皮黏附分子表达、对抗冷缺血时的氧化应激而保护肾小管细胞，改善灌注和肾功能。

脑死亡患者的循环稳定，除了液体平衡和正性肌力药物的应用外，纠正各种原因引起的心律失常亦很重要，如由于电解质紊乱、酸中毒、低温、心肌缺血、医源性（正性肌力药物）和中枢性等原因。应先行病因学治疗，如无效再行抗心律失常治疗，首选胺碘酮。难治性室性心律失常，常常是低温导致。QT间期延长常常导致室性早搏和尖端扭转型室速，发生这种情况时应停用所有可能引起QT间期延长的药物，纠正电解质紊乱，特别是低血钾；静脉补充镁剂（一次2g，10min内推注）。有时还需要起搏器来防止刚刚纠正的心律失常复发。

脑死亡后1 min内的“儿茶酚胺风暴”是影响血流动力学变化的主要因素。有人曾经将狒狒的双侧交感神经切除或应用β受体阻滞剂，成功地阻断了“儿茶酚胺风暴”。因此混合α、β-阻滞剂预处理脑死亡供体可以较好地保护供体。此外，Audibert等[17]人在临床研究中对脑死亡患者应用艾司洛尔、乌拉地尔及硝苯地平等都有较好的心肌保护效果，稳定了血流动力学，但临床上很少应用。

2. 呼吸支持

低氧血症是器官损伤的重要原因。低氧血症很常见，原因包括：气管插管过深、误吸、肺水肿、肺部感染、微循环障碍、呼吸机参数设置不当等。

理想的状态是，在尽可能降低氧浓度和呼气末正压（PEEP）的情况下，维持动脉血氧分压（PO_2）>100mmHg。由于脑血流减少、交感张力和肌张力降低、CO_2产生减少，潮气量可以相对较低。

对肺移植来说，按照标准维护措施来维持良好的肺功能非常重要。标准的维护措施是：较低的氧浓度以避免氧中毒；PEEP 8~10 cmH_2O以防止肺不张；严密监测CVP和肺动脉楔压（PAWP）以防液体超负荷；正确使用正性肌力药物和加压素；采取必要措施以预防肺感染。

要密切监测通气功能，保持肺泡复张，通过纤维支气管镜技术、收集肺泡灌洗液、保护性毛刷采集标本等早期诊断肺部感染，采取保护性肺通气策略等以改善肺功能和增加潜在的肺供体数量。

脑死亡后，大量炎性介质释放入血导致严重的全身炎症反应综合征（SIRS），特别是在肺内更为严重（尤其是合并有急性损伤的肺）。高潮气量和低呼气末压力可加重这一炎症反应。推荐保护性通气策略是：低潮气量、高PEEP，呼吸暂停试验时用持续正压通气（CPAP）及肺复张策略等。

皮质激素可以减轻引起肺损坏的炎症反应、增加供肺数量，甲基泼尼松龙15mg/kg可以改善气体交换。另外，在去手术室前用纯氧通气20~30min是可取的。

3. 稳定内环境

脑死亡患者的内环境失衡通常难以控制，经常出现高钠血症、低钙血症、低镁血症、低钾血症、低磷酸血症、低蛋白血症、贫血和酸中毒，并常常导致心律失常、心功能衰竭和心跳骤停等心血管并发症。因此，及时的内环境监测和纠正十分重要。

由于抗利尿激素（ADH）缺乏、高血糖的渗透性利尿而导致的多尿及高热导致的水分丢失应当适度纠正。大量含糖的液体导致血糖升高和低血钠并引起细胞内脱水和多尿。因为水分的相对不足，用富含钠的液体治疗可以导致渗透压升高和几天后难以纠正的高钠血症，这时用含钠较低的乳酸林格氏液也许是一个更好的选择。另外，每 5～10 min 补充 5 mL/kg 的胶体液以使收缩压＞100 mmHg或CVP达到12 cmH_2O。

没有证据表明晶体液和胶体液谁更好。白蛋白、胶体和成分血经常用来扩充血容量，同时伴有适度的血液稀释作用，以改善组织氧合和微循环，减少微血栓形成。应避免使用羟乙基淀粉以防止肾小管损伤和移植后肾功能不全[18]。另外，补液应慎防肺水肿、循环超负荷和肝瘀血。

高血糖可能导致代谢性酸中毒、渗透性利尿、脱水和低血容量的水、电解质失衡，严重供体高血糖会使胰腺移植后存活率降低。因此，应早期发现脑死亡患者的血糖升高，并静脉注射胰岛素控制血糖，给药剂量为短效胰岛素0.5～7U/h。

脑死亡患者容易发生酸中毒，酸中毒对循环稳定十分不利，应及时监测和纠正。除了治疗酸中毒的原因外，应适当补充碳酸氢钠以维持pH在7.3以上。

严重贫血时应及时补充红细胞以保持红细胞压积＞30%、血红蛋白＞10g/L为宜，并进一步保证充分的氧合。

4．感染的防治

移植受者要使用大剂量免疫抑制药物以预防排斥反应的发生，供体一旦感染并传递给受者，可造成受者严重感染而威胁生命，因此脑死亡供体的感染防治十分重要。脑死亡后，由于误吸和长期机械通气而继发呼吸道二重感染；有时因为存在胸廓、肢体或腹部创伤而发生局部感染。尿管、胃管和动静脉置管可能引起细菌侵入和感染。调查发现，尽管供体在院外的平均住院时间不长（4.3天），肺部感染（13.5%）、血培养阳性（3%）和尿培养阳性（10%）时有发生。供体转回病房后需要继续维护，感染发生率会进一步增加。无菌操作、减少危险因素和抗生素预防可以减少感染发生。

影响移植肺存活的常见因素之一是肺部感染，这是由于肺直接与外界相通而导致细菌污染和感染的发生率增高。因此，为防止肺移植感染，建议预防性应用广谱抗生素。

5．凝血障碍的维护

严重脑外伤患者，供体器官可以存在表现为DIC的凝血障碍。缺血坏死的脑组织释放的纤维蛋白溶解物质是导致这一病理生理改变的原因。如果患者没有活动性出血和其他抗凝和溶栓治疗的禁忌证，应常规应用肝素，不仅可以预防深静脉血栓形成及其合并的血栓脱落–肺动脉栓塞–猝死，对防治脑死亡后DIC的发生发展也有重要作用。尿激酶的应用在一些中心也取得了较好的效果。

6．垂体功能障碍

脑死亡导致垂体前部功能障碍的机制尚不清楚，T_3下降且不受外源性的促甲状腺素释放激素（TRH）的影响。脑死亡后，有氧代谢逐渐被无氧代谢所取代，并导致乳酸增加和代谢性酸中毒，最终造成循环不稳。动物实验表明，脑死亡后心肌细胞内ATP减少、能量储备降低和乳酸堆积，导致进行性心功能障碍和循环不稳。研究表明，T_3可使Ca^{2+}、ATP、葡萄糖和丙酮酸快速升高，CO_2生成减少和乳酸降至正常。提示适量补充T_3可促进有氧代谢、恢复心肌细胞能量储备，改善心功能、稳定供体循环。但是也有学者认为甲状腺素的异常属于“病态甲状腺功能综合征”，在某些情况下，反对严重脑外伤患者行甲状腺素替代治疗。然而，在盎格鲁–撒克逊等地区行供体维护时还是用激素“鸡尾酒”治疗。Rosendale等[19-20]研究发现将T_3、精氨酸加压素、甲基泼尼松龙和胰岛素作为供体维护措施的一部分疗效欠佳，但是美国和澳大利亚仍然坚持这一治疗[21]。

7. 体温调节

脑死亡后下丘脑丧失了体温调控功能导致供体体温易变，出现中枢性高热和体温不升，可采用静脉输液加热、呼吸器加热湿化和电热毯保温及持续冰毯降温等调节体温。

8. 自由基、免疫与炎症反应

脑死亡后PMN的聚集活化可导致机体生成大量的自由基、蛋白酶和炎症介质，自由基可引起一系列的炎症反应。目前研究证实，抗氧化剂包括N-乙酰半胱氨酸、依达拉奉、维生素类和硒元素等在清除自由基和减少炎症反应中的重要作用，也是脑死亡供体保护的有效手段。

另外，皮质激素由于它们有稳定细胞膜的作用而用于抗自由基损伤。别嘌呤醇能抑制再灌注时次黄嘌呤转化为黄嘌呤的作用，从而抑制氧自由基的产生。别嘌呤醇可在供体维护时给药或加入保存液中。其他药物还有超氧化物歧化酶、过氧化氢酶、其他抗氧化物质、钙通道阻滞剂等。

到目前为止，全身炎症反应引起脑死亡供体一系列病理生理改变的机制尚不清楚。目前有许多有关促炎因子如肿瘤坏死因子-α、IL-2、IL-6和IL-8合成上调后的影响及应用其抗体以抑制其作用的研究，此外，有关细胞间黏附分子（ICAM）、巨噬细胞和T细胞作用的研究也在进行。有关这方面的研究有助于对脑死亡后出现的各种功能障碍的理解，有望在不久的将来提供新的治疗方法。

9. 营养支持治疗

脑创伤和脑死亡患者，因为全身炎症反应和缺血再灌注而处于高代谢状态，营养干预可以调控这一影响。葡萄糖、肠内或肠外营养不可或缺，微量元素、维生素、鱼油、组氨酸可改善器官功能。

第二节　器官获取过程中的功能维护

在获取前，麻醉师应继续供体的维护以保证器官的正常灌注和氧合。获取多器官时，根据获取器官的数量不同，获取过程的时间可长达3～4h。因此，在这一过程中，应该继续和以前一样细心维护。将供体从ICU转到手术室后，麻醉师应对供体进行评估并建立不同数量和规格的血管通道以保证获取的顺利实施。

监测措施包括：心电图、CVP、动脉压、尿量、中心体温、CO_2和氧饱和度，有时还需要监测肺动脉压和PAWP，也应同时监测剩余碱、电解质、血糖和血红蛋白。Gelb等[22]建议：收缩压＞100mmHg、PaO_2＞100mmHg、尿量＞100mL/h、Hb＞100g/L应作为器官维护的目标。

供体维护常见的问题如低血压、尿崩、心律失常等，在获取过程中同样存在，因此，应像以前一样继续维护。因为低级中枢的完整性未受破坏，脊髓反射仍然存在，手术刺激时可能突然出现反射活动，这并不影响脑死亡的诊断；建议使用神经肌肉阻断剂以防止这一反射的出现。而且由于脊髓反射的存在，手术时导致肾上腺皮质兴奋和血管收缩等而出现出汗、血压升高、心率加快等，此时可使用镇痛药及减少正性肌力药物用量等。

胸腹腔打开后会有大量热量丧失，手术室应跟ICU一样采取适当措施对供体进行保温。像其他外科手术一样，获取时会有血液丢失和内脏暴露时水分的丢失，有必要在术前备血，特别是获取多器官时尤为重要。

获取时，可使用甲基泼尼松龙（30 mg/kg）和甘露醇（1.5 g/kg）减轻再灌注损伤。α－受体阻滞剂、维拉帕米或前列腺素可以减轻肾血管蒂被牵拉时的肾痉挛，在肝、肺获取时对保持器官良好灌注亦有帮助。α－受体阻滞剂还用在等待心跳停止时（Maastricht Ⅲ类）对抗“儿茶酚胺风暴”来保证良好的器官灌注，然而这些药物在脑死亡供体器官获取时没有多少用处。在获取前用利多卡因2mg/kg静脉给药，可以减少移植后急性肾小管坏死发生率。夹闭血管前立即给予肝素3～5mg/kg可防止血管内血栓形成[23-24]。

最后，需要强调的是减少器官丢弃、改善器官获取和移植后功能的最有效方法除了采用标准维护方法外，还需要参与供体维护人员（麻醉师和协调员）的专业化。

另外，DCD从撤除生命支持到心脏停跳，需要再观察2～5min，外科医师才能开始获取器官，热缺血时间较长，Maastricht Ⅲ类撤除生命支持时热缺血时间更长，这时ECMO能更好地帮助捐献者完成捐献夙愿，但使用前应向家属说明使用ECMO的目的、方法、作用和持续时间，要充分尊重供者家属的意愿。

（杨春华）

参考文献

[1] Herijgers P，Leunens V，Tjandra-Maga TB，et al. Changes in organ perfusion after brain death in the rat and its relation to circulating catecholamines［J］. Transplantation，1996，62（3）：330-335.

[2] Yanagisawa M，Kurihara H，Kimura S，et al. A novel potent vasoconstrictor peptide produced by vascular endothelial cells［J］. Nature，1988，332（6163）：411-415.

[3] Oishi Y，Nishimura Y，Tanoue Y，et al. Endothelin-1 receptor antagonist prevents deterioration of left ventricular function and coronary flow reserve in brain-dead canine heart［J］. J Heart Lung Transplant，2005，24（9）：1354-1361.

[4] Amara SG，Jonas V，Rosenfeld MG，et al. Alternative RNA processing in calcitonin gene expression generates mRNAs encoding different polypeptide products［J］. Nature，1982，298（5871）：240-244.

[5] Wolfrum S，Nienstedt J，Heidbreder M，et al. Calcitonin gene related peptide mediates cardioprotection by remote preconditioning［J］. Regul Pept，2005，127（1-3）：217-224.

[6] Sedy J，Zicha J，Kunes J，et al. Mechanisms of neurogenic pulmonary edema development［J］. Physiol Res，2008，57（4）：499-506.

[7] Neyrinck AP，Van De Wauwer C，Geudens N，et al. Comparative study of donor lung injury in heart-beating versus non-heart-beating donors［J］. Eur J Cardiothorac Surg，2006，30（4）：628-636.

[8] Baumann A，Audibert G，McDonnell J，et al. Neurogenic pulmonary edema［J］. Acta

Anaesthesiol Scand，2007，51（4）：447–455.

［9］Kasama T，Miwa Y，Isozaki T，et al. Neutrophil–derived cytokines：potential therapeutic targets in inflammation［J］. Curr Drug Targets Inflamm Allergy，2005，4（3）：273–279.

［10］Kutsogiannis DJ，Pagliarello G，Doig C，et al. Medical management to optimize donor organ potential：review of the literature［J］. Can J Anaesth，2006，53（8）：820–830.

［11］Dictus C，Vienenkoetter B，Esmaeilzadeh M，et al. Critical care management of potential organ donors：our current standard［J］. Clin Transplant，2009，23（Suppl 21）：2–9.

［12］Mascia L，Mastromauro I，Viberti S，et al. Management to optimize organ procurement in brain dead donors［J］. Minerva Anestesiol，2009，75（3）：125–133.

［13］Ullah S，Zabala L，Watkins B，et al. Cardiac organ donor management［J］. Perfusion，2006，21（2）：93–98.

［14］Salim A，Martin M，Brown C，et al. Using thyroid hormone in brain–dead donors to maximize the number of organs available for transplantation［J］. Clin Transplant，2007，21（3）：405–409.

［15］Schnuelle P，Berger S，de Boer J，et al. Effects of catecholamine application to brain–dead donors on graft survival in solid organ transplantation［J］. Transplantation，2001，72（3）：455–463.

［16］Schnuelle P，Lorenz D，Mueller A，et al. Donor catecholamine use reduces acute allograft rejection and improves graft survival after cadaveric renal transplantation［J］. Kidney Int，1999，56（2）：738–746.

［17］Audibert G，Charpentier C，Seguin–Devaux C，et al. Improvement of donor myocardial function after treatment of autonomic storm during brain death［J］. Transplantation，2006，82（8）：1031–1036.

［18］Cittanova ML，Leblanc I，Legendre C，et al. Effect of hydroxyethylstarch in brain–dead kidney donors on renal function in kidney–transplant recipients［J］. Lancet，1996，348（9042）：1620–1622.

［19］Rosendale JD，Kauffman HM，McBride MA，et al. Aggressive pharmacologic donor management results in more transplanted organs［J］. Transplantation，2003，75（4）：482–487.

［20］Rosendale JD，Kauffman HM，McBride MA，et al. Hormonal resuscitation yields more transplanted hearts，with improved early function［J］. Transplantation，2003，75（8）：1336–1341.

［21］Novitzky D，Cooper DK，Rosendale JD，et al. Hormonal therapy of the brain–dead organ donor：experimental and clinical studies［J］. Transplantation，2006，82（11）：1396–1401.

［22］Gelb AW，Robertson KM. Anaesthetic management of the brain dead for organ donation［J］. Can J Anaesth，1990，37（7）：806–812.

［23］Manara AR，Murphy PG，O'Callaghan G. Donation after circulatory death［J］. Br J Anaesth，2012，108（Suppl 1）：i108–121.

［24］Snell GI，Paraskeva M，Westall GP. Donor selection and management［J］. Semin Respir Crit Care Med，2013，34（3）：361–370.

第五章
DCD供肾质量评估

2010年3月，我国开始启动人体器官捐献试点工作。由于目前尚缺少完备的器官捐献体系，缺乏DCD供体的维护经验，导致DCD供肾与我国传统供体器官质量相差甚远。DCD供肾因遭受基础疾病、脑死亡相关的器官损伤、住院期间的肾损伤（如心肺复苏期间的热缺血损伤、血容量不足引起的肾前性肾损伤、甘露醇肾损害和肌红蛋白导致的肾小管阻塞等）、心脏死亡后的热缺血损伤、冷保存和再灌注损伤等各种损伤，使得移植肾功能延迟恢复（delayed graft function，DGF）和原发性无功能的发生率显著升高。系统地研究DCD供肾质量、建立DCD供肾活力的判定方法是当务之急。

准确判断供肾质量和活力，主要目的包括：①剔除可能发生原发性无功能的器官，保护受者利益；②筛选出可供移植器官，以利于最大限度地利用捐献的器官；③预测移植肾可能达到的肾小球滤过率，指导选择合适的受者；④预测移植肾DGF发生概率，以利于采取有效措施早期干预，促进移植肾功能恢复。

目前判断供肾质量的方法主要有3种：

（1）临床评分：根据供体年龄、死亡原因、有无高血压、HLA配型、冷缺血时间和肌酐清除率等，判断供肾的初步质量，估计移植肾的存活时间。

（2）供肾植入前活检：主要判断供肾有无急性病变（如皮质出血、坏死和微血栓形成等）或慢性病变（如肾间质纤维化、肾小管萎缩、小动脉内膜增厚、肾小球硬化和小动脉透明样变性等）。

（3）体外机器灌注力测定：根据灌注流体力学参数和灌注液肾损伤生物标记物水平，判断供肾受慢性病变和/或热缺血影响的大小，评估肾脏细胞坏死的程度。

供肾植入前活检和体外机器灌注力供肾活力测定分别在第六章和第七章讨论，本章主要讨论供肾的临床评分方法。有关使用临床指标对供肾评分并预测移植后器官功能障碍的风险已经有多个报道，如扩大标准供体方案[1]、Nyberg尸体供体评分系统[2]、Rao等[3]提出的肾供体危险指数、Schold等[4]提出的供体危险评分、Irish等[5]提出的预测DGF概率模型和Pessione评分[6]等。其中扩大标准供体方案和Nyberg尸体供体评分系统相对简单，应用较广；两者均采用移植前可获得的临床资料计算移植术后移植物功能障碍的风险。与扩大标准供体方案比较，Nyberg尸体供体评分系统更能发现边缘供体，与移植后的早期肾功能和移植肾存活率有更好的相关性。

一、常用临床评分方法

1. 标准供体（standard criteria donor，SCD）

一般来讲，扩大标准供体（expanded criteria donor，ECD）以外的其他供体统称为SCD。在定义ECD概念时，参照的供体为理想标准供体（ideal standard criteria donor），即严格意义上的SCD。

理想SCD标准为[1]：①年龄10～39岁；②死亡原因为非脑血管疾病；③血肌酐＜133 μmol/L；④无高血压。

2. ECD

2002年Port等[1]对美国移植受体科学注册系统的29 068例肾移植病例的数据分析，根据年龄、血肌酐、死亡原因是否为脑血管疾病和有无高血压病史4个变量将患者分类，计算其移植肾失功的相对危险。ECD即与上述理想SCD比较，移植肾失功的相对危险（relative risk，RR）＞1.7的供体（表5-1）。

ECD的定义为[1]：

（1）年龄＞60岁；

（2）年龄50～59，符合下列3项中的2项：①死亡原因为脑血管疾病；②血肌酐＜133 μmol/L；③有高血压。

从表5-1可见除目前通用的ECD定义外，0～9岁死于脑血管疾病的供体，如果有高血压或血肌酐＞133 μmol/L，其移植肾失功的相对危险亦＞1.7。

3. Nyberg评分系统

Nyberg评分又称尸体供体评分（deceased donor score，DDS）[2]。DDS评分因使用方便，是目前应用较广的评分方法。该评分系统根据供体年龄、有无高血压病史、终末肌酐清除率、HLA错配数和是否死于脑血管疾病等项目评分，总分0～39分，0～9分为A级，10～19分为B级，20～29分为C级，30～39分为D级。具体的评分方法见表5-2。Nyberg分级与供肾对缺血的耐受性、DGF发生率和移植肾存活的关系见表5-3。Plata-Munoz等[7]最近验证了DDS在预测DCD供肾功能的作用，发现DDS分级可以预测DGF及移植后3个月和12个月的移植肾功能；同时也发现对边缘供体，缩短冷缺血时间可以改善临床结果。

表5-1　移植肾失功的相对危险

年龄（岁）	相对危险			
	血肌酐＜133 μmol/L		血肌酐＞133 μmol/L	
	无高血压	高血压	无高血压	高血压
死亡原因为非脑血管疾病				
0～9	1.40	1.59	1.52	–
10～39	1.00	1.14	1.09	1.24
40～49	1.17	1.33	1.28	1.45
50～59	1.41	1.60	1.53	1.74
60+	1.90	2.16	2.07	2.36
死亡原因为脑血管疾病				
0～9	1.60	1.82	1.74	1.98
10～39	1.14	1.30	1.24	1.41
40～49	1.34	1.52	1.46	1.66
50～59	1.61	1.83	1.75	1.99
60+	2.17	2.47	2.37	2.69

表5-2　Nyberg评分系统

变量	评分
年龄（岁）	
<30	0
30～39	5
40～49	10
50～59	15
60～69	20
≥70	25
高血压病史	
无	0
有，时间不详	2
≤5年	2
6～10年	3
>10年	4
肌酐清除率*（mL/min）	
≥100	0
75～99	2
50～74	3
<50	4
HLA错配数	
0	0
1～2	1
3～4	2
5～6	3
死亡原因	
非脑血管疾病	0
脑血管疾病	3
总分（范围）	0～39

*肌酐清除率按Cockcroft-Gault公式计算

表5-3　移植肾Nyberg分级与预后的关系

分级	总分	缺血耐受性	DGF危险	移植肾存活
A	0～9	好	低	优秀
B	10～19	轻度降低	中	良好
C	20～29	降低	高	中等
D	30～39	降低	高	差

4. Rao肾供体危险指数

Rao等[3]于2009年提出的肾供体危险指数（kidney donor risk index，KDRI）比较复杂，所包括的参数很全面，比如包括DCD、双肾移植和小儿双肾整块移植。计算的KDRI值可以用来预测移植肾的存活时间（表5-4）。计算公式如下（exp，以自然常数e［2.178 28］为底的指数函数，即e的多少次方）：

KDRI = exp（ −0.019 4 × I［年龄<18岁］×［年龄−18岁］
+0.012 8 ×［年龄−40岁］
+0.010 7 × I［年龄>50岁］×［年龄−50岁］
+0.179 × I［种族为非洲裔］
+0.126 × I［高血压］
+0.130 × I［糖尿病］
+0.220 ×［血肌酐−1mg/dL］
−0.209 × I［血肌酐>1.5mg/dL］×［血肌酐−1.5mg/dL］
+0.088 1 × I［死亡原因为脑血管疾病］
−0.046 4 ×［{身高−170cm}/10］
−0.019 9 × I［体重<80kg］×［{体重−80kg}/5］
+0.133 × I［心脏死亡器官捐献］
+0.240 × I［丙型肝炎阳性］
−0.076 6 × I［HLA-B位点0个错配］
−0.061 × I［HLA-B位点1个错配］
−0.130 × I［HLA-DR位点0个错配］
+0.076 5 × I［HLA-DR位点2个错配］
+0.005 48 ×［冷缺血时间−20h］
−0.364 × I［双肾整块移植］
−0.148 × I［双肾移植］）

I（A）：当供体符合条件A时I = 1，否则I = 0。

表5-4 KDRI分数与移植肾平均存活时间的关系

KDRI值	移植肾平均存活时间（年）
0.45～<0.79	13.6
0.79～<0.96	12.6
0.96～<1.15	10.8
1.15～<1.45	9.2
≥1.45	7.5

5. Scold供体危险评分

2005年Schold等[4]对美国移植受体科学注册数据库1996—2002年的肾移植受体数据分析，提出根据供者特点、供/受体匹配程度及冷缺血时间等参数累积评分的供体危险评分（donor risk score，DRS）。各项参数的校正计分见表5-5。根据累积评分的大小将供体分为Ⅰ～Ⅴ级，各级供肾的半数存活时间和5年存活率见表5-6。

表5-6 供体危险分级及其预后

供体分级	危险评分范围	移植肾半数存活时间（年）	移植肾5年存活率（%）
Ⅰ	0～0.234	10.7	76.7
Ⅱ	0.234～0.524	10.0	73.6
Ⅲ	0.524～0.853	7.9	66.3
Ⅳ	0.853～1.17	5.7	54.8
Ⅴ	>1.17	4.5	47.6

6. Irish预测移植肾DGF发生概率列线图

Irish等[5]分析了美国器官分配网络（United Network for Organ Sharing，UNOS）/器官获取和移植组织（Organ Procurement and Transplantation Network，OPTN）2003年1月至2006年12月24 337例肾移植资料（肾单器官移植，非抢先移植，非机器灌注），制作了一张列线图，描绘了各个危险因素对移植肾DGF的相对作用，可以在移植前预测移植肾发生DGF的概率（图5-1）。将分类变量（包括非洲裔受体、男性受体、以往的移植、受体糖尿病、受体移植前输血、DCD、供体高血压、供体死亡原因是否为缺氧和供体死亡原因是否为脑血管疾病）和连续变

表5-5 供体危险分级各项参数的校正计分

供体特点	变量水平	参数计分
供/受体CMV匹配	D+/R-	0.136
	其他匹配方式	0
供体种族	非洲裔	0.165
	其他种族	0
供体年龄（岁）	0～6	0.378
	7～11	0.303
	12～29	0
	30～39	0.138
	40～49	0.268
	50～59	0.422
	60～69	0.676
	70+	0.770
死亡原因	脑血管病	0.089
	其他	0
HLA-A位点错配	0～1	0
	2	0.069
HLA-B位点错配	0～1	0
	2	0.111
HLA-DR位点错配	0	0
	1	0.085
	2	0.163
冷缺血时间（h）	0～9	0
	10～18	0.108
	19～29	0.152
	30+	0.261
供体高血压病史	无	0
	有	0.138
供体糖尿病史	无	0
	有	0.156

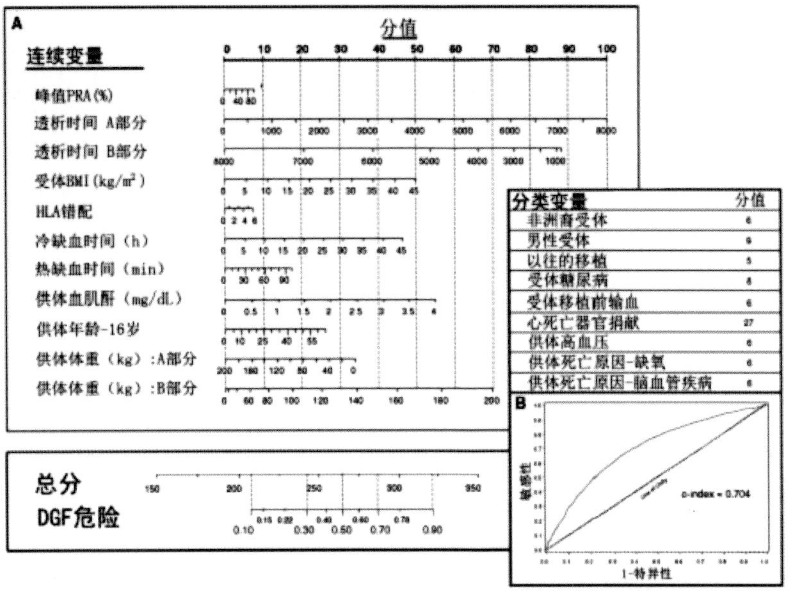

图5-1 预测移植肾DGF发生概率的列线图[5]

量（包括峰值PRA、透析时间、受体体重指数、HLA错配、冷缺血时间、热缺血时间、供体血肌酐、供体年龄和供体体重）赋予不同分值，按总得分可以在表上查出相应的DGF发生概率。通过与1995—1998年肾移植受体资料比较，发现免疫学因素导致DGF的权重在减弱，而供体肾功能的影响升高了2倍。与DGF相关的最重要的影响因素是：冷缺血时间、供体血肌酐、受体体重指数、DCD和供者年龄。除了预测DGF外，该模型还可以预测移植肾失功。与DGF发生概率＜25%比较，DGF发生概率在25%～50%的移植肾失功危险升高50%，DGF发生概率＞50%的移植肾失功危险升高2倍。该模型还可预测移植肾长期存活。另外，由图5-1可见，热缺血时间和受体体重指数与DGF危险呈线性关系，而移植前透析时间和供体体重与DGF危险呈非线性关系。最近的研究证实，DCD肾移植中，DGF对移植肾存活率无显著影响，其可能原因是DCD肾移植时，DGF的主要危险因素是热缺血时间。该DGF发生概率计算器可在相应网页访问（www.transplantcalculator.com/DGF）。

7. Pessione评分

Pessione评分相对简单[6]，5个高危因素各计1分，总分即评分，5个高危因素分别为：①年龄＞60岁；②存在高血压；③存在糖尿病；④血肌酐＞150 μmol/L；⑤死因为脑血管疾病。

二、各种评分方法的预测效果

Moore等[8]比较了ECD、Nyberg DDS评分、Schold供体危险评分和Irish列线图预测术后移植肾失功的作用，初期结果根据术后12个月血肌酐水平和进展至慢性肾疾病4T级［GFR 15～29 mL/（min · 1.73m²）］的比例来判断，发现Scold供体危险评分与移植肾功能的相关性最好。Gourishankar等[9]用单中心730例连续尸体肾移植病例（1990—2004年）检验了各种评分方法的预测价值，发现Nyberg DDS评分、Scold供体危险评分和Rao肾供体危险指数均能有效预测移植肾失功，且预测能力相似；Irish列线图也能有效预测移植肾DGF风险。

三、DCD供肾质量评估的特殊问题

1. DCD供肾禁忌证

DCD供肾与脑死亡后器官捐献（donation after brain death，DBD）供肾不同，热缺血时间长是DCD供肾的特点。DCD供肾评估是在结合DBD供肾评估的基础上，针对热缺血时间长短，做出供肾取舍的抉择。DCD供肾的选择标准要高于DBD供肾。最近发表的预测移植肾存活和移植肾功能的数学模型，如Rao等的肾供体危险指数[3]和Irish等的预测DGF发生概率列线图[5]，均包含了DCD变量。

Farney等[10]报道DCD供肾的绝对禁忌证包括：①恶性肿瘤；②HIV抗体阳性；③入院计算的肌酐清除率<70 mL/min；④SCD热缺血时间>90 min，ECD热缺血时间>60 min；⑤冷缺血时间>45h；⑥机器灌注流量≤60 mL/min，阻力≥0.4 mmHg/（mL/min）；⑦供肾活检发现肾小球硬化比例>15%，或中度的血管、肾小管或实质变化。

2. 不可控DCD供肾的选择

不可控DCD供肾的应用主要指Maastricht Ⅱ类供体。Maastricht Ⅰ类供体因热缺血时间未知，实际应用很困难。

不可控DCD供体标准主要包括[11]：①供体年龄<65岁；②目击的心搏骤停；③专业、有效的复苏时间<45min（供体<50岁时，<90min）；④复苏终止到原位灌注的时间间隔<45min；⑤无全身性感染表现或败血症证据。

（袁小鹏）

参考文献

[1] Port FK，Bragg-Gresham JL，Metzger RA，et al. Donor characteristics associated with reduced graft survival：an approach to expanding the pool of kidney donors [J]. Transplantation，2002，74（9）：1281-1286.

[2] Nyberg SL，Matas AJ，Kremers WK，et al. Improved scoring system to assess adult donors for cadaver renal transplantation [J]. Am J Transplant，2003，3（6）：715-721.

[3] Rao PS，Schaubel DE，Guidinger MK，et al. A comprehensive risk quantification score for deceased donor kidneys：the kidney donor risk index [J]. Transplantation，2009，88（2）：231-236.

[4] Schold JD，Kaplan B，Baliga RS，et al. The broad spectrum of quality in deceased donor kidneys [J]. Am J Transplant，2005，5（4 Pt 1）：757-765.

[5] Irish WD，Ilsley JN，Schnitzler MA，et al. A risk prediction model for delayed graft function in the current era of deceased donor renal transplantation [J]. Am J Transplant，2010，10（10）：

2279–2286.

[6] Pessione F, Cohen S, Durand D, et al. Multivariate analysis of donor risk factors for graft survival in kidney transplantation [J]. Transplantation, 2003, 75(3): 361–367.

[7] Plata-Munoz JJ, Vazquez-Montes M, Friend PJ, et al. The deceased donor score system in kidney transplants from deceased donors after cardiac death [J]. Transpl Int, 2010, 23(2): 131–139.

[8] Moore J, Ramakrishna S, Tan K, et al. Identification of the optimal donor quality scoring system and measure of early renal function in kidney transplantation [J]. Transplantation, 2009, 87(4): 578–586.

[9] Gourishankar S, Grebe SO, Mueller TF. Prediction of kidney graft failure using clinical scoring tools [J]. Clin Transplant, 2013, 27(4): 517–522.

[10] Farney AC, Hines MH, al-Geizawi S, et al. Lessons learned from a single center's experience with 134 donation after cardiac death donor kidney transplants [J]. J Am Coll Surg, 2011, 212(4): 440–451.

[11] Hoogland ER, Snoeijs MG, Winkens B, et al. Kidney transplantation from donors after cardiac death: uncontrolled versus controlled donation [J]. Am J Transplant, 2011, 11(7): 1427–1434.

第六章
DCD供肾植入前活检

对于DCD供体，常因年龄、合并症或临床资料的缺乏而影响对器官质量的判断。由于肾脏的结构和功能在年龄较大的供体中存在较大差异，从中选择出适合移植的供肾是可能的。普通人群中肾脏功能随着年龄增大而减退，但是减退程度在个体间差异很大。类似的现象在老化肾脏的结构变化中也存在。在无肾脏病史尸检病例的冠状面研究中，年龄>50岁人群硬化肾小球比例在1%～36%。同样，间质纤维化比例随着年龄增加而增加，但是个体间差异很大。在普通人群中，除了年龄，心血管危险因素如高血压、糖尿病和吸烟也与慢性肾脏病变有关，约15%的高血压病患者在平均随访13年后出现慢性肾脏疾病。考虑到以上影响因素，在接受DCD这种不理想供肾时，其标准应该是肾脏无明显的结构和功能异常，而非主观的年龄限制或危险因素的组合。在美国，85%的扩大标准供体（expanded criteria donor，ECD）肾脏进行了植入前活检[1]，约40%的ECD供肾被丢弃，仅60%的ECD供肾用于移植[2]，丢弃供肾的主要根据是供肾活检的病理变化。

供肾活检的目的是评估既存的慢性病变，或供体在死亡前抢救过程中所形成的急性病变。存在慢性病变和急性病变（主要指微血栓形成）高危因素的供肾均应行植入前活检，其适应证包括：①扩大标准供体；②高血压供体；③糖尿病供体；④急性肾功能损伤供体。

一、活检方法

目前，对于供肾活检的程序和标本的处理仍然没有共识。因为害怕刺中大动脉导致再灌注后不可控制的出血，美国多数移植中心选择供肾楔形切除活检（wedge biopsy）。楔形切除通常只在肾皮质浅层取样，而穿刺活检（needle biopsy）可以对皮质全厚度取样。比较楔形切除和穿刺活检的所有研究都认为穿刺活检在评估血管病变时占优势，因为楔形切除标本极少含有小叶间动脉的较大分支。两种取材方法评价肾小球和肾小管间质病变的效果相似。穿刺活检时，采用16G穿刺针比18G穿刺针能提供更佳的组织取样。穿刺活检的另一个优势是可以在两个部位取样。对于不愿采取穿刺活检的外科医生，采用皮肤打孔器活检（skin punch biopsy）是可行的替代办法，耐受性良好。

对于判读组织学变化，福尔马林固定、石蜡包埋的组织远优于冰冻切片。在植入前活检的特殊情况下，多数中心依赖冰冻切片。冰冻切片通常在标本到达后15min可以得出诊断，而快速处理的石蜡包埋切片至少需要2～3h。对于判断间质纤维化、肾小管萎缩、肾小球硬化比例和血管硬化，冰冻切片和石蜡切片两种技术的相关系数在0.47～0.57，冰冻切片对于判读以上基础病变以外的其他病理变化很困难。供肾植入前活检时，时间非常重要，但是通常有足够的时间进行石蜡切片病理检查。关键的问题是器官获取的时间呈不确定性，多数中心并不能提供全天候专业的肾脏病理服务。

尽管病理医生收到的两条穿刺标本可能存在不一致的病变，一般认为活检标本能为整个移植肾提供代表性信息。标本所含的肾小球数量很重要，研究认为肾小球数量＜25个时，用肾小球硬化比例来判断移植肾的预后是不可靠的[3]。

二、活检可能发现的病变

供肾活检的主要目的是评估既存的慢性病变和供体在死亡前抢救过程中所形成的急性病变。慢性病变主要包括肾小球硬化、肾小管萎缩、间质纤维化、动脉硬化和小动脉透明变性（图6-1）。急性病变主要是急性肾小管损伤、急性肾小管坏死、微血栓形成和皮质坏死（图6-2）。肾小管上皮细胞空泡变性是最常见的表现（图6-2B、D），可见于缺血性损伤、渗透性利尿（甘露醇肾损害）和大剂量静脉应用免疫球蛋白等。按部位分类，供肾活检可以发现血管、肾小球、肾小管和肾间质病变及肾肿瘤（表6-1）。

表6-1　供肾活检的组织病理发现

血管疾病
小动脉透明坏死
动脉硬化
小动脉/肾小球毛细血管血栓形成
皮质动脉狭窄/节段性缺血性皮质萎缩
肾小球疾病
肾小球硬化
囊性改变
局灶节段性肾小球硬化
糖尿病性肾小球硬化
IgA肾病
其他
肾小管损害
急性肾小管损伤
急性肾盂肾炎
肌红蛋白尿（横纹肌溶解）
间质疾病
纤维化
慢性炎症
肿瘤
良性（错构瘤，神经纤维瘤）
恶性（肾细胞癌）

三、急性病变的评估

急性病变主要是急性肾小管损伤/急性肾小管坏死、微血栓形成和皮质坏死。皮质坏死是肾移植禁忌证；发现供肾微血栓形成时应行溶栓治疗（参考本书第八章），根据治疗效果决定供肾丢弃或移植。急性肾小管损伤和急性肾小管坏死一般不是肾移植禁忌证（参考本书第九章）。

四、慢性病变的评估

1. 肾小球硬化

球性肾小球硬化（global glomerulosclerosis）指完全废用的肾小球。正常人群随着年龄增加可以见到这些完全硬化的肾小球。在56岁以下的各个年龄组，硬化肾小球的均数＜3%。用肾小球硬化

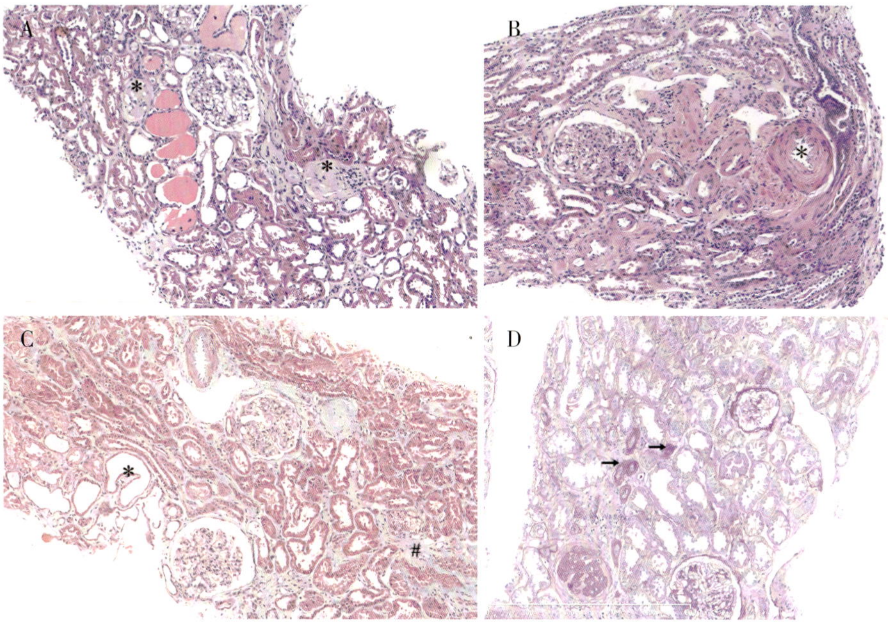

图6-1 供肾植入前活检发现的慢性病变

A. 肾小球硬化（*），HE染色；B. 小动脉纤维性内膜增厚（*），HE染色；C. 肾小管萎缩和管腔扩张（*）及间质纤维化（#），Masson染色；D. 小动脉透明坏死（→），PAS染色

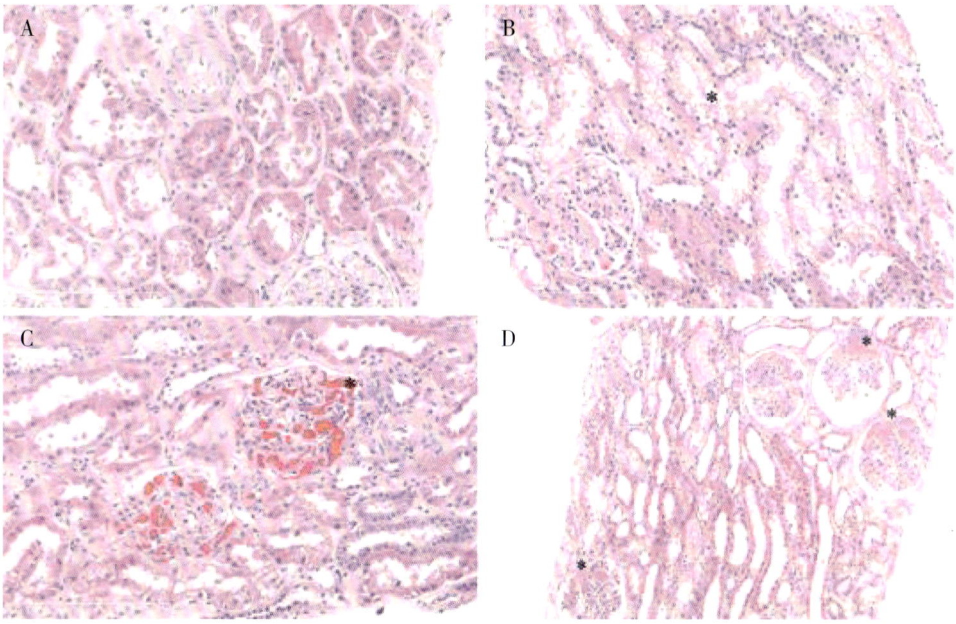

图6-2 供肾植入前活检发现的急性病变

A. 轻度肾小管损伤（刷状缘脱落），HE染色；B. 肾小管空泡变性（*），HE染色；C. 肾小球血栓形成（*），HE染色；D. 肾小球入球小动脉血栓形成及毛细血管袢皱缩（*），HE染色

比例评价供肾质量的最大优势是容易鉴别，观察者之间的一致性很高。硬化肾小球的分布并不是随机的，硬化肾小球最多分布在肾包膜下。尽管硬化肾小球比例通常用作植入前活检报告的唯一指标，但是对于其预测价值仍有争议。在单因素分析时，许多研究报告认为肾小球硬化比例高与移植肾功能和移植肾存活率有相关性。但是在多因素分析时，这种相关性消失。此外，也有很多研究没有发现这种相关性。总之，单独的肾小球硬化比例并不是预测移植肾结果的适当指标[4-5]。

2. 肾小管萎缩和间质纤维化

间质纤维化和肾小管萎缩（interstitial fibrosis and tubular atrophy，IFTA）被认为与移植肾功能有最好的相关性。但是供肾植入前活检标本中的间质纤维化和肾小管萎缩并未被详细研究，有关研究报告的结果也不一致。美国马里兰大学的Munivenkatappa等[6]提出瘢痕和肾小球周围纤维化替代IFTA。皮质瘢痕指局灶性硬化、肾实质纤维化和肾小管萎缩侵犯至少10个小管；肾小球周围纤维化指Bowman囊增厚、皱缩和再重复。这两项指标在单因素分析时均与移植肾失功显著相关，而且在小块皮质标本中，这两个指标比IFTA更容易识别。

3. 动脉硬化和小动脉硬化

小动脉硬化（arteriolosclerosis）又称为小动脉透明变性（也称玻璃样变性）（arteriolar hyalinosis）或良性肾硬化（‘benign’ nephrosclerosis），是高血压和老年肾脏的常见病理表现。肾小球前小动脉（preglomerular arterioles）受血浆蓄积影响，管壁硬化及肌细胞萎缩。动脉硬化（arteriosclerosis）影响肌性动脉，活检标本中主要是指小叶间动脉。组织学表现是纤维性内膜增厚（fibrous intimal thickening），内弹力板再重复及管腔狭窄。多数有关供肾植入前活检的研究证实了血管改变（动脉纤维性内膜增厚和小动脉透明变性）与更差的移植肾功能和移植肾存活有关，仅很少报告未证实这种相关性。

一个重要而实用性的考虑是评价血管病变的方法。简单的分级（轻、中、重）看起来很吸引，但是操作困难。目前，通常采用分划目镜下真实测量管–腔比（wall to lumen ratio）或内膜–中膜比（intima–media ratio）替代简单分级。总之，供肾活检的病理结果应报告血管病变，包括动脉和小动脉病变。

五、慢性病变的评分方法

1. 慢性Banff评分

Banff标准是各项半定量评分的基础。各项慢性病变如间质纤维化（ci）、肾小管萎缩（ct）、移植肾小球病（cg）、系膜基质增生（mm）、血管纤维性内膜增厚（cv）和小动脉透明肥厚（ah）的具体评分标准见表6–2。Snoeijs等[7]报道慢性Banff总评分预测5年移植肾失功的受试者工作特征曲线下面积（area under the receiver operating characteristic curve，ROC AUC）为0.74（预测价值按ROC AUC判断：1.0：完美；0.9 ~ 1.0：优秀；0.8 ~ 0.9：好；0.7 ~ 0.8：中；<0.7：差）。

慢性Banff总评分 = ci + ct + cg + mm + cv + ah +（硬化肾小球比例 × 3）

表6-2 慢性病变Banff定量评分

间质纤维化定量标准（ci）	ci0	间质纤维化占皮质面积≤5%
	ci1	轻度–间质纤维化占皮质面积6%～25%
	ci2	中度–间质纤维化占皮质面积26%～50%
	ci3	重度–间质纤维化占皮质面积>50%
肾小管萎缩定量标准（ct）	ct0	无肾小管萎缩
	ct1	轻度–小管萎缩占皮质小管面积≤25%
	ct2	中度–小管萎缩占皮质小管面积26%～50%
	ct3	重度–小管萎缩占皮质小管面积>50%
移植肾小球病定量标准（cg）	cg0	无肾小球病–肾小球外周血管袢双轨征<10%
	cg1	轻度–非硬化肾小球外周血管袢双轨征≤25%
	cg2	中度–非硬化肾小球外周血管袢双轨征26%～50%
	cg3	重度–非硬化肾小球外周血管袢双轨征>50%
系膜基质增生定量标准（mm）	mm0	无系膜基质增生
	mm1	轻度（至少中度增生）影响≤25%非硬化肾小球
	mm2	中度（至少中度增生）影响26%～50%非硬化肾小球
	mm3	重度（至少中度增生）影响>50%非硬化肾小球
血管纤维性内膜增厚定量标准（cv）	cv0	无慢性血管变化
	cv1	血管狭窄≤25%管腔面积
	cv2	血管狭窄占26%～50%管腔面积
	cv3	血管狭窄占>50%管腔面积
小动脉透明肥厚定量标准（ah）	ah0	无PAS阳性透明肥厚
	ah1	在至少1个小动脉轻度到中度PAS阳性透明肥厚
	ah2	在超过1个小动脉中度到重度PAS阳性透明肥厚
	ah3	多个小动脉重度PAS阳性透明肥厚

2. 慢性移植物损害指数评分

慢性移植物损害指数（chronic allograft damage index，CADI）是各项慢性病变半定量评分的综合。各项慢性病变包括间质炎症、间质纤维化、肾小球硬化、肾小球系膜基质增生、血管内膜增生和肾小管萎缩，每项指标按病变程度计0～3分，CADI评分即各项指标评分的总和，CADI≤2被认为低评分，CADI>2被认为高评分[8]。Anglicheau等[9]报道CADI预测移植肾术后1年估算的肾小球滤过率（eGFR）<25mL/（min·1.73m^2）的ROC AUC为0.76，预测价值与Banff标准评分相同。

3. Remuzzi评分

Remuzzi评分[10]是判断供肾慢性病变的最常用标准，该评分根据肾小球硬化比例、肾小管萎缩面积、间质纤维化面积和小动脉内膜增厚程度综合评分，总分0～12分，具体评分标准见表6-3。

表6-3 Remuzzi评分标准

	0分	1分	2分	3分
肾小球硬化比例	无硬化	＜20%	20%～50%	＞50%
肾小管萎缩面积	无	＜20%	20%～50%	＞50%
间质纤维化	无	＜20%	20%～50%	＞50%
动脉和小动脉狭窄	无	管壁厚度小于管腔直径	管壁等于或轻度大于管腔直径	管壁厚度远大于管腔直径

最后分级：0～3分：轻度病变；4～6分：中度病变；7～12分：重度病变

根据Remuzzi评分可以确定是否使用供肾，是单肾移植还是双肾移植。判断标准为：① 0～3分，行单肾移植；② 4～6分，行双肾移植；③ 7～12分，丢弃肾脏。

Snoeijs等[7]发现，与轻度病变的供肾（Remuzzi评分0～3分）比较，中度病变的供肾（Remuzzi评分4～6分）肾小球滤过率和5年存活率显著降低。该作者认为采用植入前肾活检病理变化作为DCD供肾选择的标准是可行的。Fernández-Lorente等[11]报道在老年供肾移植给老年受体的病例中Remuzzi评分对移植肾存活的影响：单肾移植时，Remuzzi评分4分与3分的移植肾存活率无显著差异，但是评分5分时移植肾存活率显著变差。双肾移植时，Remuzzi评分4分、5分和6分的移植肾存活率均无统计学差异。本中心也有部分Remuzzi评分4分的供肾行单肾移植。Anglicheau等[9]报道Remuzzi评分预测移植肾术后1年eGFR＜25mL/（min·1.73m^2）的ROC AUC为0.79，显著优于CADI和Banff标准。

4. 马里兰合计病理指数

马里兰合计病理指数（Maryland aggregate pathology index，MAPI）评分方法见表6-4[6]。小动脉透明坏死指小动脉管壁无定形的、均一的嗜曙红沉积物；皮质瘢痕指局灶性硬化、肾实质纤维化和肾小管萎缩侵犯至少10个小管；肾小球周围纤维化指Bowman囊增厚、皱缩和再重复；小叶间动脉管腔比指动脉相对的两侧血管壁厚度相加与管腔直径的比值。MAPI 0～7分为低度危险组，8～11分为中度危险组，12～15分为高度危险组。各组移植肾5年存活率见表6-5。

表6-4 马里兰合计病理指数计分法

病变	计分
小动脉透明坏死	4
肾小球周围纤维化	4
皮质瘢痕	3
肾小球硬化比例≥15%	2
小叶间动脉管腔比≥0.5	2

表6-5 MAPI对移植肾存活的影响

病变	移植肾5年存活率
低危组（MAPI 0～7分）	90%
中危组（MAPI 8～11分）	63%
高危组（MAPI 12～15分）	53%

5. 法国临床-病理组合评分

临床-病理组合评分为法国Anglicheau等[9]提出的结合临床指标（血肌酐≥150μmol/L和高血压

病史）和病理指标（硬化肾小球比例≥10%）的评分方法。血肌酐≥150μmol/L和高血压病史两项临床指标（clinical parameter，CP）各评1分，肾小球硬化（GS）比例≥10%评1分。该作者报道采用临床–病理组合评分预测移植肾术后1年eGFR <25mL/（min·1.73m^2）的ROC AUC为0.84，预测价值优于肾小球硬化比例和Remuzzi评分。不同评分时术后1年移植肾eGFR<25 mL/（min·1.73m^2）的比例见表6–6。

表6–6　不同临床–病理组合评分对移植肾存活的影响

评分	术后1年移植肾eGFR<25 mL/（min·1.73m^2）
CP＝0，GS＝0	5.2%
CP＝0，GS＝1	12.5%
CP≥1，GS＝0	13.5%
CP≥1，GS＝1	35.1%

六、各项评分方法的评价

在上述各项评分方法中，慢性病变Banff定量评分因太过繁杂，多用于回顾性研究。因受植入前活检的时间限制，Remuzzi评分使用相对简单。在使用冰冻切片快速病理检查时，判断单纯的肾小球硬化比例相对简单，所以法国临床–病理组合评分实用性很强。如果仅根据肾小球硬化比例判断，一般认为硬化比例<15%时应行单肾移植，硬化比例15%～50%时行双肾移植，>50%应丢弃供肾。

（袁小鹏）

参考文献

[1] Cecka JM，Cohen B，Rosendale J，et al. Could more effective use of kidneys recovered from older deceased donors result in more kidney transplants for older patients? [J]. Transplantation，2006，81（7）：966–970.

[2] Sung RS，Christensen LL，Leichtman AB，et al. Determinants of discard of expanded criteria donor kidneys：impact of biopsy and machine perfusion [J]. Am J Transplant，2008，8（4）：783–792.

[3] Wang HJ，Kjellstrand CM，Cockfield SM，et al. On the influence of sample size on the prognostic accuracy and reproducibility of renal transplant biopsy [J]. Nephrol Dial Transplant，1998，13（1）：165–172.

[4] Mueller TF，Solez K，Mas V. Assessment of kidney organ quality and prediction of outcome at time

of transplantation [J] . Semin Immunopathol, 2011, 33 (2): 185–199.

[5] Hopfer H, Keményy E. Assessment of donor biopsies [J] . Curr Opin Organ Transplant, 2013, 18 (3): 306–312.

[6] Munivenkatappa RB, Schweitzer EJ, Papadimitriou JC, et al. The Maryland aggregate pathology index: a deceased donor kidney biopsy scoring system for predicting graft failure [J] . Am J Transplant, 2008, 8 (11): 2316–2324.

[7] Snoeijs MG, Buurman WA, Christiaans MH, et al. Histological assessment of preimplantation biopsies may improve selection of kidneys from old donors after cardiac death [J] . Am J Transplant, 2008, 8 (9): 1844–1851.

[8] Isoniemi H, Taskinen E, Häyry P. Histological chronic allograft damage index accurately predicts chronic renal allograft rejection [J] . Transplantation, 1994, 58 (11): 1195–1198.

[9] Anglicheau D, Loupy A, Lefaucheur C, et al. A simple clinico–histopathological composite scoring system is highly predictive of graft outcomes in marginal donors [J] . Am J Transplant, 2008, 8 (11): 2325–2334.

[10] Remuzzi G, Cravedi P, Perna A, et al. Long–term outcome of renal transplantation from older donors [J] . N Engl J Med, 2006, 354 (4): 343–352.

[11] Fernández–Lorente L, Riera L, Bestard O, et al. Long–term results of biopsy–guided selection and allocation of kidneys from older donors in older recipients [J] . Am J Transplant, 2012, 12 (10): 2781–2788.

第七章
DCD供肾机器灌注活力测定

供肾活力测定的主要目的是防止发生移植肾原发性无功能（primary non-function，PNF）。由于移植肾功能延迟恢复（delayed graft function，DGF）对DCD肾移植的肾存活率和肾功能无显著影响，是否发生DGF并不是决定性的因素。由于供体极度缺乏和边缘供体应用逐渐增多，术前必须准确判断供肾活力。准确预测移植肾预后有利于最大限度地利用供肾并保证受者的利益。尽管可以采用各种评分方法判断供肾质量，但是DCD时热缺血的影响使得问题更加复杂。准确判断供肾活力，避免移植术后发生移植肾PNF，是DCD肾移植中最关键的环节。

目前最常用的供肾活力测定方法是采用体外低温脉冲式机器灌注供肾，通过流体力学参数和灌注液肾损伤生物标记物水平判断供肾活力。从理论上讲，与冷储存比较，肾脏脉冲式机器灌注保存有以下优点：①为肾脏提供氧气和营养物质；②带走代谢产物和毒素；③减少血管痉挛，保护内皮细胞；④便于药物治疗干预；⑤根据流体力学参数评估供肾血管床状态；⑥根据灌注液肾损伤生物标记物水平判断细胞损伤情况。

机器灌注保存肾脏已有近40年历史。所用的机器经历了Belzer自行研制的灌注仪、RM3肾保存系统、Gambro PF-3B灌注机，到目前广泛使用LifePort肾转运器。2009年Moers等[1]报道的一项全球多中心、前瞻性、随机、对照临床试验，336对尸体供肾（294对脑死亡供肾，42对DCD供肾），每对供肾中随机选择一个进行低温机器灌注保存，另一个采取冷藏保存，两组的冷缺血时间（中位数）均为15h。随访时间1年。结果发现，移植肾DGF发生率在低温机器灌注保存组中显著降低（20.8% vs. 26.5%，P= 0.05）；多因素Logistic回归分析表明DGF发生概率调整后的比值比为0.57（P= 0.01）；移植肾功能恢复缓慢的发生率在两组间的差异也具有统计学意义（22.9% vs. 30.1%，P= 0.03）；低温机器灌注保存显著提高了血肌酐水平下降速度，同时缩短DGF持续时间。低温机器灌注保存组移植肾1年存活率明显优于冷藏保存组（94% vs. 90%，P= 0.04）。该临床试验提示，低温机器灌注保存不仅能降低尸体肾移植后DGF发生率，还能缩短DGF的持续时间，并显著提高1年移植肾存活率，同时，并没有发现灌注相关的严重不良事件。但是随后有关DCD供肾机器灌注保存的临床试验结果并不一致。Jochmans等[2]报道的一项欧洲多中心随机对照临床试验（82对可控型DCD供肾），与供肾冷储存比较，机器灌注可以显著减少DGF（69.5% vs. 53.7%，P= 0.007），改善术后1个月移植肾肌酐清除率（46 mL/min vs. 35mL/min，P= 0.027）；但是术后3个月两组移植肾肌酐清除率无显著差异，机器灌注对1年人/肾存活率亦无显著影响。而Watson等[3]报道的一项英国多中心临床试验（45对可控型DCD供肾）发现机器灌注对移植肾DGF（冷储存组56%，机器灌注组58%）、移植肾功能和人/肾存活率均无显著影响。因此对于低温脉冲式机器灌注保存改善供肾质量的作用仍存在争议，但是肾脏灌注流体力学参数可以为肾脏活力判断提供重要的参考信息。

与脑死亡供肾比较，DCD供肾存在较长的热缺血时间，潜在的器官损伤更严重，器官保存技术要求更高。美国器官分配网络（United Network for Organ Sharing，UNOS）/器官获取和移植组织（Organ Procurement and Transplantation Network，OPTN）数据显示，DCD供肾中体外低温灌注技术的应用率是最高的，已成为一种常规技术。在供肾的体外机器灌注时，测定灌注压力和流量，可以计算肾脏对液体灌注的阻力（平均灌注压/灌注流量）。灌注压力恒定的条件下，灌注流量和灌注阻力等参数可以用来判定肾脏活力。急性肾损伤相关的生物标记物释放到肾间质，并进入肾灌注液中，测定这些生物标记物水平也能用来判断肾损伤程度。

一、机器灌注方法

目前最常用的肾脏灌注机器是LifePort肾转运器（图7-1）。器官切取之前准备好LifePort肾转运器，机器储冰盒中存储的冰水混合物一般可以保证灌注液在合适的温度内6～12h。器官切取后立即修整，并安放入LifePort机器中灌注保存。保存液一般采用KPS-1，保存温度4～8℃，灌注压力30/20 mmHg（平均压力25 mmHg）。KPS-1保存液是一种改良UW液，其成分见表7-1。

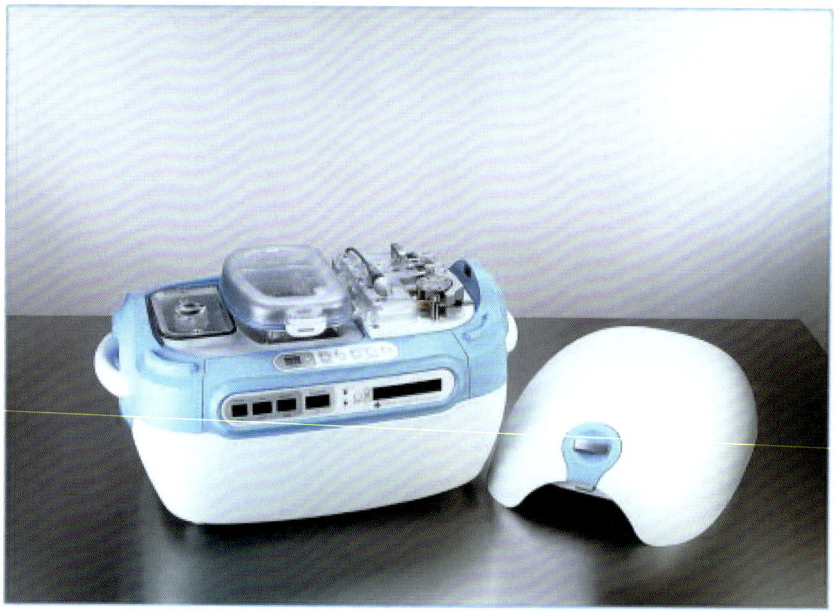

图7-1 LifePort 肾转运器

由于KPS-1中不含UW液的一些成分，如别嘌呤醇（1 mmol/L）、胰岛素（100 U/L）和地塞米松（8 mg/L），在使用前可以临时添加这些物质。KPS-1中甘露醇含量为30 mmol/L，较其他保存液为低，如Celsior液甘露醇含量为60 mmol/L，高渗枸橼酸腺嘌呤溶液（HCA保存液）中甘露醇含量为165.8 mmol/L，所以甘露醇也是常见的添加物质。一般灌注前在1L灌注液中添加青霉素25万U、胰岛

表7-1　KPS-1灌注液成分

成分	每升（L）含量	浓度（mmol/L）
氯化钙	0.068g	0.5
碳酸氢钠	0.70g	
HEPES	2.38g	10
磷酸钾	3.40g	25
甘露醇	5.4g	30
葡萄糖，β-D（+）	1.80g	10
葡萄糖酸钠	17.45g	80
葡萄糖酸镁	1.13g	5
核糖	0.75g	5
羟乙基淀粉	50.0g	
还原型谷胱甘肽	0.92g	3
腺嘌呤	0.68g	5
无菌注射用水	加至1 000mL	

素40U、地塞米松16mg、甘露醇3g。灌注过程中视灌注流量和阻力的变化继续添加血管活性物质，如继续添加甘露醇1g，血管扩张剂如维拉帕米（10 mg，最多3剂）、罂粟碱（10mg，最多3剂）、酚妥拉明（5mg，最多3剂），以保持灌注阻力＜0.4 mmHg/（mL·min）[4]。灌注结束后应及时下载并保存灌注参数（图7-2）。

由于低温时肾脏组织变僵硬，弹性降低，顺应性下降，为避免灌注压力造成组织损伤，一般温度越低，使用的灌注压力越低。目前不同温度下推荐的肾脏灌注压力如下[5]：①37℃时平均灌注压力为 100mmHg；②20℃时平均灌注压力为 70mmHg；③15℃时平均灌注压力为 60mmHg；④4～7℃时平均灌注压力为30mmHg。

临床上肾脏低温脉冲式灌注应采取的最佳压力仍有争议。不同灌注机器推荐使用的灌注压力亦不相同，LifePort肾转运器推荐的灌注压（收缩压）为30mmHg（图7-2A）。Doorschodt等[6]通过动物实验证实，低温脉冲式机器灌注保存肾脏时，平均压力25mmHg的保存效果优于平均压力30mmHg。对于来源于无高血压供体的供肾，可以常规采用的灌注压（收缩压）为30mmHg（舒张压20mmHg，平均压力25mmHg），而对于来源于高血压脑出血供体的肾脏，可以提高灌注压力，可采用的灌注收缩压为35～40mmHg（平均压为30～35mmHg）。笔者观察到在高血压供体的供肾，提高灌注压力后，阻力通常有不同程度的降低。在灌注液中添加前列腺素E_1可以显著减少DGF[5]，可以在1L灌注液中常规加入前列腺素E_1 10μg。

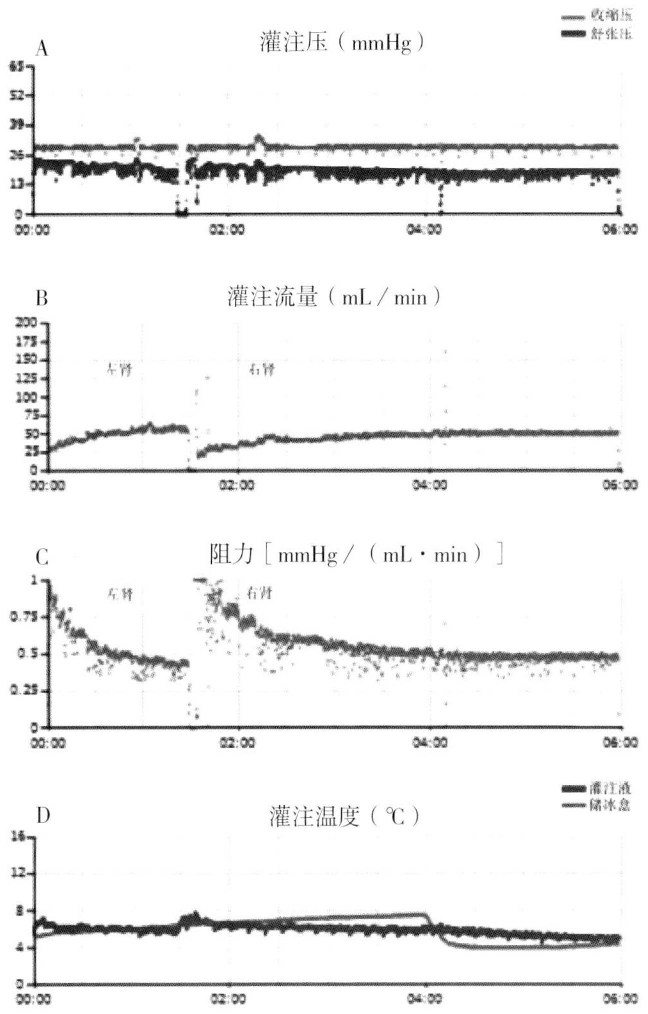

图7-2　DCD供肾LifePort灌注参数记录

A. 默认收缩压为30mmHg，舒张压为20mmHg，平均灌注压力为25mmHg。B. 左肾灌注1.5h后，流量为56mL/min；右肾灌注4.5h后，流量为52mL/min。C. 左肾灌注1.5h后，阻力为0.43mmHg /（mL · min）；右肾灌注4.5h后，阻力为0.46 mmHg /（mL · min）。D. 灌注液温度为4 ~ 8℃

二、灌注参数判断供肾活力的作用

灌注开始后，流量逐渐升高，阻力逐渐降低（图7-2B、C）。阻力逐渐降低的原因可能与血管腔内的钾离子浓度有关。肾脏热缺血后细胞膜钠/钾泵功能丧失，细胞外液钾离子浓度升高，导致血管收缩；当高浓度的钾离子被灌注液冲洗出肾脏后，发生血管扩张。钾离子浓度的降低可能是灌注早期阻力下降的原因之一，还可能存在其他原因。采用高钾离子浓度的UW液灌注肾脏时，阻力亦逐渐降低。热缺血后的肾脏组织内pH值低，也可以导致血管收缩；当灌注液的缓冲系统进入肾组织后，pH值升高，随之发生血管扩张，灌注阻力下降。笔者观察到灌注阻力一般在开始灌注后0.5 ~ 3h降至最低（图7-3，图7-4）。一般情况下，阻力降至最低值的时间越短，提示肾脏活力越好。国外文献报道应至少观察6h，如果阻力仍>0.4 ~ 0.5 mmHg /（mL · min），才丢弃肾脏。

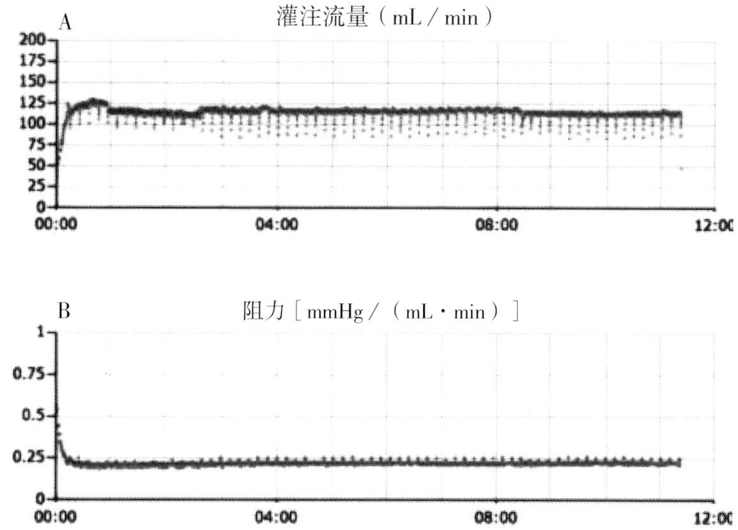

图7-3　DCD供肾LifePort灌注参数记录

A. 灌注开始后约30min，灌注流量达最高值（125mL / min）；B. 灌注开始后30min，阻力即降至最低值［0.20 mmHg /（mL · min）］

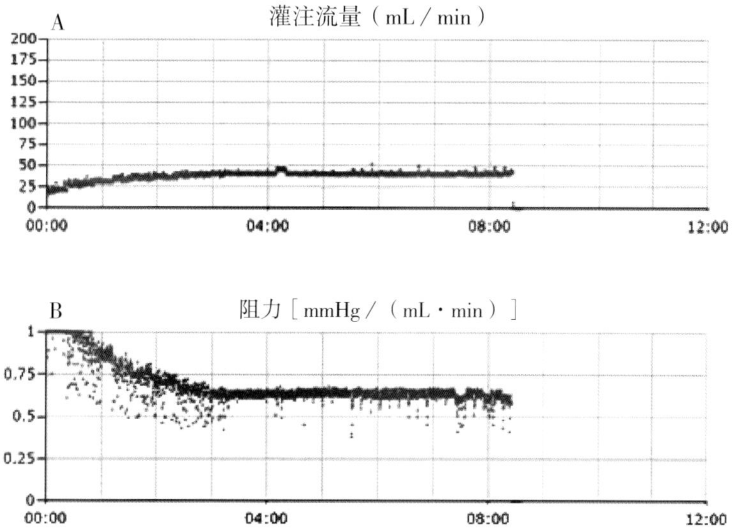

图7-4　DCD供肾LifePort灌注参数记录

A. 灌注开始后3h，灌注流量达最高值（41mL / min）；B. 灌注开始后3h，阻力达最低值［0.59 mmHg /（mL · min）］

在恒定的灌注压力下，供肾灌注流量低、阻力高的原因可能包括：

（1）供肾既存的慢性病变：肾动脉硬化，动脉内膜纤维性增生，小动脉透明变性和肾小球硬化。

（2）供体心跳停止导致的微血栓形成。

（3）热缺血导致肾实质细胞水肿、变性、坏死和血管收缩。

（4）供体心肺复苏或低灌注时肾缺血-再灌注损伤导致的急性肾小管坏死。

（5）供体弥漫性血管内凝血（DIC）导致微血管血栓形成和皮质出血、坏死。

一般认为在合并高危因素的脑死亡供肾和DCD供肾肾移植时，供肾应该满足的灌注参数是流量>

70 mL/min，阻力<0.4 mmHg /（mL · min）[7-8]。因各移植单位采用的灌注机器和灌注压力不同，常采用灌注阻力作为判断标准以便于交流。一般认为阻力<0.4 mmHg/（mL · min）时可用于移植，阻力>0.5 mmHg /（mL · min）时供肾需要丢弃，阻力在0.4 ~ 0.5mmHg/（mL · min）可以根据临床资料综合判断[9]。但是一般不主张单纯使用灌注参数来判断供肾能否移植[10]。

对于DCD供肾移植，已经发现DGF对移植肾的存活和功能并无明显影响，供肾机器灌注活力测定的主要目的是预测PNF。对于DCD供肾，灌注开始时的阻力与PNF和DGF均有显著的和独立的相关性，但是灌注阻力预测PNF的价值0.609很低［受试者工作曲线下面积（the area under the receiver operating curve，AUC ROC）］[11]。对于尸体供肾（包括DCD和DBD供肾），灌注结束时的阻力是DGF和1年移植肾失功的独立危险因子，但是灌注阻力预测DGF的价值很低（AUC ROC 0.58）[12]。

有关使用高阻力供肾的报道较少：Guarrera等[13]报道11例阻力>0.4 mmHg /（mL · min）（每100g）的供肾，移植术后未发生PNF。Mozes等[14]报道30例阻力>0.4 mmHg /（mL · min）的供肾，移植术后发生PNF 3例，但是其中2例为外科技术原因所致。文献中也有报道将阻力放宽至每100g供肾<0.55 mmHg /（mL · min）[15]或将流量>0.4 mL/（min · g）[16]作为可移植的标准。英国纽卡斯尔大学Talbot等[17]提出的DCD供肾应满足的灌注参数见表7-2。这些灌注参数中，灌注流量过低，供肾使用的标准仅为>12 mL/100g，与笔者单位使用的标准差别过大。

最初的阻力是用平均灌注压力除以灌注流量，将肾脏质量引入阻力指数（每100g肾组织的阻力）却使问题变得更加复杂。笔者观察到如果肾脏质量<100g，其阻力往往较高，可能与肾动脉管径小有关。理论上讲，肾脏质量越大，血管床流量越大，其阻力应该越小；但是如果用每100g肾脏质量去标准化阻力，默认的基础是肾脏质量越大，阻力越大。

表7-2 英国纽卡斯尔大学DCD供肾灌注参数

灌注压力	30 mmHg
流量	>12 mL/100g
PFI	>0.4 mL/（min · mmHg）（100g）（最重要）
温度	12℃（表面温度）（5个时间点）
GST	≤100U/100g
质量增加	10% ~ 25%（相对禁忌证）
灌注液	机器灌注液
供体预处理	肝素和链激酶

PFI=pressure flow index（压力流量指数，指1mmHg 100g肾组织的灌注流量）；GST（谷胱甘肽-S-转移酶）

三、灌注液肾损伤生物标记物检测

从供肾流出的灌注液可以测定肾损伤生物标记物水平。生物标记物主要包括损伤细胞释放的内容物、自由基介导相关分子（测定抗氧化状态）和炎症相关分子。根据灌注液生物标记判断供肾活力的前提是供肾血管床完整性良好，作为生物标记的分子可以充分地释放到灌注液中。如果供肾血管床完整性很差，即使肾间质生物标记水平很高，也不能进入灌注液中。此外，目前的生物标记多来自非移植肾急性肾损伤的研究，这些生物标记多属于肾小管损伤标记，但是肾小管损伤后的修复能力很强。所以目前的标记物预测移植肾是否发生PNF的价值很差，这并不奇怪。目前的研究认为各种灌注液生物标记对预测移植肾PNF和移植肾存活率并无意义[18]，因而认为灌注液生物标志物水平对判断供肾能否移植参考价值不大，但是也有少数中心常规使用灌注液生物标记物水平（如谷胱甘肽-S-转移酶）协助判断供肾质量。

文献报道的肾脏损伤生物标记物很多，包括乳酸脱氢酶（lactate dehydrogenase，LDH）、丙氨酸氨肽酶（alanine aminopeptidase，Ala-AP）、谷胱甘肽-S-转移酶（glutathione-S-transferase，GST）的不同同工型、天冬氨酸转氨酶（aspartate transaminase，AST）、中性粒细胞明胶酶相关性脂质运载蛋白（neutrophil gelatinase-associated lipocalin，NGAL）、白介素-18（interleukin 18，IL-18）、脂质过氧化产物（lipid peroxidation products，LPOP）、心脏型脂肪酸结合蛋白（heart-type fatty acid binding protein，H-FABP）、N-乙酰-β-D-氨基葡萄糖苷酶（N-acetyl-β-D-glucosaminidase，NAG）、氧化还原作用活跃铁（redox-active iron）、丙二醛（malondialdehyde，MDA）、总抗氧化状态（total antioxidant status，TAS）、乳酸、电解质、氧分压和二氧化碳分压、pH值、渗透压、葡萄糖、酸性磷酸酶和蛋白组学等。目前在DCD供肾中研究较多的肾损伤生物标记物见表7-3。

表7-3　肾机器灌注保存液生物标记物

生物标记	来源	标记类型	DCD/DBD	预测价值*	
				DGF	PNF
LDH	不同体细胞细胞质，包括近曲肾小管刷状缘	非特异性细胞损伤	DCD，DBD	差	差
Ala-AP	肠管和近曲肾小管刷状缘	肾小管损伤	DCD，DBD	差	-
总GST	不同体细胞细胞质，包括近曲和远曲肾小管	肾小管损伤	DCD，DBD	差	差
α-GST	不同体细胞细胞质，包括近曲肾小管	近曲小管损伤	DCD，DBD	-	-
π-GST	不同体细胞细胞质，包括远曲肾小管	远曲小管损伤	DCD，DBD	-	-
LPOP	不同体细胞	氧化应激	DCD，DBD	-	-
H-FABP	心脏，小肠，骨骼肌和远曲肾小管	缺血性细胞损伤	DCD，DBD	差	差
AST	多种组织，包括肾实质细胞	实质细胞损伤	DCD，DBD	差	-
氧化还原作用活跃铁	多种器官系统	缺血-再灌注损伤	DCD	-	中
NAG	多种组织的溶酶体，包括近曲肾小管	急性氧化应激	DCD，DBD	差	-
NGAL	多种组织，包括肾小管上皮细胞	肾小管上皮损伤	DCD	-	差
IL-18	巨噬细胞和其他细胞类型	缺血-再灌注损伤中的炎症反应	DCD	-	中
灌注液蛋白组	未知	缺血性急性肾损伤	DCD	-	-

*预测价值按受试者工作曲线下面积（AUC ROC）判断（1.0：完美；0.9~1.0：优秀；0.8~0.9：好；0.7~0.8：中；<0.7：差）

1. LDH

有些研究提示灌注液LDH水平与移植肾PNF有相关性，但是更多研究发现灌注液LDH水平仅与DGF有相关性[19]。LDH预测DGF的价值很差（AUC ROC 0.60）[18]。Hoogland等[20]报道335例DCD肾移植病例，多元分析显示LDH与PNF和DGF相关，但是LDH预测PNF的价值也较差（AUC ROC 0.699）。

2. Ala-AP

Ala-AP是急性肾损伤的生物标记物，较少用于移植条件下。Ala-AP与移植肾DGF相关，但是预测价值不大（AUC ROC 0.57）[18]。

3. GST

GST是一个细胞质、微粒体和膜结合酶家族，在肾脏内通过结合反应参与解毒。胞浆的同工型有8个，2个同工型是肾损伤的常用标记物，即α-GST和π-GST。α-GST位于近曲肾小管，π-GST位于远曲肾小管。近曲小管代谢更为活跃，因此α-GST理论上是更好的损伤标记。因GST同工酶测定昂贵耗时，一般采用总GST测定。总GST在PNF和DGF移植肾均显著升高，但是预测PNF（AUC ROC 0.58）[20]和DGF（AUC ROC 0.67）[18]的价值均较差。

4. LPOP

LPOP是氧化应激反应后释放的一组物质。LPOP水平是活性氧簇作用的指标。LPOP浓度是移植后DGF的独立预测因子[21]。

5. H-FABP

H-FABP参与从细胞溶质转运脂肪酸至线粒体的过程。H-FABP可预测DGF（AUC ROC 0.64）[18]和PNF（AUC ROC 0.56）[20]，但是预测效能很差。

6. AST

灌注液AST与移植后DGF相关，对预测DGF有一定价值（AUC ROC 0.61）[18]。

7. 氧化还原作用活跃铁

DCD肾脏灌注液氧化还原作用活跃铁水平显著高于DBD肾脏，这可以用DCD肾脏缺血损伤严重解释。灌注液氧化还原作用活跃铁水平与移植后DGF和PNF有相关性。在单因素分析时其预测PNF效果较差（AUC ROC 0.625），但在多因素分析时效果升高至中等（AUC ROC 0.701）[20]。

8. NAG

灌注液NAG对移植后DGF有较弱的预测作用（AUC ROC 0.64）[18]。

9. NGAL

多种组织表达NGAL。肾小管上皮在损伤后快速表达NGAL。在猪肾的灌注保存试验中，灌注液NGAL水平与热缺血时间成正比[22]。在DCD肾移植时，尽管灌注液NGAL水平与移植结果有相关性，但是预测PNF的作用仍较差（AUC ROC 0.503）[20]。

10. IL-18

IL-18属于促炎症因子。在DCD肾脏，IL-18升高与DGF和PNF有相关性，其预测PNF的价值在单因素分析时较差（AUC ROC 0.591），但在多因素分析时效果升高至中等（AUC ROC 0.700）[20]。

11. 蛋白组学

Snoeijs等[23]报道了一项灌注液的蛋白组学研究。采用灌注液的双向凝胶电泳和质谱分析，确定了19个独特蛋白。与DBD供肾比较，DCD供肾中2个未知蛋白显著上调，1个已知蛋白（触珠蛋白）显著下调。此外，2个蛋白在PNF肾脏中上调，1个蛋白（α-1抗胰蛋白酶）在DGF肾脏中上调。该研究开拓了缺血性急性肾损伤生物标记物研究的新领域。

四、供肾灌注活力测定与其他方法的结合应用

将供体临床评分和供肾灌注阻力结合起来，对判断供肾是否可以移植有参考价值。Nyberg等[15]提出将供体分级和灌注阻力结合应用。如果供肾（尸体供肾，未特指为DCD供肾）为A级或B级，不合并其他高危因素时供肾可不必行灌注活力测定，如果合并其他高危因素时，须行灌注保存活力测定。如果供肾为C级或D级，应行灌注保存活力测定，如果供肾（100g）阻力<0.5 mmHg/（mL·min），可用于移植；如果供肾（100g）阻力>0.5 mmHg/（mL·min），则应丢弃供肾（图7-5）。

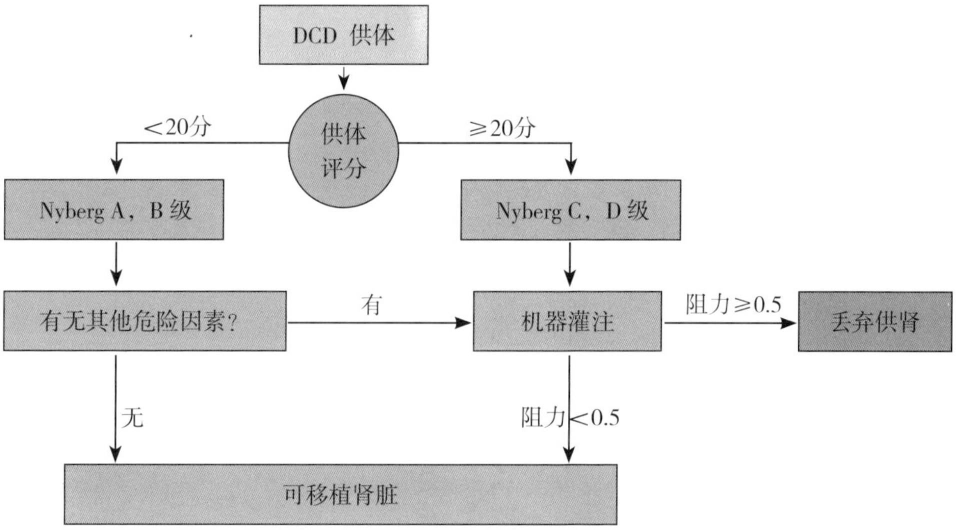

图7-5　结合临床评分和阻力判断供肾质量

英国纽卡斯尔大学的Talbot则提出根据肾脏临床评分、机器灌注参数和灌注液GST水平综合评估DCD肾脏活力。对于临床评估质量良好的DCD供肾，灌注流量很差时，应丢弃供肾；灌注流量好，但是灌注液GST>100U/（100g·L）时行双肾移植。如果临床评估供体质量差，灌注后流量好，可行双肾移植（图7-6）[17]。

五、供肾机器灌注活力测定的其他方法

1. 超声造影和三维超声

2011年Stenberg等[24]报道了猪肾机器灌注条件下的超声造影和三维超声研究。5个猪肾，在热缺血30min后切取，机器灌注（灌注压30 mmHg）后显示不同的流量（10~37 mL/min）。超声造影后，

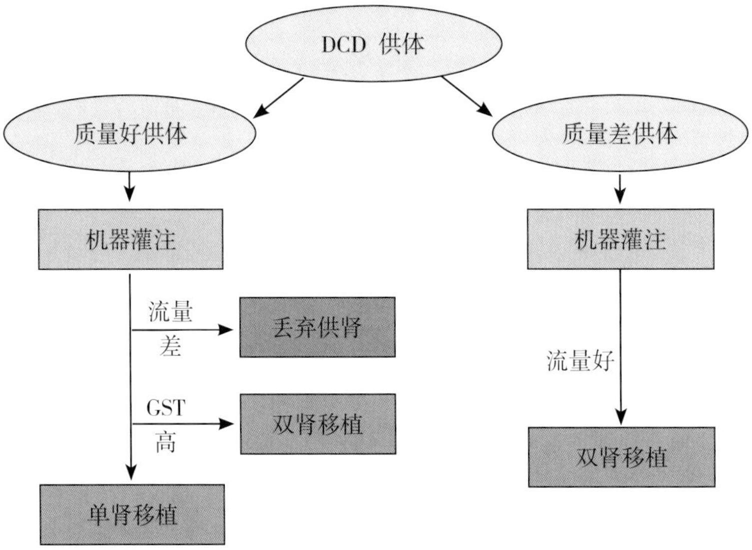

图7-6 DCD双肾或单肾移植决策图

4个猪肾灌注良好；1个猪肾显示肾主动脉至小叶间动脉完整，但是皮质和髓质无造影剂填充；2个猪肾可以看到小的灌注缺损区。超声造影检查无创、快速、耐受性良好，其临床应用前景良好，有待于在临床进一步研究。

2. 磁共振谱测定

磁共振谱（magnetic resonance spectrometry，MRS）已经被用于研究单纯冷储存条件下供肾的缺血损伤和活力。Lazeyras等[25]报道采用MRS测定低温灌注猪肾组织的ATP水平。供肾由特制的磁共振相容的机器低温脉冲灌注保存，该机器可以给灌注肾脏供给氧气。在保存液一定氧气压力下，测定灌注液中添加的^{31}P-MRS的化学位移，可以评估供肾组织的ATP水平。测定ATP水平可以直接评估肾脏缺血损伤后的能量耗竭情况。

3. 常温机器灌注

尽管低温机器灌注的供肾阻力和灌注液肾损伤生物标记物对判断供肾活力的预测价值较低，但是仍然可以提供不少有价值的信息。常温机器灌注可能提供另外的信息。常温灌注可以减轻缺血损伤，修复损伤器官，而不是加重保存期间的进一步损伤。英国Leicester大学的Hosgood等[26]报道应用猪自体肾移植模型，在低温机器灌注保存供肾20h的基础上，继续用自体血常温机器灌注保存2h。在实验研究的基础上，该研究组采用由浓缩红细胞、晶体液、营养物质和药物组成的常温灌注液，在肾移植术前短暂保存人肾，证实在临床上一段时间常温机器灌注保存供肾是可行的[27]。理论上讲，常温保存可以直接评价供肾功能，如利尿和肌酐清除率。在常温条件下，肾脏有正常的新陈代谢，细胞损伤可以由细胞功能的异常直接评估，而不是靠细胞缺血、死亡或炎症的标记物间接评估。功能评估可能为供肾预后的评估提供更准确和更有效的指标。

（袁小鹏）

参考文献

[1] Moers C, Smits JM, Maathuis MH, et al. Machine perfusion or cold storage in deceased-donor kidney transplantation [J]. N Engl J Med, 2009, 360 (1): 7-19.

[2] Jochmans I, Moers C, Smits JM, et al. Machine perfusion versus cold storage for the preservation of kidneys donated after cardiac death: a multicenter, randomized, controlled trial [J]. Ann Surg, 2010, 252 (5): 756-764.

[3] Watson CJ, Wells AC, Roberts RJ, et al. Cold machine perfusion versus static cold storage of kidneys donated after cardiac death: a UK multicenter randomized controlled trial [J]. Am J Transplant, 2010, 10 (9): 1991-1999.

[4] Stratta RJ, Moore PS, Farney AC, et al. Influence of pulsatile perfusion preservation on outcomes in kidney transplantation from expanded criteria donors [J]. J Am Coll Surg, 2007, 204 (5): 873-882.

[5] Mangino MJ, Lindell SL. Hypothermic machine perfusion of kidneys. In Uygun K, Lee CY, eds. Organ preservation and reengineering [M]. Boston: Artech House, 2011: 35-57.

[6] Doorschodt BM, Schreinemachers MC, Behbahani M, et al. Hypothermic machine perfusion of kidney grafts: which pressure is preferred? [J]. Ann Biomed Eng, 2011, 39 (3): 1051-1059.

[7] Tesi RJ, Elkhammas EA, Davies EA, et al. Pulsatile kidney perfusion for evaluation of high-risk kidney donors safely expands the donor pool [J]. Clin Transplant, 1994, 8 (2 Pt 1): 134-138.

[8] Light J. Viability testing in the non-heart-beating donor [J]. Transplant Proc, 2000, 32 (1): 179-181.

[9] Bellingham JM, Santhanakrishnan C, Neidlinger N, et al. Donation after cardiac death: a 29-year experience [J]. Surgery, 2011, 150 (4): 692-702.

[10] Sonnenday CJ, Cooper M, Kraus E, et al. The hazards of basing acceptance of cadaveric renal allografts on pulsatile perfusion parameters alone [J]. Transplantationt, 2003, 75 (12): 2029-2033.

[11] de Vries EE, Hoogland ER, Winkens B, et al. Renovascular resistance of machine-perfused DCD kidneys is associated with primary nonfunction [J]. Am J Transplant, 2011, 11 (12): 2685-2691.

[12] Jochmans I, Moers C, Smits JM, et al. The prognostic value of renal resistance during hypothermic machine perfusion of deceased donor kidneys [J]. Am J Transplant, 2011, 11 (10): 2214-2220.

[13] Guarrera JV, Goldstein MJ, Samstein B, et al. 'When good kidneys pump badly': outcomes of deceased donor renal allografts with poor pulsatile perfusion characteristics [J]. Transpl Int, 2010, 23 (4): 444-446.

[14] Mozes MF, Skolek RB, Korf BC. Use of perfusion parameters in predicting outcomes of machine-

preserved kidneys [J]. Transplant Proc, 2005, 37 (1): 350–351.

[15] Nyberg SL, Baskin–Bey ES, Kremers W, et al. Improving the prediction of donor kidney quality: deceased donor score and resistive indices [J]. Transplantation, 2005, 80 (7): 925–929.

[16] Matsuno N, Sakurai E, Uchiyama M, et al. Role of machine perfusion preservation in kidney transplantation from non–heartbeating donors [J]. Clin Transplant, 1998, 12 (1): 1–4.

[17] Talbot D. Viability testing of kidneys from non–heart–beating donor. In: Talbot D, D' Alessandro AM, eds. Organ donation and transplantation after cardiac death [M]. Oxford: Oxford University Press, 2009: 51–65.

[18] Moers C, Varnav OC, van Heurn E, et al. The value of machine perfusion perfusate biomarkers for predicting kidney transplant outcome [J]. Transplantation, 2010, 90 (9): 966–973.

[19] Bhangoo RS, Hall IE, Reese PP, et al. Deceased–donor kidney perfusate and urine biomarkers for kidney allograft outcomes: a systematic review [J]. Nephrol Dial Transplant, 2012, 27 (8): 3305–3314.

[20] Hoogland ER, de Vries EE, Christiaans MH, et al. The value of machine perfusion biomarker concentration in DCD kidney transplantations [J]. Transplantation, 2013, 95 (4): 603–610.

[21] Nagelschmidt M, Minor T, Gallinat A, et al. Lipid peroxidation products in machine perfusion of older donor kidneys [J]. J Surg Res, 2013, 180 (2): 337–342.

[22] Jochmans I, Monbaliu D, Pirenne J. Neutrophil gelatinase–associated lipocalin, a new biomarker candidate in perfusate of machine–perfused kidneys: a porcine pilot experiment [J]. Transplant Proc, 2011, 43 (9): 3486–3489.

[23] Snoeijs MG, Pulinx B, van Dieijen–Visser MP, et al. Characterization of the perfusate proteome of human donor kidneys [J]. Ann Clin Biochem, 2013, 50 (Pt 2): 140–146.

[24] Stenberg B, Talbot D, Khurram M, et al. A new technique for assessing renal transplant perfusion preoperatively using contrast–enhanced ultrasound (CEUS) and three–dimensional ultrasound (3DUS) ––a porcine model pilot study [J]. Ultraschall Med, 2011, 32 (Suppl 2): E8–13.

[25] Lazeyras F, Buhler L, Vallee JP, et al. Detection of ATP by "in line" 31P magnetic resonance spectroscopy during oxygenated hypothermic pulsatile perfusion of pigs' kidneys [J]. MAGMA, 2012, 25 (5): 391–399.

[26] Hosgood SA, Barlow AD, Yates PJ, et al. A pilot study assessing the feasibility of a short period of normothermic preservation in an experimental model of non heart beating donor kidneys [J]. J Surg Res, 2011, 171 (1): 283–290.

[27] Hosgood SA, Nicholson ML. First in man renal transplantation after ex vivo normothermic perfusion [J]. Transplantation, 2011, 92 (7): 735–738.

第八章
DCD供者和供肾的溶栓治疗

1846年，德国病理学家Rudolph Vircow最早提出了血栓形成三要素，即血管损伤、血流缓慢和血液高凝状态。供肾血栓形成主要可分成2种情况：DCD供肾时主要见于不可控型供体，如Maastricht Ⅱ类供体，主要原因是长时间的热缺血导致血栓形成，即血液循环完全停止后的血液凝固。脑死亡后器官捐献（donation after brain death，DBD）供体供肾时主要见于并发弥漫性血管内凝血（disseminated intravascular coagulation，DIC）的供体。DBD供体中，供肾微血栓形成的发生率为3.5%[1]。尽管目前没有准确的数字，DCD供肾微血栓形成的发生率很高，尤其是不可控型DCD供体。

在正常个体，纤维蛋白形成和纤维蛋白溶解保持动态平衡。纤维蛋白形成由因子Ⅻ与损伤组织接触后触发。此外，血小板被损伤的血管内皮激活并释放腺苷二磷酸（adenosine diphosphate，ADP），后者进一步促进血小板的激活。正常内皮细胞表面含有肝素，可以阻断凝血酶的激活和已经激活的因子X。

脑死亡供体由于大量细胞因子释放，除非存在肝功能异常，一般都呈高凝状态。在器官切取时，器官由正常的血液灌注直接转换为灌注液的冷灌注。在可控型DCD供体，亦可能呈现与DBD相似的高凝状态，心跳停止后血流停止，ADP水平升高导致血小板聚集，内皮细胞功能快速恶化，内皮表面固有肝素水平下降，血管内血栓开始形成。血栓形成的速度取决于背景温度和供体撤除支持治疗时的状态。随着循环停止时间的延长，血栓分离成凝固的红细胞和血清及无细胞的凝块。可见肝素的作用清楚地位于活体循环内[2]。尽管肝素可以用于储存血液一段时间，但是其在无心跳个体循环中的作用可能会随着时间延长迅速衰退。

有关器官捐献时血栓形成的危险主要有两方面的观点。一种观点认为，既然血液已经凝固，器官可能已经承受了足够的不可逆性的损伤，因此该器官不能再使用了。机器灌注可以提示器官血管内血栓形成的程度，即使不采用机器灌注，也可以通过器官的外观（如因含血而发绀）作出判断。另一种观点认为，血管内栓子是在器官内细胞死亡之前形成的，栓子对血管的影响速度也不同，尽管存在血管内栓子，大部分的器官仍有活性。血液供应停止可以导致肾脏的快速变化，幸运的是在开始的一段时间该过程是可逆的。

DBD供肾微血栓形成主要见于合并DIC的供体，其危险因素包括：①脑外伤：尤其是开放性颅脑损伤，损伤的脑组织释放脂肪、磷脂和凝血活酶等物质，进入血液循环可以激活内源性和外源性的凝血级联反应，导致纤维蛋白形成。②死亡前大量输血史。③脑死亡前的心肺复苏病史。④合并急性坏死性胰腺炎的供体。

在脑死亡原因为脑外伤供体，如果术前有心肺复苏或大量输血病史，或合并急性坏死性胰腺炎，化验检查发现血小板减少，应高度怀疑供体存在DIC可能，继续完善相关的检查，如凝血酶原时间、纤维蛋白原水平、纤维蛋白降解产物和血浆鱼精蛋白副凝固试验。结合供肾灌注后呈花斑状外观，应警惕肾皮质微血栓形成，应行供肾活检病理检查。

一、溶栓治疗的动物实验

德国伯恩大学Thomas Minor组[3]首先报道了采用活体组织显微镜观察DCD动物模型的溶栓治疗效果。通过膈神经切断制作Sprague-Dawley大鼠DCD模型，热缺血时间为30min。先通过腹主动脉灌注30mL含有7 500U链激酶的室温乳酸林格氏液灌注，再灌注100mL冷UW液，压力为100cmH_2O。在UW液中加入FITC标记的葡聚糖，采用荧光显微镜可以定量观察灌注后肝脏表面微循环的变化。结果发现心跳停止后，肝脏组织不仅承受了不可避免的缺血损伤，肝脏的微循环灌注缺损也相当明显。先采用低黏滞度乳酸林格氏液灌注对之后的UW液灌注无明显影响。UW液灌注之前的短暂链激酶灌注可以显著改善肝组织灌注，肝脏表面灌注液分布更为均匀。肾脏的灌注变化与肝脏类似：定量分析显示，在DCD大鼠，采用UW液灌注的肾脏表面功能性毛细血管密度显著下降，仅为有心跳大鼠的一半；UW液之前单纯的乳酸林格氏液灌注对肾脏灌注无显著影响，加入链激酶后，DCD模型的肾脏组织灌注则与有心跳供体无显著差异[3-4]。这些结果提示，DCD供体的微循环损伤很明显，而这种改变在以前的研究中并未受到重视。

灌注液在器官内的均匀分布被认为是缺血性冷保存器官时有效保存器官活力的先决条件。此外，血小板黏附于血管内皮可以诱导内皮细胞凋亡，加重再移植后的再灌注损伤[5]。在心跳停止60min后，肝脏组织血管床中即可以发现纤维蛋白性微血栓。在DCD供肝中，即使在充分的灌注后，仍可以发现聚集的红细胞和阻塞的肝血窦[6]。即使简单阻断肝门30min，也可以观察到血栓形成和栓塞的发生，阻断前用血栓素A_2合成酶抑制剂预处理可以减轻血小板的聚集[7]。

活体组织显微镜只能观察器官表面的微循环变化，而且器官表面的测定可能会高估整个器官的微循环变化。Minor等[6]采用磁共振显像观察了DCD器官的大体灌注情况，结果与荧光显微镜表面观察的结果类似。采用UW液灌注组出现严重的灌注缺损，采用低黏度的灌注液可以轻度改善灌注缺损，而采用链激酶灌注组灌注液分布更加均一。

器官获取时的纤维蛋白溶解性预灌注可以改善器官结构完整性，进一步的动物实验证实了其对改善器官功能和代谢的作用，并对其可行性、益处和可能的并发症进行了进一步研究。特别需要注意的是肝脏移植物，肝脏移植时经常因移植物功能不良合并凝血功能障碍。从移植肝释放纤维蛋白溶解酶原激活物或之前给予的纤维蛋白溶解制剂会增强纤维蛋白溶解，导致不可控制的出血。在临床应用之前，必须确认纤维蛋白溶解药物可以被灌注液清除，且不会干扰术后受体的凝血状态。

Minor等[8]使用猪原位肝移植模型观察了纤维蛋白溶解性预灌注DCD供体的作用。热缺血时间为30min，对照组采用4℃ HTK液灌注，冷保存4～5h。治疗组在HTK液灌注之前采用含有尿激酶（50万U）的室温林格氏液灌注。采用激光多普勒流量测定，可以发现再灌注后，尿激酶处理组（溶栓组）组织灌注显著改善。再灌注后90min取材的移植肝标本发现，对照组肝脏组织中经常见到红细胞凝块，尿激酶处理组则未见到。对照组的肝窦常被栓子阻塞，导致肝脏的灌注不完全。尿激酶处理组肝脏早期移植肝功能改善，胆汁量增加3倍。更重要的是，围手术期对照组肝脏依赖的凝血功能下降，溶栓组凝血功能改善，并没有发现溶栓治疗的并发症。到术后第5天溶栓组5只动物均存活，且凝血功能正常；对照组仅1只动物存活，且肝脏功能中度，凝血因子水平仅有正常值的50%。这项研究证实灌注时的溶栓治疗并不会干扰肝脏移植后的凝血功能，相反，由于血管和组织灌注改善，缺血损伤保存后的移植物功能恢复加速，改善了再灌注后的凝血功能状态。

英国Newcastle大学组David Talbot组则观察了溶栓治疗对DCD供肾的影响[9]。使用猪DCD模型，每组8只，对照组仅用肝素，治疗组使用肝素和链激酶。两组年龄、性别、体重和缺血时间均无显著差异。热缺血时间为70min。链激酶用量为150万U，肝素为1 000 U/L。肾脏切取时，对照组更多呈现蓝色。供肾使用机器灌注评估活力时，采用固定的驱动泵转速以观察压力变化。结果发现：与溶栓组比较，对照组压力爬升很快。对照组供肾温度（在此系统主要与流量相关）更高、灌注液中GST和Ala-AP的水平也更高。灌注结束后，对照组重量增加更大，组织学表现更差，表现为肾小球退缩、肾小管损伤、间质水肿和梗死。

二、溶栓治疗的临床应用

1. 供者的溶栓治疗

从动物实验结果看来，似乎有理由得出可信的结论，DCD供体的溶栓治疗对改善器官质量效果良好。这些益处可以由器官的大体外观，机器灌注参数和长时间热缺血后的组织学变化证实。然而，这些器官多数并未移植，因此要确定DCD供体溶栓治疗的作用，必须行动物移植模型实验，或直接应用于临床。溶栓药物已经在临床应用多年，在人体的使用是安全的，主要的忧虑是肾脏内的溶栓药物可以转移至受者体内，导致肾脏再灌注后的纤维蛋白溶解。理论上讲，纤维蛋白溶解药物必须在血液存在的情况下发挥作用，因而常在灌注开始时一次性大剂量推注，此时供体体温正常，酶类药物可以发挥最大的效果。供体给予溶栓药物后，大剂量的灌注开始，器官获取后，肾脏继续使用1L灌注液继续灌注。从血液学角度讲，如此大剂量的灌注后，残留的药物应该很少，导致受体纤维蛋白溶解亢进的风险很低。

英国Newcastle大学组David Talbot组报道了目前为止唯一一个DCD供体溶栓治疗的对照双盲临床试验[10]。研究从2000年开始，包括30例供体，对照组和实验组各15例。供体接受150万U链激酶或安慰剂推注后，开始Marshall液灌注，两组的灌注液中均加入肝素5 000U/L。两组的人口学资料见表8-1，显示两组Maastricht Ⅱ类供体比例无显著差异。表8-2显示两组的肾脏外观、灌注流体力学参数和灌注液肾损伤标记物水平差异，其结果与猪DCD模型的结果类似。链激酶处理组DCD供体肾脏外观更白，灌注参数更好，灌注液酶水平更低。安全性方面，链激酶组受体有2例出血，其中1例是由于受体动脉硬化，手术时不能采用常规的血管阻断钳，而采用动脉腔内气囊阻断，但是气囊被硬化动脉刺破导致大出血；另1例出血，移植手术紧接在透析后，被认为是受体对肝素敏感所致。Talbot研究小组认为DCD供体的溶栓是安全的，没有不利的作用，可以改善供肾灌注效果。供体溶栓治疗后丢弃肾脏更少，尽管因样本量大少，结果没有统计学差异。

对于不可控型DCD，器官获取时应该常规使用溶栓药物和肝素[11]。溶栓药物的剂量很重要，链激酶常用剂量为150万U，尿激酶用量尚未见报道。根据体外供肾机器灌注溶栓的尿激酶用量（10万U），笔者在不可控型DCD器官获取时，腹主动脉灌注管道内推注的尿激酶剂量为30万U，肝素的用量为5 000U/L。

表8-1 Talbot组DCD供体链激酶溶栓临床试验供体资料

	链激酶组	对照组	*P*值
初始DCD供体数 知情同意后DCD供体数	15 12	15 13	
Maastricht分类 Ⅱ类 Ⅲ类	 9 3	 8 5	 NS NS
男：女	7：5	8：5	NS
供体中位数年龄（IQR*）	47.2（8.5）	53.1（5.6）	NS
供体中位肌酐μmol/L（IQR）	101.4（15.5）	108（20.6）	NS
供体中位尿素mmol/L（IQR）	4.8（0.7）	5.4（0.9）	NS
中位热缺血时间/min（IQR）	24.0（3.1）	20.0（4.3）	NS
中位冷缺血时间/min（IQR）	1 474（166.5）	1 469（131.1）	NS

*IQR：四分位距（inter-quartile range）

表8-2 Talbot组DCD供体链激酶溶栓临床试验肾脏资料

	链激酶组	对照组	*P*值
获取供体	12	13	
获取肾脏 剔除肾脏（技术原因） 评估肾脏	24 2 22	26 0 26	
肾脏外观 苍白（%） 蓝色（%）	 87.5 12.5	 23.1 76.9	 <0.001 <0.001
流出液颜色 清亮（%） 血性（%）	 87.5 12.5	 42.3 57.7	 <0.001 <0.001
最大GSTU/（L·100g）（IQR*）	115.4（81.2）	162.6（99.3）	<0.001
最大Ala-AP nmol/（mL·100g）（IQR）	94.4（55.7）	129.2（39.9）	<0.001
最大FABP μg/（L·100g）（IQR）	112.7（48.2）	171.8（52.9）	<0.05
最大灌注流量指数mL/（min·mmHg）（IQR）	0.566（0.1）	0.531（0.14）	<0.001
丢弃肾脏（%） 移植肾脏（%）	8（36.3） 14（63.7）	14（53.8） 12（46.2）	NS NS

*IQR：四分位距（inter-quartile range）

2. 供肾的溶栓治疗

（1）供肾静态冷储存溶栓治疗。供肾溶栓治疗的临床应用早于动物实验。早在1996年，Nghiem等[12]即报道采用尿激酶灌注供肾体外溶栓治疗。14例供肾（6例来自不可控型DCD供体，8例来自组织学证实微血栓形成的脑死亡供体），采用尿激酶25万U加入保存液中，并在冰水混合物中保持40～60min。术后5例发生移植肾功能延迟恢复。随访5～82个月，受体血肌酐为1.4～1.8 mg/dL。但是所有患者在溶栓后和移植后均未行活检随访微血栓形成的变化。

2010年Johari等[13]报道1例活体肾移植术中发生的血栓形成，移植肾被切下，灌注液再灌注提示流量很小，无法清除血栓。此时在1L高渗枸橼酸保存液中加入尿激酶2.5万U，继续灌注供肾，灌注速度逐渐加快，约10min后流出液清晰，供肾再植成功，术后恢复良好。

2007年Nghiem等[14]报道了来自7例供体的12只供肾的溶栓治疗结果。7例供体，血肌酐0.3～2.1 mg/dL，最后24h尿量平均为2 714mL（1 900～4 700mL），供肾楔形切除活检均显示大范围的血栓形成和肾小管坏死，供肾均被其他中心拒绝。溶栓治疗方法为：将阿替普酶50mg加入15mL灭菌注射用水中溶解，再加入UW液150mL中，灌注入供肾并继续冷储存50min。再次在第一次活检附近行楔形切除活检，并送冰冻切片HE染色检查和石蜡包埋切片常规病例检查。肾小球组织学变化通过冰冻切片观察，结果发现肾小球内的纤维蛋白栓子均完全清除，受体12例，术后发生移植肾功能延迟恢复3例；平均随访55.1个月（23～71个月），受体血肌酐为1.8mg/dL（0.8～2.5mg/dL）。

（2）机器灌注溶栓治疗。对于获取的DCD供肾，应该常规行供肾活检（见本书第六章）。如果发现肾脏小动脉和肾小球微血栓形成，可行机器灌注溶栓治疗。机器灌注溶栓治疗与冷储存溶栓治疗相比，最大的优点是可以动态观察灌注参数的变化。溶栓药物使用更加方便，可以通过机器灌注系统注入灌注液中，溶栓药物可以选择尿激酶、链激酶或阿替普酶。2009年Nghiem等[15]报道采用机器灌注保存供肾溶栓治疗的回顾性研究，14例供肾，死亡原因分别为：脑外伤8例，脑出血4例，缺氧2例。供体年龄平均33.3岁（17～55岁），最后24h尿量1 933mL（1 300～2 500mL），终末肌酐1.8mg/dL（0.3～3.3 mg/dL），栓塞的肾小球比例为48%（35%～60%），肾脏灌注机器为Waters RM3，溶栓药物为阿替普酶200mg。机器灌注时间（溶栓时间）为16.2h（7～24h），灌注流量从47mL/min（19～105mL/min）升高至111mL/min（55～196mL/min），阻力从0.69 mmHg/（mL·min）（0.4～1.57）mmHg/（mL·min）下降至0.26 mmHg/（mL·min）（0.12～0.45）mmHg/（mL·min），栓塞肾小球比例降至23%，冷缺血时间为35.5h（22.4～51.1h）。术后1例发生原发性移植肾无功能，3例移植肾功能延迟恢复，10例移植肾功能立即恢复。术后1个月受体血肌酐为2.0 mg/dL（1.4～3.2mg/dL）。

供肾机器灌注溶栓治疗时尿激酶的最佳用量仍不清楚。静态冷储存溶栓时，尿激酶的剂量在2.5万～25万U。因采用2.5万U的报道是在血栓刚刚形成，且血液存在的特定情况下，其剂量需要可能更小；而在血栓形成时间较长，尤其是合并DIC的患者，尿激酶的用量可能需要更大，如Nghiem等[12]报道的剂量为25万U。阿替普酶价格过于昂贵，其用量在50～200mg。阿替普酶即重组组织纤维蛋白溶酶原激活剂（tissue-type plasminogen activator，t-PA），与链激酶和尿激酶比较，阿替普酶在4～8℃时的活性更佳。

中山大学附属第一医院对于植入前活检发现的肾小球血栓形成，采用尿激酶溶栓治疗。将尿激酶10万～20万U用生理盐水10mL稀释后注入LifePort肾转运器管道内，可以观察到肾静脉流出液由清亮变成血性，通过灌注阻力的下降可以推断溶栓效果，灌注结束前可以在前一次活检部位附近再次穿刺活检，可以证实血栓是否已经完全溶解（图8-1）。中山大学附属第一医院已经有6例供肾溶栓治疗的经验，总结如下：

①尿激酶在4～8℃活性良好。

②在相同剂量尿激酶的作用下，机器灌注溶栓的效果优于静态冷储存溶栓治疗。

③即使在尿激酶灌注后再使用保存液灌注供肾，清除肾脏内残存的尿激酶，后者仍然可以转移至受者体内，导致受体纤维蛋白溶解亢进，术中止血困难。

④如果供肾再灌注后受体出现纤维蛋白溶解亢进，止血困难，可以输入抗纤维蛋白溶解药物，如氨甲环酸500mg。

A

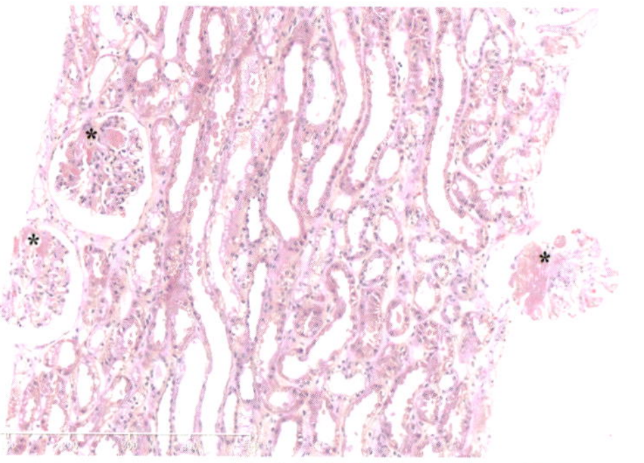

B

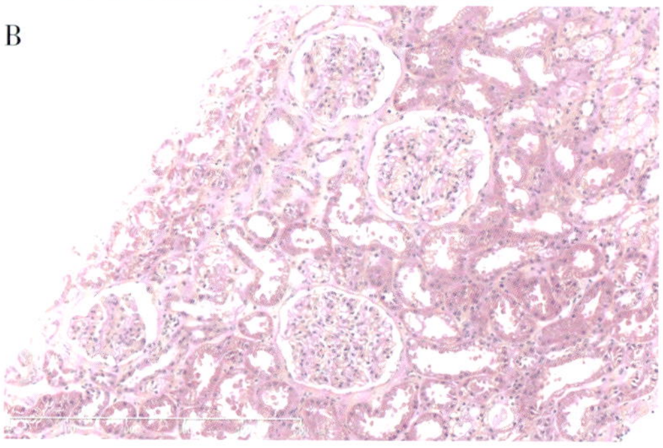

图8-1 溶栓治疗前后的组织学变化
A.溶栓治疗前，显示肾小球血栓形成（*），肾小球毛细血管袢退缩；B.溶栓治疗后，肾小球内未见血栓形成

3. 溶栓治疗的预后

溶栓治疗的预后与微血栓形成的原因有关。供体DIC导致的微血栓，或器官捐献期间心跳停止导致的微血栓，两者预后不同。

对罹患DIC供体供肾移植的预后知之甚少。Hefty等[16]报道34例DIC供体供肾与81例无DIC供体供肾移植的结果，发现两组术后移植肾原发性无功能的发生率相似（2.9% vs. 2.5%）。Pastural等[17]综述了文献中报道的118例DIC供体的供肾，发现23例做了植入前活检，其中50%有肾小球血栓形成。在供肾有肾小球纤维蛋白栓子的12例受者，75%结果良好，25%原发性无功能，可见DIC患者的肾脏病理改变差异很大。一方面，肾脏可能出现皮质坏死，临床表现为明显的急性肾功能衰竭，这类肾脏显然不能用于移植。另一方面，尽管肾脏出现大范围的毛细血管血栓形成，但是并没有肾小球细胞坏死，临床仅表现为轻度的急性肾功能衰竭，这类肾脏可以用于移植。受体的纤维蛋白溶解系统有可能可以溶解毛细血管内已经形成的血栓。McCall等[1]回顾性分析了230例连续供肾活检的结果，发现8例供肾存在微血管血栓形成，尽管这8例肾脏的移植肾功能延迟恢复发生率更高，但是两组1年和2年移植肾存活率无显著差异；8例中有5例在术后的4天至3.3年行移植肾再次活检，均未发现残留的血栓形成。导致肾小球恢复或肾小球硬化的原因仍不清楚，但是看起来没有持续或复发的损伤与肾小球功能恢复有关[1]。

器官捐献时心跳停止导致的血栓形成预后良好，一方面器官获取时溶栓治疗可以溶解部分血栓，另一方面通过供肾的机器灌注活力测定或活检病理检查，排除了一部分血栓形成过于严重的供肾。受体的纤维蛋白溶解系统有可能可以继续溶解剩余的血栓。

（袁小鹏）

参考文献

[1] McCall SJ, Tuttle-Newhall JE, Howell DN, et al. Prognostic significance of microvascular thrombosis in donor kidney allograft biopsies [J]. Transplantation, 2003, 75 (11): 1847-1852.

[2] Talbot D, Gok M, Minor T. Thrombolysis in the non-heart-beating donor. In: Talbot D, D' Alessandro AM, eds. Organ donation and transplantation after cardiac death [M]. Oxford: Oxford University Press, 2009: 103-115.

[3] Yamauchi JI, Richter S, Vollmar B, et al. Warm preflush with streptokinase improves microvascular procurement and tissue integrity in liver graft retrieval from non-heart-beating donors [J]. Transplantation, 2000, 69 (9): 1780-1784.

[4] Yamauchi J, Schramm R, Richter S, et al. Improvement of microvascular graft equilibration and preservation in non-heart-beating donors by warm preflush with streptokinase [J]. Transplantation, 2003, 75 (4): 449-453.

[5] Sindram D, Porte RJ, Hoffman MR, et al. Platelets induce sinusoidal endothelial cell apoptosis upon reperfusion of the cold ischemic rat liver [J]. Gastroenterology, 2000, 118 (1): 183-191.

[6] Minor T, Hachenberg A, Tolba R, et al. Fibrinolytic preflush upon liver retrieval from non-heart beating donors to enhance postpreservation viability and energetic recovery upon reperfusion [J]. Transplantation, 2001, 71 (12): 1792-1796.

[7] Kuroe K, Kurokawa T, Nishikimi M, et al. Effects of thromboxane A2 synthetase inhibitor on postischemic liver injury in rats [J]. Eur Surg Res, 1991, 23 (1): 20-26.

[8] Minor T, Tolba R, Neumann S, et al. Fibrinolysis in organ procurement for transplantation after cardiocirculatory compromise [J]. Thromb Haemost, 2003, 90 (2): 361-362.

[9] Gok MA, Shenton BK, Buckley PE, et al. How to improve the quality of kidneys from non-heart-beating donors: a randomised controlled trial of thrombolysis in non-heart-beating donors [J]. Transplantation, 2003, 76 (12): 1714-1719.

[10] Gok MA, Shenton BK, Peaston R, et al. Improving the quality of kidneys from non-heart-beating donors, using streptokinase: an animal model [J]. Transplantation, 2002, 73 (12): 1869-1874.

[11] Reznik ON, Skvortsov AE, Reznik AO, et al. Uncontrolled donors with controlled reperfusion after sixty minutes of asystole: a novel reliable resource for kidney transplantation [J]. PLoS One, 2013, 8 (5): e64209.

[12] Nghiem DD. Role of thrombolytic therapy in renal transplantation [J]. Transplant Proc, 1996, 28 (1): 126.

[13] Johari Y, Hosgood SA, Mohamed IH, et al. Back-table thrombolysis in live donor kidney transplantation [J]. Transplantation, 2010, 89 (6): 765-766.

[14] Nghiem DD, Olson PR, Sureshkumar KK. Significance of microvascular thrombosis in renal

allografts: role of ex vivo thrombolytic therapy [J]. Clin Transplant, 2007, 21 (2): 172-176.

[15] Nghiem DD, Olson PR, Sureshkumar KK. Role of pulsatile perfusion with tissue plasminogen activator in deceased donor kidneys with extensive glomerular thrombosis [J]. Transplant Proc, 2009, 41 (1): 29-31.

[16] Hefty TR, Cotterell LW, Fraser SC, et al. Disseminated intravascular coagulation in cadaveric organ donors. Incidence and effect on renal transplantation [J]. Transplantation, 1993, 55 (2): 442-443.

[17] Pastural M, Barrou B, Delcourt A, et al. Successful kidney transplantation using organs from a donor with disseminated intravascular coagulation and impaired renal function: case report and review of the literature [J]. Nephrol Dial Transplant, 2001, 16 (2): 412-415.

第九章
急性肾损伤供者的评估和应用

急性肾损伤（acute kidney injury，AKI）是一组以肾小球滤过率迅速下降为特点的临床综合征，常见的病因包括缺血缺氧、药物中毒、脓毒血症等。住院患者AKI发生率为2%～7%，ICU内发生率为5%～10%[1]。脑死亡患者和DCD患者病情重，ICU住院时间长，AKI发生率更高。文献中有关AKI的其他类似概念为急性肾小管损伤（acute tubular injury，ATI）和急性肾小管坏死（acute tubular necrosis，ATN）。AKI主要指患者的临床状态，而ATI和ATN主要指肾脏的病理变化。发生AKI的患者，病理表现程度不一，真正发生肾小管坏死的情况仅占少数，因而用ATI描述肾脏的病理变化更加妥当。

在损伤因素的作用下，肾小管上皮细胞丢失正常的极性特征并大量坏死或凋亡，引起肾功能短期内快速进行性下降。尽管肾组织自身具有一定的再生修复能力，然而当损伤因素较重、较复杂或者持续时间较长时，肾组织在多种调控因素的作用下大多只能不完全修复，而逐渐进展为肾纤维化和慢性肾病[2]。非移植状态临床存活的AKI患者中超过半数遗留不同程度的慢性肾脏疾病[3]。对于AKI供肾的评估应该更加慎重，一方面，AKI的存在加上移植过程的缺血–再灌注损伤和免疫损伤，使得肾脏的修复过程比非移植状态更加复杂；另一方面，由于移植肾脱离了供体原来的不稳定环境，进入了受体相对稳定的环境，其恢复过程可能更加迅速。临床中观察到部分AKI供肾恢复良好，部分恢复欠佳，其中的很多问题仍有待进一步研究。

一、急性肾损伤原因

导致DCD供肾损伤的原因复杂，包括基础疾病、脑死亡相关的器官损伤、心脏死亡后的热缺血损伤、住院期间的肾损伤（如心肺复苏期间的热缺血损伤、血容量不足引起的肾前性肾损伤、甘露醇肾损害和肌红蛋白导致的肾小管阻塞等），各种肾损伤原因的叠加使得DCD供体经常出现急性肾功能衰竭（acute renal failure，ARF）。ARF的存在使得判断供肾质量更加困难。常见的导致供体AKI的原因见表9–1。

横纹肌溶解症是创伤患者AKI的常见原因。横纹肌溶解后产生的肌红蛋白可由肾小球滤过至肾小管，引起肾小管堵塞和损伤，其病理变化类似急性肾小管坏死。横纹肌溶解的原因包括：肌肉损伤（创伤、高热）、肌肉过度运动（癫痫、谵妄状态）、肌肉缺血（长时间压迫）及代谢性疾病（高钠血症、低钾血症和低钠血症等）。横纹肌溶解症的诊断主要依赖血清肌酐激酶（creatine kinase，CK）

和血肌红蛋白水平检测。一般认为血CK＞正常值5倍（或＞1 000U/L）可诊断为横纹肌溶解症。

表9-1 急性肾损伤的常见原因

肾脏低灌注
低血容量：出血、皮肤丢失和胃肠道丢失
低血压：出血、再分布（败血症时的高动力性休克）、液体转移（挤压综合征时转移至肌肉内，急性胰腺炎时转移至腹腔内）
水肿状态：充血性心力衰竭、腹腔间隔室综合征（如张力性腹水、巨大腹膜后血肿）
直接的肾内缺血
如肾动脉栓塞、动脉硬化栓塞
外源性毒素和肾毒性药物
抗生素（氨基苷类）和抗病毒药物（膦甲酸钠、西多福韦）
导致渗透性肾损伤的大分子药物：甘露醇、高分子淀粉、免疫球蛋白等
造影剂
化疗药物（顺铂等）
毒物（乙二醇等）
影响肾内血流动力学的药物（非激素内抗炎药、ACEI类等）
内源性毒素
内毒素血症和炎症性损伤（败血症）
肌红蛋白（横纹肌溶解）
血红蛋白（溶血）
尿酸

二、急性肾损伤分级

2003年国际专家联合发起急性透析质量倡议（acute dialysis quality initiative，ADQI）活动，成立AKI网络（acute kidney injury network，AKIN），公布了AKI严重度分级定义，也称RIFLE（risk，injury，failure，loss and end-stage renal disease）诊断标准。按肾小球滤过率（glomerular filtration rate，GFR）下降程度或少尿持续时间及严重程度将AKI分为5期：危险期（R期）、损伤期（I期）、衰竭期（F期）、肾功能丧失期（L期）和终末期（E期）。RIFLE标准是以GFR或血清肌酐（SCr）的变化、尿量为标准进行划分，其分期方法见表9-2。AKIN将AKI定义为：不超过3个月的肾功能或结构方面异常，包括血、尿、组织检测及影像学或肾损伤标记物异常。2007年，AKIN对RIFLE标准进行了简化，仅保留了前3期，同时对分期标准做了调整，去除了RIFLE标准中GFR的标准，仅以SCr或尿量变化为依据，主要改变如下：①增加AKI-1期SCr升高≥26.52 μmol/L的标准；②提出以48h内SCr变化为依据；③规定只要患者进行肾脏替代治疗，无论其SCr或尿量的水平高低，均诊断为肾功能衰竭；④AKIN分期标准1期、2期、3期与RIFLE标准的R期、I期、F期对应（表9-3）。

三、急性肾损伤的病理生理学

AKI的发生涉及多方面变化，包括肾脏血管异常、肾小管本身的变化和炎症过程。

表9-2　急性肾损伤RIFLE诊断标准

分期	SCr标准	尿量标准
R期	与基线值相比，SCr增加1.5倍或GFR下降＞25%	＜0.5mL/（kg·h）×6h
I期	与基线值相比，SCr增加2倍或GFR下降＞50%	＜0.5mL/（kg·h）×12h
F期	与基线值相比，SCr增加3倍或绝对值≥356.6 μmol/L，或GFR下降＞75%	＜0.3mL/（kg·h）×24h或无尿12h
L期	完全丧失肾功能＞4周	
E期	终末期肾病持续3个月	

表9-3　AKIN分期标准

分期	SCr标准	尿量标准
1期	较参考值绝对升高≥26.52 μmol/L或相对升高＞50%	＜0.5mL/（kg·h）×6h
2期	较参考值相对升高＞200%～300%	＜0.5mL/（kg·h）×12h
3期	较参考值相对升高＞300%或在≥356.6 μmol/L基础上再急性升高≥44.2 μmol/L	＜0.3mL/（kg·h）×24h或无尿12h

1. 血管变化

与皮质肾小管比较，近曲小管的S3段和髓袢升支粗短暴露于相对较低的氧张力环境，但是能量要求相对较高，缺血后的充血加重了相对缺氧并导致细胞损伤加重和细胞坏死。①肾内血流动力学变化：AKI时肾脏局部发生血管活性物质失衡，血管收缩物质（如内皮素）增加，血管舒张物质（如内皮来源的一氧化氮）减少，结果导致明显的充血和外髓质部低灌流，后者在皮质经历缺血损伤，灌注改善以后持续存在。②微血管变化：实验性AKI时，可以见到肌动蛋白细胞骨架和连接复合物裂解，导致内皮细胞肿胀、胞膜空泡化、细胞死亡、活性细胞脱落。受影响的血管属支容易发生持续的收缩。此外，缺血损伤可以导致血管紧张素显著上调，诱导内皮细胞发生凋亡。内皮细胞表达黏附分子增加，促进内皮细胞和白细胞的相互作用。

2. 肾小管变化

（1）小管功能变化：①阻塞：远端肾小管钠离子浓度升高，Tamm-Horsfall蛋白形成胶样的多聚物堵塞管腔，与脱落的上皮细胞和刷状缘一起，构成了形成管型的理想环境；②回漏：肾小球滤过液可以通过损伤的小管进入间质并回到循环，不过该变化对GFR降低的贡献较小；③管球反馈：缺血的近曲小管细胞异常，导致致密斑感受到的氯化钠增加，通过A1腺苷受体激活导致入球动脉收缩，GFR下降；④小管细胞代谢异常：肾小管缺血损害后ATP含量显著减少，反应氧簇产生增加，蛋白氧化、脂质过氧化、DNA损伤及发生细胞凋亡。

（2）小管结构变化：初始的损害导致亚致死性损伤，如刷状缘脱落、细胞极性丢失和细胞骨架破坏，损伤加重导致细胞死亡、脱落、管腔阻塞和炎症反应。

3. 炎症

内皮细胞功能失调启动炎症级联反应，缺血的近曲小管增强了炎症反应，导致促炎症因子（如肿瘤坏死因子-α、白细胞介素-6、白细胞介素-1β和转化生长因子-β）和趋化因子（如单核细胞趋化蛋白-1、白细胞介素-8和RANTES）释放。

四、急性肾损伤的病理变化

AKI的病理变化复杂，其中最常见的是ATI。ATI后受损的肾小管可以再生修复，但是参与修复的细胞究竟来源何处尚存争议。肾组织内可能存在一定数量具有分化潜能的肾脏特异性的干细胞，可迁移至损伤部位分化为肾小管上皮细胞，恢复肾小管的形态和功能。如Oliver等[4]认为，肾乳头可能是肾脏的干细胞巢。但是也有证据提示残存小管上皮细胞增殖是肾小管上皮再生修复的主要群体[5]。

ATI后，肾小管上皮细胞的结构变化主要包括刷状缘脱落，细胞极性消失和细胞骨架裂解。如果其损伤得到缓解，小管上皮细胞会随之完全修复；如果损伤不能缓解，病变进入进展期，出现细胞死亡、脱落，管腔堵塞和启动免疫应答。

缺血所致的ATI形态学改变相似，往往以近端小管直部和远端小管髓袢升支粗段为主。肾小管细胞坏死并不常见，最常见的是肾小管上皮细胞空泡形成（图9-1）和单个的或成簇的小管上皮细胞缺失。肾小管上皮细胞空泡形成分2种：一种为非等体积的空泡形成，主要见于缺血性损伤；另一种为等体积空泡形成，又称为渗透性肾病，常见于药物肾毒性。临床常见的导致肾小管等体积空泡形成的药物包括：钙神经素抑制剂、右旋糖酐、甘露醇、免疫球蛋白、造影剂和蔗糖。严重时，肾小管基底膜裸露，裸露区域附近肾小管上皮细胞扁平、变宽，部分覆盖于裸露区（图9-2）。在小管腔内可见脱落的小管上皮细胞，除少数细胞出现坏死的特征外，多数细胞仍貌似正常。

ATI的另一个显著特征是肾小管上皮细胞刷状缘的改变，多见于皮质和外髓部的近端小管。刷状缘的微绒毛明显变短，严重者可完全消失，小管腔中可见脱落的刷状缘微绒毛，小管腔内可见大量管型，含有Tamm-Horsfall蛋白成分和脱落的小管细胞、刷状缘及其他细胞碎屑等（图9-2）。小管周围毛细血管充血也是ATI特征性病变之一，特别是在外髓部和皮髓质交界区。在外髓部直血管周围，可见轻度至中度炎症细胞浸润。

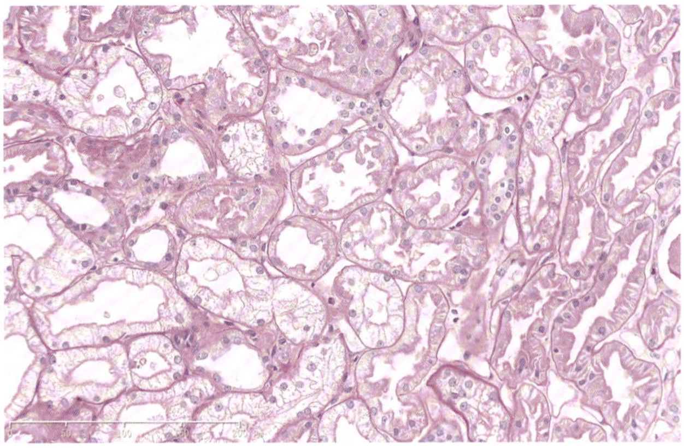

图9-1 轻度急性肾损伤供体肾脏活检组织PAS染色，显示部分肾小管上皮细胞空泡形成和刷状缘脱落

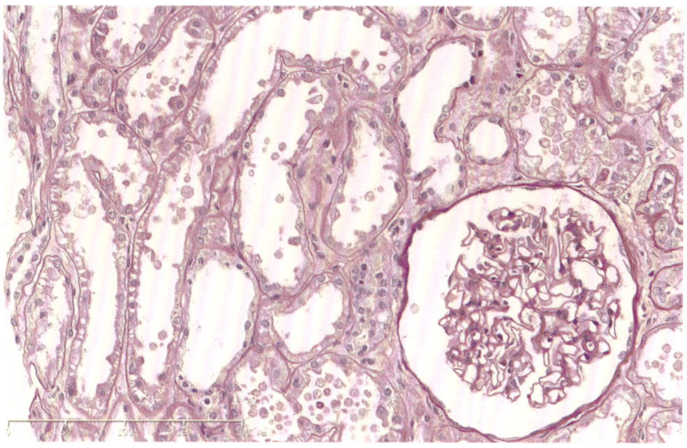

图9-2　重度急性肾损伤供体肾脏活检组织PAS染色，显示肾小管上皮细胞死亡、脱落，管腔堵塞，肾小管上皮细胞扁平、变宽

五、急性肾损伤供体的维护

按DCD程序捐献时，一般没有足够的时间对供体进行维护；按脑死亡程序捐献时，可以对供体进行有效的维护，其基本的内容是维护供体的基本生命体征。①体温：由于供体内环境紊乱，时常发生中枢性高热或低体温现象，应使用物理降温或加热毯等措施维持供体体温在34～38℃。②呼吸：结合患者的血气分析结果调整呼吸机参数，保证血氧分压>100 mmHg。③心率、血压：当供体心率减慢时，由于阿托品无法解除迷走神经对心肌的抑制作用，须使用异丙肾上腺素等药物提高心率。有研究显示，在对供者使用血管活性药物时，应用去甲肾上腺素［0.4～1.0 μg/（kg · min）］可明显改善移植效果，但大剂量血管收缩药物治疗［多巴胺剂量>15 μg/（kg · min）］会对移植物存活有不良影响[6]。④纠正内环境紊乱：由于脑死亡时下丘脑-垂体-靶腺功能丧失，需补充甲状腺激素、皮质醇等激素来维持机体内环境的变化。同时，由于尿崩症及胰岛功能的丧失，脑死亡供体常发生高钠血症。供者发生高钠血症时，移植物功能不良和移植物失功的风险相应增加。

对于AKI供体，一个经常争论的问题是尽快获取器官，还是维护一段时间后，等待肾脏功能恢复后再行器官获取手术。在非移植状态，AKI患者肾脏恢复的时间一般在发生AKI后2～4周。对于器官供体，笔者的经验是，可以根据供体的肾功能恢复情况决定立即获取或等待恢复：如果供体生命体征稳定，血肌酐呈现下降趋势，可以等待供肾在供者体内恢复一段时间，如3～5天；如果供体血肌酐逐渐升高，或已经行肾脏替代治疗，则没有必要继续等待，应尽快行器官获取手术。

一个特殊的问题是横纹肌溶解症患者，如果发生少尿，血肌酐升高，血浆置换可以迅速降低患者血液中肌红蛋白水平，增加供肾排尿，促进供肾功能恢复。

六、急性肾损伤供肾的使用标准

目前有关ARF供肾移植的经验主要源于脑死亡供体。在标准脑死亡供体中，终末血肌酐升高是丢弃肾脏的独立危险因素，但是一旦供肾被移植，血肌酐升高并不是导致移植肾失功的危险因素[7]。

一般情况下，是否使用ARF供肾主要根据发生急性肾小管坏死前的肾功能状态，一般要求入院血肌酐<133 μmol/L，eGFR>80 mL/min（Cockcroft-Gault公式）[8-9]。当肾功能稳定时（血肌酐持续下降），移植肾被丢弃的可能性较小；而当血肌酐持续升高时，选择的困难更大。

Morgan等[10]报道根据以下标准使用血肌酐持续升高的供肾：

（1）终末尿量≥30 mL/h；尿量0 ~ 29 mL/h时，供肾机器灌注流量须>100 mL/h。

（2）供肾活检无皮质坏死和慢性病变。

（3）活检标本中急性肾小管坏死的程度一般不能用来判断肾脏的活力。

Zuckerman等[8]提出的使用ARF供肾的标准如下：

（1）功能标准：入院时血清肌酐<133 μmol/L，且GFR>90mL/min（Cockcroft-Gault公式）。

（2）病史：年龄<50岁；脑死亡原因为非脑血管疾病；高血压病史<5年；无糖尿病，无其他肾脏疾病，无严重动脉粥样硬化，无严重肌红蛋白尿症，无少尿。

（3）肾脏外形及病理：正常肾脏大小及外形；活检显示无微血栓、无皮质坏死；无明显慢性病变（>10%肾小球硬化、间质纤维化、肾小管萎缩及血管病变）。

（4）机器灌注标准：机器灌注至少6h后，流量>80mL/min，阻力<0.4mmHg/（mL · min）。

由于器官的极度缺乏、经验的累积和双肾移植的采用，ARF供肾的使用标准在逐渐放宽[8-9]。如供体存在肌红蛋白尿症、少尿，均不影响供肾的使用[11-12]。

与脑死亡供体比较，DCD供体由于器官切取前的热缺血使问题更加复杂，移植前必须测定供肾活力以避免出现移植肾原发性无功能。根据机器体外灌注的参数判断供肾活力很有实用价值。Navarro等[13]报道，在器官切取前发生ARF的Maastricht Ⅲ类DCD供体，肾移植后12个月GFR与来源于肾功能正常DCD供体的移植肾无显著差异。Tesi等[14]报道可移植供肾的灌注参数为：流量>70 mL/min，阻力<0.4 mmHg/（mL · min）。Matsuno等[15-16]报道DCD供肾的可接受的灌注参数为：流量>0.4 mL/（min · g）且灌注阻力不会升高。根据有限的经验，笔者认为供体终末尿量≥30mL/h，灌注流量>0.4 mL/（min · g），阻力指数<0.5 mmHg/（mL · min）可作为安全使用供肾的标准；如果供体终末尿量<30mL/h，对灌注参数的要求应该更加严格，如流量>70 mL/min，阻力<0.4 mmHg/（mL · min）。术前应行移植肾穿刺活检以排除肾小球微血栓、皮质坏死或慢性病变。

七、围手术期处理

针对AKI的病理生理变化，AKI供肾移植后的围手术期处理有其特殊的方面。首先，供肾应尽量采用脉冲式机器灌注保存，一方面可以判断肾脏微循环通畅情况，另一方面可以采用药物干预。灌注液中常规加入前列腺素E_1 10 μg[17-18]。如果灌注1h后发现阻力>0.4mmHg/（mL · min），可以选择性在灌注通路中加入维拉帕米10mg、罂粟碱10mg或酚妥拉明5mg[19]。其次，抗胸腺细胞球蛋白（ATG）诱导时间应该较正常供肾长，本中心对AKI供肾一般使用ATG诱导5 ~ 7天。再次，钙神经素抑制剂的使用时间应推迟，等待移植肾出现明显的利尿后，再加用钙神经素抑制剂；如果确定已经发生DGF，可以使用低剂量钙神经素抑制剂（如他克莫司3 ~ 7 ng/mL）。

八、预后

AKI供肾移植后移植肾功能延迟恢复（DGF）发生率增加，但是AKI供肾与非AKI标准供体比较，术后移植肾5年存活率无显著差异（AKI组78%，非AKI组71%，$P = 0.16$），术后2年受者血肌酐值与非AKI供肾比较亦无显著差异。发生DGF对AKI供肾3年移植肾存活率无显著影响[9]。

（袁小鹏）

参考文献

[1] Waikar SS，Liu KD，Chertow GM. Diagnosis，epidemiology and outcomes of acute kidney injury [J]. Clin J Am Soc Nephrol，2008，3（3）：844-861.

[2] Bonventre JV，Yang L. Cellular pathophysiology of ischemic acute kidney injury [J]. J Clin Invest，2011，121（11）：4210-4221.

[3] Coca SG，Yusuf B，Shlipak MG，et al. Long-term risk of mortality and other adverse outcomes after acute kidney injury：a systematic review and meta-analysis [J]. Am J Kidney Dis，2009，53（6）：961-973.

[4] Oliver JA，Maarouf O，Cheema FH，et al. The renal papilla is a niche for adult kidney stem cells [J]. J Clin Invest，2004，114（6）：795-804.

[5] Humphreys BD，Valerius MT，Kobayashi A，et al. Intrinsic epithelial cells repair the kidney after injury [J]. Cell Stem Cell，2008，2（3）：284-291.

[6] Cuende N，Miranda B，Canon JF，et al. Donor characteristics associated with liver graft survival [J]. Transplantation，2005，79（10）：1445-1452.

[7] Kayler LK，Garzon P，Magliocca J，et al. Outcomes and utilization of kidneys from deceased donors with acute kidney injury [J]. Am J Transplant，2009，9（2）：367-373.

[8] Zuckerman JM，Singh RP，Farney AC，et al. Single center experience transplanting kidneys from deceased donors with terminal acute renal failure [J]. Surgery，2009，146（4）：686-694.

[9] Farney AC，Rogers J，Orlando G，et al. Evolving experience using kidneys from deceased donors with terminal acute kidney injury [J]. J Am Coll Surg，2013，216（4）：645-655.

[10] Morgan C，Martin A，Shapiro R，et al. Outcomes after transplantation of deceased-donor kidneys with rising serum creatinine [J]. Am J Transplant，2007，7（5）：1288-1292.

[11] Joshi S，Ayyathurai R，Eldefrawy A，et al. Rhabdomyolysis with acute kidney injury in deceased donors is not a contraindication for kidney donation [J]. Int Urol Nephrol，2012，44（4）：1107-1111.

[12] Mekeel KL, Moss AA, Mulligan DC, et al. Deceased donor kidney transplantation from donors with acute renal failure due to rhabdomyolysis [J]. Am J Transplant, 2009, 9 (7): 1666–1670.

[13] Navarro AP, Sohrabi S, Wilson C, et al. Renal transplants from category Ⅲ non–heart–beating donors with evidence of pre–arrest acute renal failure [J]. Transplant Proc, 2006, 38 (8): 2635–2636.

[14] Tesi RJ, Elkhammas EA, Davies EA, et al. Pulsatile kidney perfusion for evaluation of high–risk kidney donors safely expands the donor pool [J]. Clin Transplant, 1994, 8 (2 Pt 1): 134–138.

[15] Matsuno N, Konno YN, Jyojima Y, et al. Machine perfusion preservation for kidney grafts with a high creatinine from uncontrolled donation after cardiac death [J]. Transplant Proc, 2010, 42 (1): 155–158.

[16] Matsuno N, Sakurai E, Uchiyama M, et al. Role of machine perfusion preservation in kidney transplantation from non–heartbeating donors [J]. Clin Transplant, 1998, 12 (1): 1–4.

[17] Polyak MM, Arrington BO, Stubenbord WT, et al. The influence of pulsatile preservation on renal transplantation in the 1990s [J]. Transplantation, 2000, 69 (2): 249–258.

[18] Polyak MM, Arrington BO, Stubenbord WT, et al. Prostaglandin E_1 influences pulsatile preservation characteristics and early graft function in expanded criteria donor kidneys [J]. J Surg Res, 1999, 85 (1): 17–25.

[19] Stratta RJ, Moore PS, Farney AC, et al. Influence of pulsatile perfusion preservation on outcomes in kidney transplantation from expanded criteria donors [J]. J Am Coll Surg, 2007, 204 (5): 873–882.

第十章
小儿DCD供者的评估和应用

随着我国DCD工作的广泛开展，小儿器官捐献案例逐渐增多。小儿供体尚处在生长发育期，多无重大基础疾病及慢性疾病，器官功能良好。婴儿出生后其肾单位数量（肾小球数量）即已经固定，在40万～120万[1]。人体的肾小球数量主要与胎儿的发育程度有关，肾小球数量与出生时体重成正相关，早产儿、低体重婴儿的肾小球数量偏少[1]。相对于成人供体，小儿供体肾脏尚未发育成熟，肾脏体积偏小，血管纤细脆弱，低龄低体重（年龄<3岁，体重<15kg）供体单个肾脏的体积可能无法满足正常成人的需求，术后容易发生超滤过肾损伤（hyperfiltration-induced renal injury）。小儿供体肾移植在手术方式选择、手术技术和术后处理等方面都有其特殊的地方。

一、小儿供肾的使用方法

对于小儿供肾移植，基本观点是供者体重<15kg或年龄<5岁，应行双肾整块移植（en bloc kidney transplantation，EBKT）[2-4]。美国器官分配系统（United Network for Organ Sharing，UNOS）数据分析表明，年龄≤5岁供体肾移植存活率明显比成人供体差，其主要的原因被认为是移植肾血栓形成发生率高和肾体积不足引起的超滤过损伤[5]。对于年龄≤5岁供体，双肾整块移植与单肾移植比较，可提高移植肾1年存活率[5]。对于体重<15kg的供体，双肾整块移植可以减轻技术困难和减少并发症[6]。

最近的研究证实，体重>10kg供体肾脏可安全地行单独肾移植（solitary kidney transplantation，SKT），且效果良好。Balachandran等[7]报道了27例年龄≤5岁小儿供体SKT效果，发现2年人/肾存活率和移植肾肾小球滤过率（glomerular filtration rate，GFR）与标准尸体供肾比较均无显著差异；进一步将供体分层发现，体重≤10kg供体和体重>10kg供体比较，术后2年GFR、急性排斥反应发生率和移植肾失功发生率无显著差异，但是移植肾功能延迟恢复发生率明显升高。该作者认为可将体重≤10kg供体肾脏安全地单独移植给标准成人受者（体重>60kg），但是Sureshkumar等[8-9]对此有不同的观点。Sureshkumar通过对美国器官获取和移植网络（Organ Procurement and Transplantation Network，OPTN）8 086例小儿供体（0～9岁）肾移植资料的分析，发现体重>10kg供体SKT效果优于老年供体（≥60岁），但是体重≤10kg供体SKT移植物失功的风险高于老年供体；同时也发现，不管供体体重如何，EBKT效果优于SKT，而体重≤10kg供体EBKT与体重10～20kg供体SKT移植肾存活率无显著差异。Sureshkumar认为将体重≤10kg供体双肾劈开单独移植仍须谨慎，体重10kg以下供体仍建议行整块移植。同样来自美国移植受者科学注册系统（Scientific Registry of Transplant Recipients，SRTR）的数据也证实，对于体重<21kg的小儿供体，EBKT的1年、5年和10年肾存活率高于单肾移植[10-11]。使用SRTR的数据，Kayler等[12]也发现体重10～35kg供体的SKT移植肾存活与非理想标准供体（standard criteria donor，SCD）类似（扩大标准供体以外的其他供体统称为SCD；理想SCD指18～39岁，无其他危险因素）；从节约资源的角度考虑，与EBKT比较，10～35kg供体SKT可以获得更长的累积移植肾存活时间。Laurence等[13]也认为体重>10kg供者肾脏应尽量行单独移植。目前的证据证实小儿肾脏移植给成人后，并不会出现明显的超滤过损伤，早期急性排斥也不会升高[7，14-15]。

早期对于2岁以下小儿供体的肾脏移植基本持否定态度[16-17]。但是由于供体资源的稀缺，近年来有关使用2岁以下小儿供肾的报道逐渐增多。婴儿供肾EBKT后可以迅速长大。与移植术后1～3个月比较，术后3～6个月和6个月以上，移植肾体积可分别增大至原来的2倍和3倍，而GFR可分别增加至原来的4倍和5倍[18]。Borboroglu等认为[15]，对于年龄≤2岁的供体，只要供体体重≥14kg且肾脏长度≥6cm，双肾就可以分开行SKT，其术后1年GFR可达（51.4 ± 26.2）mL/min。

有关DCD供肾EBKT报道很少，Farid等[3]和Ghazanfar等[19]分别报道了1例2岁和19个月小儿DCD供体的EBKT。目前本中心对于体重≥15kg的小儿供体，一般行双肾分开移植；体重<10kg的小儿供体，一般行双肾整块移植；供体体重10～15kg时，则根据受体的具体情况决定，有合适的小儿受体或低体重的成年女性受体（体重<40kg）时，则行双肾分开移植，无上述合适受体时则行双肾整块移植。根据笔者遇到的捐献案例，目前3岁男性小儿的体重一般为14kg左右，3岁以上的供体一般可以行双肾分开移植。

二、小儿供肾受体的选择

小儿供肾应尽量选择以下受体：

（1）未致敏受体。因小儿供肾发育不完全，免疫损伤导致的后果可能更加严重；肾脏体积过小，术后穿刺活检不便。

（2）低体重受体。受者体重指数应<30 kg/m^2。小儿供肾血管短，输尿管短，体积小，受体肥胖可以导致手术困难和超滤过损伤。

（3）血压控制良好的受体。难以控制的高血压是双肾整块移植的相对禁忌证。正常小儿的血压较低（3岁小儿血压一般为90/45 mmHg），受体血压过高可导致超滤过损伤。理想受体的血压是<130/85 mmHg，使用药物控制血压或未用降压药物。

（4）小儿受体。理论上讲，小儿受体是小儿供肾的理想受体，但是由于受体血管管径亦较细，更易发生肾动脉血栓形成。

三、小儿供肾移植的手术技术

小儿供肾分开移植时，手术方法与成人供体肾移植完全相同，供肾血管带的腹主动脉片或下腔静脉片应尽量大，预防吻合口狭窄。

EBKT时，供肾修整是最重要的部分。剥离多余的脂肪组织，游离出下腔静脉、双侧肾静脉、腹主动脉和双侧肾动脉，双肾通过肾动脉、肾静脉与腹主动脉和下腔静脉相连（图10-1）。腹主动脉和下腔静脉的近心端予缝合关闭，远心端留作吻合用。由于肾动脉血管壁纤细脆弱，不必把肾动脉周围组织剥离干净，可保留肾动脉周围组织，将可能出血的组织结扎即可。过分剥离肾动脉可造成损伤，移植术中，肾动脉失去周围组织的支持和保护，容易发生扭转或成角，导致肾动脉血栓形成。由于同时切取肝脏，双肾获得的下腔静脉和腹主动脉长度可能不足，关闭下腔静脉和腹主动脉近心端时应注意不要引起肾动脉入口或肾静脉出口狭窄，必要时采用胸主动脉片修补关闭腹主动脉近心端，或者采用上腔静脉片修补关闭下腔静脉近心端。如果供体腹主动脉远端直径过细，与受体髂外动脉吻合可能造成狭窄，可采用供体胸主动脉替代部分腹主动脉，以扩大吻合口直径。供肾植入时，供体下腔静脉和主动脉分别与受体髂外静脉和髂外动脉吻合（图10-2）。双肾再灌注后，双肾输尿管合并成一个开口与膀胱吻合，或分别与膀胱吻合。笔者建议双侧输尿管分别与膀胱吻合，如果发生泌尿系并发症，更容易处理（图10-3）。

婴儿输尿管细小，与膀胱吻合困难，在受者因无尿而膀胱缩小时困难尤其明显。已有多个作者[20-23]报道采用带供体膀胱三角区的膀胱瓣，直接与受者膀胱吻合，可以简化操作，避免输尿管梗阻和反流的发生；膀胱瓣可以从双侧输尿管获得足够的血液供应。

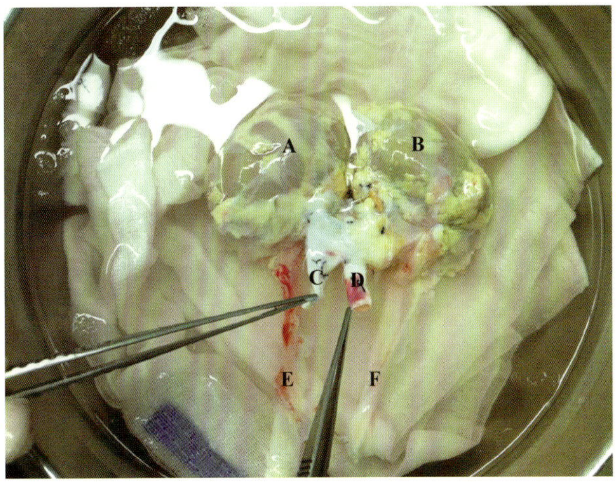

图10-1　供肾修整后
A.右肾；B.左肾；C.下腔静脉；D.腹主动脉；E.右侧输尿管；F.左侧输尿管

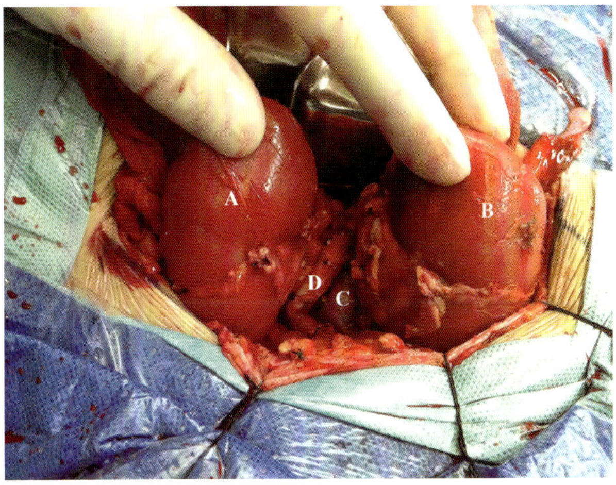

图10-2　供肾再灌注后
A.供体左肾；B.供体右肾；C.供体下腔静脉；D.供体腹主动脉

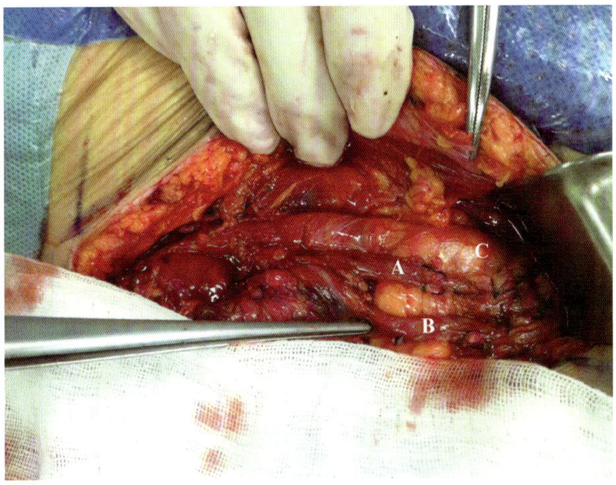

图10-3　供肾输尿管分别与受体膀胱吻合
A.供体左肾输尿管；B.供体右肾输尿管；C.受体膀胱

四、围手术期的处理

小儿DCD供体肾移植围手术期处理较一般肾移植复杂。由于小儿供肾尚未发育成熟，对内环境变化的耐受性差，围手术期处理需要更加谨慎，避免内环境及血流动力学过大的波动。肾脏开放血流后要注意维持血压稳定。小儿血压水平较低，小儿肾脏能耐受的血压也较低，尤其是3岁以下小儿的供肾。成人受体术前多有长期肾性高血压病史，术后血压过高会引起肾脏的高灌注损伤，影响移植肾功能恢复。术后应早期使用降压药物维持血压<130/85 mmHg，年龄越小的供体其受体血压控制应越严格。肾功能稳定后，应尽早加用血管紧张素转换酶抑制剂或血管紧张素Ⅱ受体拮抗剂，从理论上讲可以预防超滤过损伤。小儿DCD供肾移植受体早期尿液较多，呈现明显的多尿期。利尿剂使用可能引起电解质紊乱，小儿肾脏耐受性差，术后应尽量减少利尿剂的使用，避免大剂量应用。

小儿供肾的血管管径较细，肾脏及血管较脆嫩，在器官获取、修整以及移植手术过程中容易损伤肾脏血管内膜，术后移植肾动脉、静脉血栓形成的发生率较高。实施小儿供肾移植尤其是<3岁的幼儿供肾，移植术后应常规应用抗凝治疗。笔者常规采用的抗凝方法为：①术后立即开始静脉持续泵入常规肝素100 U/h，观察6h，如果切口引流量逐渐减少，将肝素量加至200～300U/h，维持国际标准化比值（international normalized ratio，INR）1.5～2.0，连续2～4天；②术后第2天开始口服华法林3mg/d，与肝素治疗重叠2天，调整剂量维持INR在2～3，持续2个月；③2个月后改用阿司匹林治疗，100mg/d，至术后6个月。

术后第1个月应该避免行移植肾穿刺活检，怀疑发生急性排斥反应时可行经验治疗。术后供肾可快速长大，一般在术后6周可接近正常肾脏大小，肾穿刺活检的风险降低。

五、小儿供肾移植的预后

小儿供肾EBKT的远期效果优于其他类型的供体。Sureshkumar等[24]比较了小儿供肾EBKT与活体肾移植的效果，发现两者5年存活率无显著差异，小儿整块移植肾GFR显著高于活体移植肾。Sharma等[25]的研究结果类似，发现小儿EBKT的5年肾存活率与活体肾移植类似，并发现体重≤10kg和体重11～15kg两组供肾1年移植肾功能无显著差异。Bhayana等[26]比较了EBKT、SKT、标准供体和扩大标准供体的肾移植效果，发现EBKT急性排斥反应发生率和移植肾功能延迟恢复发生率最低，血栓形成发生率和估算GFR最高，5年肾存活率与标准供体肾移植相似，但10年肾存活率高于标准供体肾移植；扩大标准供体移植肾的GFR和长期存活率最差；小儿供体EBKT和SKT移植肾的GFR在持续改善，而标准供体移植肾和扩大标准供体移植肾的GFR在不断下降。EBKT后由于供肾在1年内持续生长，GFR可以从术后1个月的（59±13）mL/min升高至术后1年的（88±41）mL/min，供-受者体重不匹配对移植肾远期功能没有影响[27]。

（袁小鹏）

参考文献

[1] Hughson M, Farris AB 3rd, Douglas-Denton R, et al. Glomerular number and size in autopsy kidneys: the relationship to birth weight [J]. Kidney Int, 2003, 63 (6): 2113-2122.

[2] Mohanka R, Basu A, Shapiro R, et al. Single versus en bloc kidney transplantation from pediatric donors less than or equal to 15 kg [J]. Transplantation, 2008, 86 (2): 264-268.

[3] Farid SG, Goldsmith PJ, Fisher J, et al. Successful outcome of paediatric en bloc kidney transplantation from the youngest donation-after-cardiac-death donor in the United Kingdom [J]. Transpl Int, 2009, 22 (7): 761-762.

[4] Lam VW, Laurence JM, Robertson P, et al. En bloc paediatric kidney transplant: is this the best use of a scarce resource? [J]. ANZ J Surg, 2009, 79 (1-2): 27-32.

[5] Bresnahan BA, McBride MA, Cherikh WS, et al. Risk factors for renal allograft survival from pediatric cadaver donors: an analysis of united network for organ sharing data [J]. Transplantation, 2001, 72 (2): 256-261.

[6] Nghiem DD. En bloc transplantation of kidneys from donors weighing less than 15 kg into adult recipients [J]. J Urol, 1991, 145 (1): 14-16.

[7] Balachandran VP, Aull MJ, Goris M, et al. Successful transplantation of single kidneys from pediatric donors weighing less than or equal to 10 kg into standard weight adult recipients [J]. Transplantation, 2010, 90 (5): 518-522.

[8] Sureshkumar KK, Marcus RJ. Expanding the donor pool: optimal utilization of pediatric donor kidneys [J]. Transplantation, 2011, 91 (8): 56-57.

[9] Sureshkumar KK, Patel AA, Arora S, et al. When is it reasonable to split pediatric en bloc kidneys for transplantation into two adults? [J]. Transplant Proc, 2010, 42 (9): 3521-3523.

[10] Kayler LK, Magliocca J, Fujita S, et al. Recovery factors affecting utilization of small pediatric donor kidneys [J]. Am J Transplant, 2009, 9 (1): 210-216.

[11] Pelletier SJ, Guidinger MK, Merion RM, et al. Recovery and utilization of deceased donor kidneys from small pediatric donors [J]. Am J Transplant, 2006, 6 (7): 1646-1652.

[12] Kayler LK, Magliocca J, Kim RD, et al. Single kidney transplantation from young pediatric donors in the United States [J]. Am J Transplant, 2009, 9 (12): 2745-2751.

[13] Laurence JM, Sandroussi C, Lam VW, et al. Utilization of small pediatric donor kidneys: a decision analysis [J]. Transplantation, 2011, 91 (10): 1110-1113.

[14] Foss A, Gunther A, Line PD, et al. Long-term clinical outcome of paediatric kidneys transplanted to adults [J]. Nephrol Dial Transplant, 2008, 23 (2): 726-729.

[15] Borboroglu PG, Foster CE, 3rd, Philosophe B, et al. Solitary renal allografts from pediatric cadaver donors less than 2 years of age transplanted into adult recipients [J]. Transplantation, 2004, 77 (5): 698-702.

[16] Ruder H, Schaefer F, Gretz N, et al. Donor kidneys of infants and very young children are unacceptable for transplantation [J]. Lancet, 1989, 2 (8655): 168.

[17] Fine RN. Renal transplantation of the infant and young child and the use of pediatric cadaver kidneys for transplantation in pediatric and adult recipients [J]. Am J Kidney Dis, 1988, 12 (1): 1–10.

[18] Nghiem DD, Hsia S, Schlosser JD. Growth and function of en bloc infant kidney transplants: a preliminary study [J]. J Urol, 1995, 153 (2): 326–329.

[19] Ghazanfar A, Forgacs B, Campbell B, et al. Successful en bloc renal transplant from a 19–month–old nonheart–beating donor into an adult recipient: case report [J]. Exp Clin Transplant, 2011, 9 (1): 60–62.

[20] Flechner SM, Saad IR, Tiong HY, et al. Use of the donor bladder trigone to facilitate pediatric en bloc kidney transplantation [J]. Pediatr Transplant, 2011, 15 (1): 53–57.

[21] Kato T, Selvaggi G, Burke G, et al. Partial bladder transplantation with en bloc kidney transplant–the first case report of a 'bladder patch technique' in a human [J]. Am J Transplant, 2008, 8 (5): 1060–1063.

[22] Dogan M, Tugmen C, Kebapci E, et al. En–bloc pediatric kidney transplantation together with a partial bladder segment: a case report [J]. Pediatr Nephrol, 2011, 26 (5): 805–807.

[23] Ciancio G, Kato T, Chen L, et al. Transplantation of en bloc pediatric kidneys with a partial bladder segment in an adult recipient [J]. Transpl Int, 2009, 22 (3): 350–353.

[24] Sureshkumar KK, Reddy CS, Nghiem DD, et al. Superiority of pediatric en bloc renal allografts over living donor kidneys: a long–term functional study [J]. Transplantation, 2006, 82 (3): 348–353.

[25] Sharma A, Fisher RA, Cotterell AH, et al. En bloc kidney transplantation from pediatric donors: comparable outcomes with living donor kidney transplantation [J]. Transplantation, 2011, 92 (5): 564–569.

[26] Bhayana S, Kuo YF, Madan P, et al. Pediatric en bloc kidney transplantation to adult recipients: more than suboptimal? [J]. Transplantation, 2010, 90 (3): 248–254.

[27] Halldorson JB, Bakthavatsalam R, Salvalaggio PR, et al. Donor–recipient size matching influences early but not late graft function after pediatric en–bloc kidney transplantation [J]. Transplantation, 2010, 89 (2): 208–214.

第十一章
扩大标准供体的评估和应用

一、定义

2002年10月31日，美国器官获取和移植网络/美国器官分配系统（Organ Procurement and Transplantation Network / United Network for Organ Sharing，OPTN/UNOS）指导委员会宣布采用新的扩大标准供体（expanded criteria donor，ECD）分配政策。ECD定义由年龄和其他3个被移植受者科学登记系统（Scientific Registry of Transplant Recipients，SRTR）数据分析证实的高危因素（死亡原因为脑血管疾病、血肌酐<133 μmol/L和高血压病史）构成。ECD即与理想供体（年龄10～39岁，无高血压病史，死亡原因为非脑血管疾病，捐献前血肌酐>133 μmol/L）比较，移植肾失功相对危险>1.7的供体，其定义为[1]：

（1）年龄>60岁。

（2）年龄50～59岁，且符合下列3项中的2项：①死亡原因为脑血管疾病；②血肌酐>133 μmol/L；③有高血压。

标准供体（standard criteria donor，SCD）一般指脑死亡供体中ECD以外的供体。与脑死亡器官捐献（donation after brain death，DBD）对应，DCD也包括SCD和ECD。1996年美国ECD供体为14.1%，2005年为16.9%[2]。

二、ECD供肾的使用标准

尽管ECD供体肾移植比例有逐年增加的趋势，但是ECD供肾丢弃的比例并没有太大的变化。2005年美国ECD供肾丢弃的比例约为40%[3]，其中一些肾脏的丢弃可能没有必要。Dahmane等[4]报道了170例至少被两个移植中心拒绝的ECD供肾移植的结果，并与首次分配即被接受的170例ECD供肾移植结果比较，发现前者移植肾功能延迟恢复（delayed graft function，DGF）发生率更高（63% vs. 32%），移植肾原发性无功能发生率也更高（7.7% vs. 1.8%），术后5年肌酐清除率也更低（33.3 mL/min vs. 48.5 mL/min）；但是两组5年人、肾存活率均无显著差异，提示使用这些ECD供肾是正确的。

如何从ECD供肾中选择出适合移植的肾脏至今尚无统一意见。常用判断依据包括：①肌酐清除率/肾小球滤过率（glomerular filtration rate，GFR）；②病理评分；③肾小球硬化比例；④供肾机器灌注参数。

根据ECD供体肌酐清除率（或GFR）的高低决定供肾的使用方法是常用的方式，简单易行。肌酐清除率一般按Cockcroft–Gault公式计算。临床应用时，供体GFR＞60～70 mL/min可行单肾移植，GFR在30～70 mL/min可行双肾移植，GFR＜30～50 mL/min丢弃供肾。从表11–1的数据可以看出，对ECD供肾行单肾移植的供体GFR要求逐渐降低（从70 mL/min降至60 mL/min），丢弃供肾的标准越来越严格（从50 mL/min降至30 m L /min）[5-7]。

表11–1 根据供体GFR判断ECD供肾的使用方式

作者	时间	GFR（mL/min）		
		单肾移植	双肾移植	丢弃肾脏
Stratta等[5]	2004年	＞70	50～70	＜50
Stratta等[6]	2006年	＞65	40～65	＜40
Snanoudj等[7]	2009年	＞60	30～60	＜30

Remuzzi评分是判断供肾慢性病变的常用标准[8]，该评分根据肾小球硬化比例、肾小管萎缩面积、间质纤维化面积和小动脉内膜增厚程度综合评分，总分0～12分，具体评分标准见第六章。根据Remuzzi评分可以确定是否使用供肾及如何使用供肾，是单肾移植还是双肾移植。判断标准为：①0～3分行单肾移植；②4～6分行双肾移植；③7～12分丢弃肾脏。

肾小球硬化比例也是常用的判断供肾使用方式的指标（图11–1）。一般认为：肾小球硬化比例＜15%时应行单肾移植，硬化比例15%～50%行双肾移植，硬化比例＞50%应丢弃供肾。Escofet等[9]报道与肾小球硬化比例＞20%供肾比较，无肾小球硬化供肾术后1年GFR更高，肾功能减退速

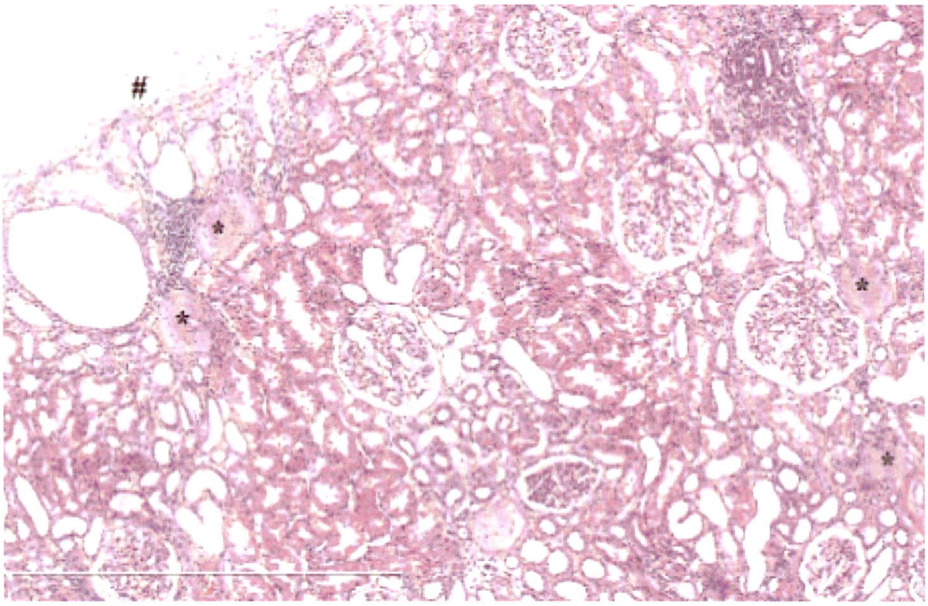

图11–1 扩大标准供体供肾植入前活检（楔形切除）显示肾包膜下多个硬化肾小球
#肾纤维囊，*硬化的肾小球

度更慢。10%肾小球硬化可以降低术后4年移植肾GFR 8 mL/（min·1.73m^2），其影响程度与急性排斥反应或供体年龄增加30岁类似。无肾小球硬化供肾5年移植肾存活率为80%，肾小球硬化比例>20%供肾5年移植肾存活率为35%。有3个来自SRTR数据的研究分析了供肾活检判断预后的价值。Edwards等[10]报道了3 444例供肾活检，发现肾小球硬化比例与移植肾失功没有相关性；但是无论是在肾小球硬化比例≤20%的供肾，还是在肾小球硬化比例>20%的供肾，来自肌酐清除率>80 mL/min供体的肾脏其受体血肌酐更低。在第2个报告中，Cicciarelli等[11]报道肾小球硬化比例与DGF、移植肾原发性无功能和移植肾存活率有相关性。最后一个报道中，Sung等[12]发现，肾小球硬化比例在0～5%的供肾与肾小球硬化比例>5%的供肾比较，术后1年肌酐清除率更高，但是肾小球硬化比例与移植肾存活率也没有相关性。

三、ECD供肾的变异性

ECD概念的提出，有助于定义移植物存活率降低的部分供肾，对于愿意接受这部分器官的受体，通过分配政策的调整，可以缩短等待时间，降低供肾被丢弃的比例。但是ECD定义中移植肾失功危险>1.7可能给人所有供肾有相同失功危险的错误印象[1]。其实在SRTR的ECD定义中，与SCD比较，ECD移植肾失功相对危险在1.75～2.69，可见ECD定义所包含的所有供肾中，质量差异较大。单纯用ECD的概念并不能对所有肾脏质量作详细的分类。如需作更准确的分类，可采用Nyberg评分、Rao肾供体危险指数或Scold供体危险评分（见第五章）。

Schold等[13]根据对美国SRTR 1996—2002年的肾移植登记数据分析，提出根据供者特点、供-受体匹配程度及冷缺血时间等参数累积评分的供体危险评分（donor risk score），根据不同的评分将供肾分成Ⅰ～Ⅴ级，级别越高，移植肾存活时间越短，Ⅰ级肾脏的半数存活时间为10.7年，Ⅴ级肾脏的半数存活时间为4.5年。其中9.7%的SCD肾脏属于Ⅳ～Ⅴ级，与之对应的是，86%的ECD肾脏属于Ⅳ～Ⅴ级。

四、ECD供肾受者的人/肾存活率

少数单中心观察性研究报道ECD供肾移植术后的人/肾存活率与SCD相似，但是美国SRTR数据和欧洲多中心数据并不支持这些结果。绝大多数单中心研究、所有多中心研究和登记数据均报道ECD肾移植术后人/肾存活率低于SCD[2]。由于影响因素众多且变异性很大，对ECD移植肾存活率的分析困难很大。

在2007年的SRTR报告中[14]，分析了2002年11月（ECD政策实施时间）开始等待供肾的患者在2005年11月接受肾移植的可能性。列入愿意接受ECD供肾名单的患者与未列入ECD名单的患者比较，接受肾移植的可能性增加41%。然而，列入ECD等待名单患者仅30.1%接受ECD供肾。列入ECD等待名单的患者中，与接受非ECD供肾比较，接受ECD供肾受者移植肾失功风险增加77%；接受非ECD供肾受者校正的移植肾1年存活率为90.4%，接受ECD供肾受者校正的移植肾1年存活率为83.6%。

年龄是定义ECD概念中最重要的因素。有些研究评估了定义ECD概念的其他危险因素对移植肾存活的影响，死于脑血管疾病与更差的移植肾存活率[1, 15-17]和更高的慢性移植性肾病发生率有关[18]，长时间的高血压也与受体更高的血肌酐水平和更低的移植肾存活率有关[1, 17, 19-20]。

尽管与非ECD供肾比较ECD供肾受者存活率更差，但是与仍在接受透析治疗的患者比较，ECD供肾移植受者的预期寿命显著延长。Ojo等[20]2001年发表了一个里程碑式的研究报告，发现边缘供体（定义为老年供体，合并高血压或糖尿病的供体及冷缺血时间过长的供体）供肾移植受者的存活时间比透析患者的存活时间长5年。2002年后采用了ECD概念替代了“边缘供体”概念。Merion等[21]比较了接受ECD供肾患者与留在透析名单等待SCD供肾患者存活率的差异，结果发现，由于接受ECD供肾移植围手术期死亡率过高，ECD供肾受者存活率低于等待SCD供肾患者，直到术后3.5年两者存活率相等。也就是说，要过3.5年才能证实接受ECD供肾移植的正当性。具有ECD肾移植存活优势的患者亚群包括：40岁以上患者、未致敏的高血压患者、糖尿病患者和等待时间过长（>4年）的患者。

尽管与透析治疗比较，接受ECD肾移植具有明显的存活优势，但在高危患者中，其存活率仍然受限。Kauffman等[22]报道在年龄≥60岁的患者中，接受ECD供肾的受者1年死亡率显著高于接受SCD供肾的受者（14.4% vs. 9.1%）。年龄≥60岁的患者接受ECD供肾时受者存活率特别不理想。

五、DCD-ECD供肾

在一些国家中，DCD-ECD供体比例在逐渐增加。来自日本的报告中，DCD-ECD的移植肾存活率低于DCD-SCD[23-24]。然而，来自荷兰的报告中，年龄>60岁的DCD供肾与年龄<60岁的DCD供肾比较，原发性无功能、DGF发生率和人/肾存活率均无显著差异[25]。美国登记数据也发现DCD-ECD与DCD-非ECD移植肾5年存活率无显著差异[26]。

Singh等[27]分析了SRTR 2000—2009年10年间的肾移植数据，总肾移植例数为67 816例，其中DCD-ECD 562例，发现ECD状态并没有显著升高DCD供肾的失功风险。在非ECD供肾，DCD与非DCD肾脏比较，发生移植肾原发性无功能的比值比为1.41；而在ECD供肾，DCD与非DCD肾脏比较，发生移植肾原发性无功能的比值比为2.02（P= 0.24）。对DGF的影响类似：在非ECD供肾，DCD与非DCD肾脏比较，发生DGF的比值比为2.36；而在ECD供肾，发生DGF的比值比为2.70（P= 0.17）。对移植肾失功的影响也类似：在非ECD供肾，DCD与非DCD肾脏比较，发生移植肾失功的比值比为1.07；而在ECD供肾，发生移植肾失功的比值比为1.21（P= 0.14）。

六、ECD供肾的机器灌注保存

供肾机器灌注保存可能可以改善ECD供肾的预后。美国ECD供肾中，应用机器灌注保存的比例在增加（2000年为12.7%，2003年为28.4%）。机器灌注保存的应用增加了ECD肾脏的最后使用，降低了DGF的发生率，但是对2年和3年受者人/肾存活率无显著影响[28-30]。

由于ECD供肾存在慢性病变的可能性增加，对ECD-DCD供肾灌注参数的要求应该更加严格。

对于DCD-非ECD供肾，本中心接受阻力<0.5 mmHg/（mL · min）的供肾行单肾移植。但是对于DCD-ECD供肾，阻力应该<0.4 mmHg/（mL · min）；阻力在0.4 ~ 0.5 mmHg/（mL · min），应该结合活检结果判断，或行双肾移植[31]。

七、ECD供肾的受者选择

由于ECD供肾长期存活率不佳，选择合适的受体很关键。2004年，美国19%等待肾移植的患者为移植肾失功患者[32]。与透析比较，再次肾移植可以改善患者的存活率[33]。Sellers等[34]2004年首次提出ECD供肾不是再次移植患者的合适供体。随后，来自SRTR的报告证实了这种担心[35]，在这个研究中，共纳入9 641例等待再次移植患者，2 908例行再次移植。292例接受ECD供肾，其受者存活率与继续留在透析名单上的患者近似；接受SCD供肾再次移植的患者死亡率降低56%；这些结果提示等待再次移植的患者并不能从ECD肾移植中获益。美国SRTR资料显示2005年81%的ECD受者年龄≥50岁，1996年该比例为55%[36]。绝大多数年龄≥60岁的患者被列入等待ECD供肾名单[14]。已经有许多来自欧洲和美国的单中心和多中心研究证实了高龄患者接受ECD供肾可以获得良好的移植肾存活，因为受者存活是移植肾存活的主要影响因素。

根据现有文献，在排除再次移植受者后，ECD供肾受者的主要选择标准是年龄>40岁[37]。在年龄>40岁的患者中，等待SCD供肾移植的益处被等待期间的透析治疗抵消了。受者的年龄上限似乎没有限制，年龄>70岁[38]，甚至是年龄>75岁[39]的受者接受ECD肾移植都可以获得与透析治疗比较更低的死亡率。这些益处在合并高血压和糖尿病的老年受者中也存在[38]。

除少数研究外，多数研究认为年轻受者接受ECD肾移植后近期和远期效果不佳。有3个来自SRTR数据的研究支持年轻受者应该等待SCD供肾，避免行ECD供肾移植。第1个研究发现，供-受者年龄比>1.1（供者年龄>55岁与受者年龄≤50岁）时，受者移植肾失功发生率升高3倍[40]。第2个研究中，1990—2002年间，美国74 998例肾移植中有16.4%是年轻供肾给年老受体（供体15 ~ 50岁，受体>60岁），73.6%是年龄>50岁供体肾脏植入年龄>60岁受体中，年轻供肾的肾存活率超过了年老受体的人存活率。在将年轻肾脏植入年老受体时，估计有27 500移植物存活年（graft-year）丢失[39]。第3个研究中，Schold等[37]发现，18 ~ 39岁受体在透析治疗4年后接受SCD供肾移植的预期寿命比透析治疗2年后接受ECD供肾移植的预期寿命更长（26.4年 vs. 17.6年）；但是年龄>65岁患者在这两种情况下的预期寿命分别为5.6年和5.3年。移植医生倾向于接受这种概念，因为在ECD政策实施后，更少的年轻患者接受了ECD供肾：18 ~ 39岁的ECD供肾受体从13.3%降至7.5%，40 ~ 49岁的ECD供肾受体从18.4%降至13.6%[14]。

与透析治疗相比，糖尿病受体可以从ECD肾移植中获益。18 ~ 39岁的糖尿病患者在透析治疗2年后接受ECD肾移植的预期寿命与透析治疗4年后接受SCD肾移植相似（9.6年 vs. 9.0年）[37]。在美国，糖尿病患者更容易被列入ECD供肾等待名单中（校正的比值比为1.35）[14]。与此相反，非糖尿病患者在等待时间<4年时，一般等待非ECD供肾[21]。等待供肾时间过长的受体也可以从ECD肾移植中获益。考虑到各个地区等待供肾的时间差异巨大，不同中心采用ECD供肾的标准不同。等待时间短、器官捐献积极的地区可能会建议使用ECD供肾时更加谨慎，而等待时间长的中心可能对

ECD器官的获取和应用更加积极。然而SRTR的资料显示，等待时间长的患者更不容易被列入ECD供肾等待名单中[14]。与等待时间中等（700～1 500天）和较长（>1 500天）的区域比较，在等待时间短（<700天）的供体服务区域中，列入等待ECD供肾名单的受体比例最高[14]。在器官捐献最积极的区域，包括使用ECD和DCD供肾积极的区域，等待供肾的时间最短。因此评价等待时间较长的供体服务区域内ECD肾移植的真实效果很难，这些区域内列入ECD供肾等待名单的受体比例很低。

总之，糖尿病受者、老年受者和等待时间过长的受者最可能从ECD肾移植中获益。Pascual等[2]提出的ECD供肾受者的选择方法见图11-2。在这些受者中，移植肾失功的主要原因是受体带功能死亡，因此术前受体的心血管评估很重要。60岁或以上受体接受ECD供肾移植术后1年死亡率为14.4%，任何的合并症都会增加死亡率。存在合并症的ECD供肾移植老年受体中，其死亡率高于存在类似合并症的老年透析患者[22]。国内自2013年10月开始实行捐献器官的网络分配，基本上还停留在各个器官获取组织内部使用器官的情况，因此各个中心一般自行决定ECD器官的使用。本中心ECD供肾的使用比较谨慎，优先选择老年受者、糖尿病受者和低体重的女性受者。

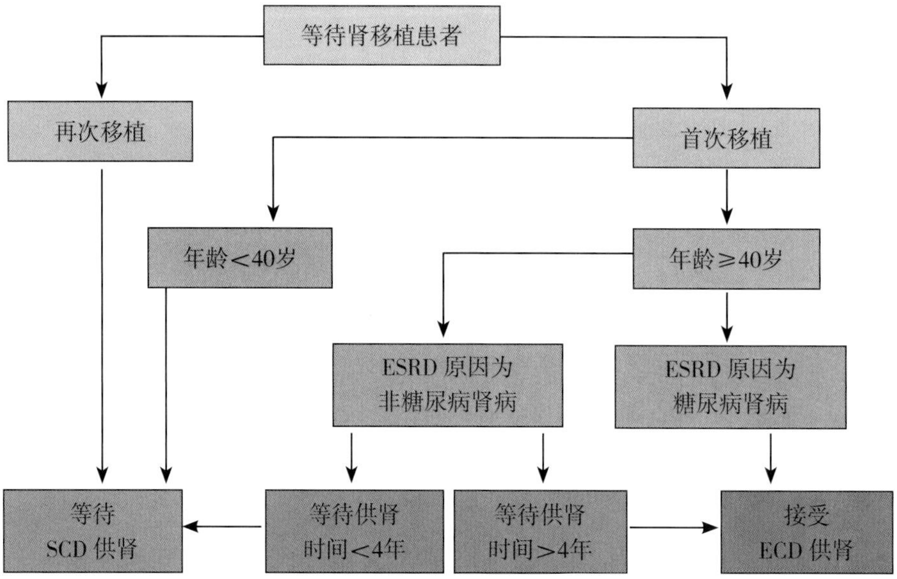

图11-2 ECD供肾的受者选择方法[2]

八、ECD供肾的术后并发症

与SCD肾移植比较，ECD肾移植术后DGF发生率显著升高。DGF与移植肾长期存活率降低有关，尤其是老年供肾。有些中心报道在实施ECD政策后，可以缩短冷缺血时间，降低DGF发生率[41]。但是来自登记数据的资料显示这种改善并不明显：美国ECD政策实施前ECD供肾DGF发生率为35.6%（2001—2002年），实施后（2003—2004年）DGF发生率为34.1%（P= 0.33）[42]。老年受者接受ECD肾移植，如果术后发生DGF，受者1年死亡率升高1倍（16% vs. 8%）[43]。

接受ECD肾移植最多的为老年受体，后者术后感染并发症发生率升高，急性排斥反应发生率降低，因此，老年受体应将免疫抑制药物逐步减量并最小化。加强受者筛选和免疫抑制药物的个体化可以降低发生感染和排斥的风险。有报道ECD肾移植术后泌尿系并发症增加，但是未对移植肾存活造成影响[44]。

九、ECD供肾的免疫抑制方案

由于移植肾功能较差，对钙神经素抑制剂（calcineurin inhibitor，CNI）毒性敏感性增加、感染、心血管疾病和肿瘤的发生率增加，ECD供肾的老年受者需要特殊的免疫抑制方案。ECD肾移植处理方案的基础是肾单位保护策略，包括尽量缩短冷缺血时间、采用脉冲式机器灌注保存供肾、采用肾毒性最小化的免疫抑制方案和足够的感染预防措施。肾移植术后早期急性排斥反应常发生在DGF期间，对移植肾的存活和功能都会有不良影响，因而术后保持足够的免疫抑制水平很重要。由于所有无激素免疫抑制方案的临床试验都是在SCD供肾中实施，其在ECD肾移植中的效果未得到证实。

目前的研究集中在是否使用CNI上。由于CNI明确的肾毒性，而ECD肾脏已经存在结构损伤，CNI的使用影响移植肾的短期和长期存活。减少CNI毒性的方案有两个：一个是推迟CNI的使用，直到移植肾功能恢复到一定程度；另一个是彻底不用CNI。一些非随机对照的临床试验探讨了在ECD肾移植时延迟使用CNI的效果，受体采用IL-2受体单克隆抗体或抗胸腺细胞球蛋白（antithymocyte globulin，ATG）诱导治疗，急性排斥反应发生率在6%～23%，DGF发生率在31%～54%，人/肾存活率与报道的SCD肾移植近似[45-46]。Stratta等[6]报道的一组长期效果最佳，共101例ECD肾移植，免疫抑制治疗采用ATG或抗CD52单克隆抗体诱导治疗、吗替麦考酚酯（mycophenolate mofetil，MMF）和激素，血肌酐降至4 mg/dL以下时开始使用中等剂量的他克莫司（12h谷值浓度，年轻受体10～12 ng/mL，老年受体6～8 ng/mL），4年人/肾存活率分别为93%和74%。

有些报告探讨了无CNI方案在ECD肾移植中的应用。在采用ATG诱导治疗、MMF和激素的免疫抑制方案中，急性排斥反应发生率为24%～26%，DGF发生率为30%，5年移植肾实际存活率为65%～70%[47-48]。有些小型的非随机对照研究评估了MMF和西罗莫司联合应用在ECD肾移植中的效果。Diekmann等[49]比较了西罗莫司+MMF+激素方案与MMF+激素方案在老年供肾移植中的效果，发现西罗莫司方案效果良好，但是受体尿蛋白显著加重。Cruzado等[50]比较了ATG+西罗莫司+MMF+激素方案与环孢素A+MMF+激素方案在ECD供肾双肾移植中的效果，发现西罗莫司组在急性排斥反应发生率、移植肾功能和移植肾1年和3年存活率等方面并无任何优势。在目前有关无CNI免疫抑制方案的最大宗病例报告中，来自美国的登记资料显示[51]，西罗莫司+MMF方案术后6个月内急性排斥反应发生率显著升高（16.0%，其他方案为11.2%，$P<0.001$），总体移植肾存活率显著降低，移植肾失功的校正风险比值是他克莫司+MMF方案的2倍。在ECD肾移植时，西罗莫司＋MMF方案与他克莫司＋MMF方案比较，移植肾失功的校正风险比值为2.1。

总之，现有的证据支持采用IL-2受体单克隆抗体诱导治疗，MMF、激素和中等剂量的他克莫司可能是ECD肾移植最佳的免疫抑制治疗方案[52]。

（袁小鹏）

参考文献

[1] Port FK, Bragg-Gresham JL, Metzger RA, et al. Donor characteristics associated with reduced graft survival: an approach to expanding the pool of kidney donors [J]. Transplantation, 2002, 74 (9): 1281-1286.

[2] Pascual J, Zamora J, Pirsch JD. A systematic review of kidney transplantation from expanded criteria donors [J]. Am J Kidney Dis, 2008, 52 (3): 553-586.

[3] Sung RS, Christensen LL, Leichtman AB, et al. Determinants of discard of expanded criteria donor kidneys: impact of biopsy and machine perfusion [J]. Am J Transplant, 2008, 8 (4): 783-792.

[4] Dahmane D, Audard V, Hiesse C, et al. Retrospective follow-up of transplantation of kidneys from 'marginal' donors [J]. Kidney Int, 2006, 69 (3): 546-552.

[5] Stratta RJ, Rohr MS, Sundberg AK, et al. Increased kidney transplantation utilizing expanded criteria deceased organ donors with results comparable to standard criteria donor transplant [J]. Ann Surg, 2004, 239 (5): 688-695.

[6] Stratta RJ, Rohr MS, Sundberg AK, et al. Intermediate-term outcomes with expanded criteria deceased donors in kidney transplantation: a spectrum or specter of quality? [J]. Ann Surg, 2006, 243 (5): 594-601.

[7] Snanoudj R, Rabant M, Timsit MO, et al. Donor-estimated GFR as an appropriate criterion for allocation of ECD kidneys into single or dual kidney transplantation [J]. Am J Transplant, 2009, 9 (11): 2542-2551.

[8] Remuzzi G, Grinyò J, Ruggenenti P, et al. Early experience with dual kidney transplantation in adults using expanded donor criteria. Double Kidney Transplant Group (DKG) [J]. J Am Soc Nephrol, 1999, 10 (12): 2591-2598.

[9] Escofet X, Osman H, Griffiths DF, et al. The presence of glomerular sclerosis at time zero has a significant impact on function after cadaveric renal transplantation [J]. Transplantation, 2003, 75 (3): 344-346.

[10] Edwards EB, Posner MP, Maluf DG, et al. Reasons for non-use of recovered kidneys: the effect of donor glomerulosclerosis and creatinine clearance on graft survival [J]. Transplantation, 2004, 77 (9): 1411-1415.

[11] Cicciarelli J, Cho Y, Mateo R, et al. Renal biopsy donor group: the influence of glomerulosclerosis on transplant outcomes [J]. Transplant Proc, 2005, 37 (2): 712-713.

[12] Sung RS, Christensen LL, Leichtman AB, et al. Determinants of discard of expanded criteria donor kidneys: impact of biopsy and machine perfusion [J]. Am J Transplant, 2008, 8 (4): 783-792.

[13] Schold JD, Kaplan B, Baliga RS, et al. The broad spectrum of quality in deceased donor kidneys [J]. Am J Transplant, 2005, 5 (4 Pt 1): 757-765.

[14] Sung RS, Guidinger MK, Leichtman AB, et al. Impact of the expanded criteria donor allocation system on candidates for and recipients of expanded criteria donor kidneys [J]. Transplantation, 2007, 84 (9): 1138-1144.

[15] Matas AJ, Gillingham K, Payne WD, et al. Should I accept this kidney? [J]. Clin Transplant, 2000, 14 (1): 90-95.

[16] Johnston O, O'Kelly P, Spencer S, et al. The impact of donor spontaneous intracranial haemorrhage vs. other donors on long-term renal graft and patient survival [J]. Clin Transplant, 2006, 20 (1): 91-95.

[17] Pessione F, Cohen S, Durand D, et al. Multivariate analysis of donor risk factors for graft survival in kidney transplantation [J]. Transplantation, 2003, 75 (3): 361-367.

[18] Lietz K, Lewandowski Z, Lao M, et al. Pretransplant and early posttransplant predictors of chronic allograft nephropathy in cadaveric kidney allograft--a single-center analysis of 1112 cases [J]. Transpl Int, 2004, 17 (2): 78-88.

[19] Carter JT, Lee CM, Weinstein RJ, et al. Evaluation of the older cadaveric kidney donor: the impact of donor hypertension and creatinine clearance on graft performance and survival [J]. Transplantation, 2000, 70 (5): 765-771.

[20] Ojo AO, Hanson JA, Meier-Kriesche H, et al. Survival in recipients of marginal cadaveric donor kidneys compared with other recipients and wait-listed transplant candidates [J]. J Am Soc Nephrol, 2001, 12 (3): 589-597.

[21] Merion RM, Ashby VB, Wolfe RA, et al. Deceased-donor characteristics and the survival benefit of kidney transplantation [J]. JAMA, 2005, 294 (21): 2726-2733.

[22] Kauffman HM, McBride MA, Cors CS, et al. Early mortality rates in older kidney recipients with comorbid risk factors [J]. Transplantation, 2007, 83 (4): 404-410.

[23] Mizutani K, Ono Y, Kinukawa T, et al. Use of marginal organs from non-heart-beating cadaveric kidney donors [J]. Transplantation, 2001, 72 (8): 1376-1380.

[24] Teraoka S, Nomoto K, Kikuchi K, et al. Outcomes of kidney transplants from non-heart-beating deceased donors as reported to the Japan Organ Transplant Network from April 1995-December 2003: a multi-center report [J]. Clin Transpl, 2004: 91-102.

[25] Doshi MD, Hunsicker LG. Short- and long-term outcomes with the use of kidneys and livers donated after cardiac death [J]. Am J Transplant, 2007, 7 (1): 122-129.

[26] Snoeijs MG, Schaefer S, Christiaans MH, et al. Kidney transplantation using elderly non-heart-beating donors: a single-center experience [J]. Am J Transplant, 2006, 6 (5 Pt 1): 1066-1071.

[27] Singh SK, Kim SJ. Does expanded criteria donor status modify the outcomes of kidney transplantation from donors after cardiac death? [J]. Am J Transplant, 2013, 13 (2): 329-336.

[28] Schold JD, Kaplan B, Howard RJ, et al. Are we frozen in time? Analysis of the utilization and

efficacy of pulsatile perfusion in renal transplantation [J] . Am J Transplant, 2005, 5 (7): 1681–1688.

[29] Matsuoka L, Shah T, Aswad S, et al. Pulsatile perfusion reduces the incidence of delayed graft function in expanded criteria donor kidney transplantation [J] . Am J Transplant, 2006, 6 (6): 1473–1478.

[30] Stratta RJ, Moore PS, Farney AC, et al. Influence of pulsatile perfusion preservation on outcomes in kidney transplantation from expanded criteria donors [J] . J Am Coll Surg, 2007, 204 (5): 873–882.

[31] Farney AC, Rogers J, Orlando G, et al. Evolving experience using kidneys from deceased donors with terminal acute kidney injury [J] . J Am Coll Surg, 2013, 216 (4): 645–655.

[32] Cohen DJ, St Martin L, Christensen LL, et al. Kidney and pancreas transplantation in the United States, 1995–2004 [J] . Am J Transplant, 2006, 6 (5 Pt2): 1153–1169.

[33] Rao PS, Schaubel DE, Wei G, et al. Evaluating the survival benefit of kidney retransplantation [J] . Transplantation, 2006, 82 (5): 669–674.

[34] Sellers MT, Velidedeoglu E, Bloom RD, et al. Expanded–criteria donor kidneys: a single–center clinical and short–term financial analysis––cause for concern in retransplantation [J] . Transplantation, 2004, 78 (11): 1670–1675.

[35] Miles CD, Schaubel DE, Jia X, et al. Mortality experience in recipients undergoing repeat transplantation with expanded criteria donor and non–ECD deceased–donor kidneys [J] . Am J Transplant, 2007, 7 (5): 1140–1147.

[36] Andreoni KA, Brayman KL, Guidinger MK, et al. Kidney and pancreas transplantation in the United States, 1996–2005 [J] . Am J Transplant, 2007, 7 (5 Pt 2): 1359–1375.

[37] Schold JD, Meier–Kriesche HU. Which renal transplant candidates should accept marginal kidneys in exchange for a shorter waiting time on dialysis? [J] . Clin J Am Soc Nephrol, 2006, 1 (3): 532–538.

[38] Rao PS, Merion RM, Ashby VB, et al. Renal transplantation in elderly patients older than 70 years of age: results from the Scientific Registry of Transplant Recipients [J] . Transplantation, 2007, 83 (8): 1069–1074.

[39] Meier–Kriesche HU, Schold JD, Gaston RS, et al. Kidneys from deceased donors: maximizing the value of a scarce resource [J] . Am J Transplant, 2005, 5 (7): 1725–1730.

[40] Swanson SJ, Hypolite IO, Agodoa LY, et al. Effect of donor factors on early graft survival in adult cadaveric renal transplantation [J] . Am J Transplant, 2002, 2 (1): 68–75.

[41] Carter JT, Chan S, Roberts JP, et al. Expanded criteria donor kidney allocation: marked decrease in cold ischemia and delayed graft function at a single center [J] . Am J Transplant, 2005, 5 (11): 2745–2753.

[42] Sung RS, Guidinger MK, Lake CD, et al. Impact of the expanded criteria donor allocation system

on the use of expanded criteria donor kidneys [J]. Transplantation, 2005, 79 (9): 1257-1261.

[43] Smits JM, Persijn GG, van Houwelingen HC, et al. Evaluation of the Eurotransplant Senior Program. The results of the first year [J]. Am J Transplant, 2002, 2 (7): 664-670.

[44] Ratner LE, Kraus E, Magnuson T, et al. Transplantation of kidneys from expanded criteria donors [J]. Surgery, 1996, 119 (4): 372-377.

[45] Segoloni GP, Messina M, Squiccimarro G, et al. Preferential allocation of marginal kidney allografts to elderly recipients combined with modified immunosuppression gives good results [J]. Transplantation, 2005, 80 (7): 953-958.

[46] Pallet N, Anglicheau D, Martinez F, et al. Comparison of sequential protocol using basiliximab versus antithymocyte globulin with high-dose mycophenolate mofetil in recipients of a kidney graft from an expanded-criteria donor [J]. Transplantation, 2006, 81 (6): 949-952.

[47] Grinyó JM, Gil-Vernet S, Cruzado JM, et al. Calcineurin inhibitor-free immunosuppression based on antithymocyte globulin and mycophenolate mofetil in cadaveric kidney transplantation: results after 5 years [J]. Transpl Int, 2003, 16 (11): 820-827.

[48] Arbogast H, Hückelheim H, Schneeberger H, et al. A calcineurin antagonist-free induction/maintenance strategy for immunosuppression in elderly recipients of renal allografts from elderly cadaver donors: long-term results from a prospective single centre trial [J]. Clin Transplant, 2005, 19 (3): 309-315.

[49] Diekmann F, Gutiérrez-Dalmau A, López S, et al. Influence of sirolimus on proteinuria in de novo kidney transplantation with expanded criteria donors: comparison of two CNI-free protocols [J]. Nephrol Dial Transplant, 2007, 22 (8): 2316-2321.

[50] Cruzado JM, Bestard O, Riera L, et al. Immunosuppression for dual kidney transplantation with marginal organs: the old is better yet [J]. Am J Transplant, 2007, 7 (3): 639-644.

[51] Srinivas TR, Schold JD, Guerra G, et al. Mycophenolate mofetil/sirolimus compared to other common immunosuppressive regimens in kidney transplantation [J]. Am J Transplant, 2007, 7 (3): 586-594.

[52] Ekberg H, Tedesco-Silva H, Demirbas A, et al. ELITE-Symphony Study. Reduced exposure to calcineurin inhibitors in renal transplantation [J]. N Engl J Med, 2007, 357 (25): 2562-2575.

第十二章
扩大供肾来源的其他途径

一、肝炎患者供肾

（一）乙型肝炎供体

乙型肝炎病毒（hepatitis B virus，HBV）感染是一个严重的全球性公共卫生问题。据世界卫生组织（World Health Organization，WHO）报告[1]，全球约有20亿人曾感染过HBV，约3.5亿人患有慢性乙型肝炎，其中15%～20%的患者可能发展为肝硬化和肝细胞癌。全球每年约有100万人死于HBV感染相关性肝病。我国属HBV高地方性流行地区，2002年全国乙型肝炎血清流行病学调查表明[2]，我国一般人群中乙肝表面抗原（HBsAg）流行率为9.09%，估计约1.1亿人为慢性HBV感染，占世界慢性HBV感染者的1/3。

随着心脏死亡器官捐献（donation after cardiac death，DCD）工作的广泛开展，我国公民无偿器官捐献例数不断增加，在DCD工作中经常遇到HBV感染的供体捐献器官。由于担心潜在HBV传染，此前大多数移植中心会将HBV阳性供体器官移植给HBV阳性受体或者弃用。然而鉴于当前供体器官短缺的现实，随着安全、有效的抗病毒治疗药物的应用，一些移植中心开始将HBV阳性供体器官移植给HBV阴性受体。

1. HBsAg（+）供体肾脏移植给HBsAg（−）/HBsAb（+）受体

目前，数个最新研究结果认为HBsAg（+）供体器官移植给对HBV具有免疫力的受体是安全的。最近有一项研究[3]报告了14名对HBV免疫的患者接受了来自HBsAg（+）供体的肾脏。移植前，所有受体均有保护性抗体HBsAb（＞10U/mL），5例由接种疫苗获得，9例是曾经感染HBV。术后随访，受体没有出现活动性HBV感染或者需要抗病毒治疗，10年人/肾存活率与接受HBsAg（−）供体的对照组相近。另外一项研究[4]将7例HBsAg（+）供体肾脏移植给对HBV免疫的受体，肾脏100%长期存活，同时肝功能正常，没有HBV感染证据。2009年浙江大学第一附属医院发表了目前最大宗随机对照研究报告[5]，65例对HBV免疫的患者接受HBsAg（+）供体肾脏移植，所有受体术后立即接受静脉注射乙肝免疫球蛋白（hepatitis B immunoglobulin，HBIG）的被动免疫预防治疗。如果供体血清HBV DNA检测阴性，术后1个月使用第2剂HBIG；如果供体血清HBV DNA检测阳性，受体接受每周注射HBIG 400U共3个月，同时每天服用拉米夫定100mg，持续6个月。术后随访（38.7 ± 15.4）个月，结果没有患者出现慢性乙肝病毒感染；2例HBsAb水平较低的受体出现短暂的HBV重新感染，但是随后机体自发清除HBV病毒，HBsAg及HBV DNA均阴性，未出现肝衰竭和死亡病例。与308例接受HBsAg（-）供体对照组相比，人/肾存活率无差异。这些研究证明HBV保护性抗体能够保护肾移植受体免受来自HBV阳性供体的HBV感染；这些方法也已经在肝移植中被证明是安全和有效的。

2. HBsAg（-）/HBcAb（+）供体的肾脏移植

HBsAg（-）/HBcAb（+）血清学表明曾经暴露于HBV感染后的自发清除。一般发生于急性感染，但也可能发生于成人的慢性感染（每年1%）。HBcAb常在暴露于HBV 6周后出现在血清中。6个月后，原始IgM转化成IgG，从而持续存在。HBcAb（+）和血清HBV DNA的相关性较低，单独HBcAb（IgM型）血清学阳性的窗口期被认为是急性感染后血清中HBsAg已经清除，但HBsAb还未出现时。因此，HBcAb（+）的意义包括仅仅是活动性病毒复制的血清学标记到已治愈的感染和清除的病毒血症。

HBcAb（+）患者呈现强大的多克隆HBV特异性细胞毒性T细胞反应和大量HBV复制中间体，暗示持久的低水平病毒复制。这些患者的免疫抑制治疗可能会引起HBV复制增加，血清中再次出现HBsAg、HBV DNA以及出现急性乙型肝炎。相应地接受HBsAg（-）/HBcAb（+）供体肾脏的受体免疫抑制治疗也可能导致受体HBV重新感染，但与接受HBsAg（+）供体的肾移植相比，没有增加额外的肾功能衰竭或者短期并发症及死亡风险。Satterthwaite等[6]公布了其研究结果：他们将受体分为2组，分别是HBcAb（-）组和HBcAb（+）组，均接受来自HBsAg（-）/HBcAb（+）供体的肾脏移植。2组均未接受乙肝免疫球蛋白治疗，术后2组接受相同的免疫抑制方案。结果HBcAb（-）受体组未出现HBsAg（+）病例，3例转变为HBsAb（+），2例为HBcAb（+）；HBcAb（+）受体组未出现新的HBsAg（+）或HBsAb（+）病例。观察期内没有患者出现临床肝炎的症状和指标，人/肾存活率2组相似，同时与1 029例接受HBcAb（-）供肾的受体比较，人/肾存活率均相似。Wachs[7]等的研究结果与此相似，42例HBsAg（-）/HBcAb（+）供体中仅有1例供体导致受体出现HBsAg（+）的血清学转化。2012年Mahboobi[8]等发表文献回顾分析结果，总结分析了包括以上2篇论文在内的共9篇关于HBsAg（-）/HBcAb（+）供体肾脏移植相关文献，按相关标准排除后，共获得1 385例受体有效资料。结果发现仅有4例受体出现了HBsAg（+）的血清学转化，且有1例受体术前HBcAb（+），HBsAg（+）血清学转化率为0.28%。32例受体术后出现HBcAb（+）的血清转化，其中2例同时出现HBsAb（+）。9例患者出现HBsAb（+），但其中4例是由于以前感染HBV而产生因此被剔除；4例患者出现HBcAb（+）或者HBsAb（+）；总的术后血清学转化率为3.24%。该研究结果提示使用HBsAg（-）/HBcAb（+）供体肾脏移植发生HBV传染的风险极低，终末期肾病的患者可以安全地接受这类供体的肾脏移植。

实体器官移植后发生HBV重新感染的风险取决于以下3个因素：

（1）移植物的大小。肝移植术后发生HBV重新感染的风险很大，重新感染的发生率在40%～80%，在非肝脏实体器官移植，传染的风险很低，心脏和肺部移植的风险最低（1%），肾脏移植风险中等。此外，大部分患者可以自发根除HBV，获得终身的保护性免疫力。

（2）受体移植前HBV状态。受体的中和抗体（HBsAb）为抵抗HBV重新感染提供了全面的保护，无论HBsAb是由曾经感染HBV还是接种疫苗而获得。如果受体无保护性的抗体或者受体保护性抗体水平很低时，重新感染的风险高达60%。

（3）预防应用抗病毒治疗。在肝移植中，每月注射HBIG或者每天口服拉米夫定等被动免疫预防法对HBV重新感染普遍有效，在肾移植受体中有相同的有效性。

结合近年来的相关研究成果，临床工作中对HBsAg（+）或者HBsAg（-）/HBcAb（+）供体可参照以下使用策略[9]：

（1）优先移植给HBsAg（+）受体，该种选择更符合伦理学要求。一般不会出现供体病毒的双重感染，受体需要终生接受抗病毒药物治疗，需注意病毒耐药性问题。

（2）移植给HBcAb（+）/HBsAb（+）受体。此类患者曾经感染过HBV，现在对HBV有天然免疫力，抗体滴度>10U/mL时不需要接受抗病毒治疗。如果抗体滴度<10U/mL，需要再次接种疫苗，提高免疫力。

（3）移植给HBcAb（-）/HBsAb（+）受体。该类受体的保护性抗体可能来自曾经HBV感染或者疫苗接种而获得。如果HBsAb滴度>10U/mL，受体不需要接受抗病毒治疗；如果HBsAb滴度<10U/mL，需要重新接种疫苗提高HBsAb滴度。接种疫苗无效时，要使用拉米夫定抗病毒治疗，直至保护性抗体滴度>10U/mL，否则要长期服用拉米夫定。

（4）HBsAg（-）/HBsAb（-）的受体不建议接受HBsAg（+）供体的肾脏移植，因为引起乙型肝炎病毒感染的风险很大，除非在移植带来的益处超过病毒感染的风险时才可以考虑移植。HBsAg（-）/HBsAb（-）受体接受HBsAg（+）供体肾脏时需要终身服用拉米夫定进行抗病毒预防治疗，其他可选择的药物还包括恩替卡韦等。

（二）丙型肝炎供体

丙型病毒性肝炎[10]是一种对患者生命健康危害较大的疾病，50%～80%的丙型肝炎病毒（hepatitis C virus，HCV）感染者会进展为慢性感染，可导致肝脏的慢性炎症坏死及纤维化，其中的20%～30%发展成肝硬化甚至肝细胞癌。该病是欧美及日本等国家终末期肝病的最主要原因之一，我国丙型肝炎病毒感染呈逐年上升趋势。由于丙型病毒性肝炎患者症状隐匿，我国HCV感染的诊断率及抗病毒治疗率均较低，且目前尚无有效的疫苗预防，因此在人群中存在较多的隐匿性传染源。DCD工作中常遇到HCV阳性供体，由于使用HCV阳性供体肾移植后病毒传染的风险较大，目前HCV阳性供体肾脏的使用存在争议，一些中心只将HCV阳性供体器官移植给HCV阳性受体。当使用HCV阳性供体的肾脏时，供体、受体HCV基因型的匹配可能会减少双重感染的风险。

Pereira[11]等报道了13例HCV阳性供体的器官移植给29例受体。在平均术后20个月的随访时间内有14例（48%）受体出现了非A非B型病毒性肝炎，14例肝炎受体中，2例死于亚爆发性肝衰竭，12例出现慢性肝脏疾病。在收集到的8例受体肝脏活检病理中，有6例显示为慢性活动性肝炎，2例显示为肝硬化。24例受体移植术后血清检测显示，16例（67%）HCV抗体阳性，23例（96%）PCR法检测HCV RNA阳性。29例受体中有13例移植时HCV RNA阴性，移植术后该13例受体HCV RNA全部转化为阳性。提示HCV阳性供体器官移植后病毒传染风险很高，因此患者在移植术前应该意识到接受感染器官的潜在风险和益处，即使他们已经感染HCV。对于年轻、无糖尿病、HCV阴性等这些长期存活可能性较大的患者，不应该接受HCV阳性供体的肾脏移植。

二、高血压供体

高血压和死于脑血管疾病都是影响器官质量的重要危险因素。有关供体高血压和脑出血对移植肾预后影响的研究多集中在扩大标准供体，有关其对标准供体移植肾影响的报道很少。Singh等[12]报道即使在标准供体，来源于高血压脑出血供体的移植肾功能仍旧显著低于脑外伤供体，而且其移植肾功能在术后第1年内呈现加速减退的趋势。Ratner等[13]报道与来源于非高血压供体的移植肾比较，来源于高血压供体的移植肾近期和远期存活率均较差，供肾活检也不能预测移植肾的最终临床结果；该作者提醒使用这些供肾需要很小心。动物实验证实供体高血压可以增强供肾免疫原性，加速移植肾形态和功能的恶化[14]。为保证移植肾的存活率和功能，来源于高血压脑出血供体的供肾应该优先分配给体重指数<25kg/m^{2}的老年受者。

高血压脑出血供体因长时间的高血压影响，常存在不同程度的慢性肾脏病变，如何从这些肾脏中挑选出适合移植的肾脏显得很困难。本组脑出血供体肾脏活检显示供肾均常存在不同程度的肾小球硬化和小动脉硬化，其供肾质量判断可以从三方面入手：功能、组织学和机器灌注参数。在功能方面，供肾行单肾移植，供体应满足的条件是肌酐清除率>60 mL/min；肌酐清除率在30～60 mL/min时应行双肾移植[15]。在组织学方面，单肾移植供肾应满足的条件是肾小球硬化比例<20%，20%～50%时应行双肾移植[16]；或根据组织学Remuzzi评分（根据肾小球硬化、间质纤维化、肾小管萎缩和小动脉内膜增厚程度的综合评分）作为使用肾脏的标准：0～3分可行肾脏单独移植，4～6分应行双肾移植，而7～12分应丢弃肾脏[17]。在灌注参数方面，阻力<0.4mmHg/（mL·min）时可行单肾移植，阻力0.4～0.5 mmHg/（mL·min）可行双肾移植[18]。笔者单位的资料也支持肾小球硬化比例>20%的供肾功能很差。由于供肾组织学和最后移植结果相关性较差，供肾形态学和功能在一定程度上是分离的，综合判断供肾质量仍属必要[19]。

三、糖尿病供体

糖尿病是一种慢性全身性的疾病，能引起全身各个器官组织的慢性损害，已经成为威胁我国人民身体健康的主要疾病之一。近30年来，我国糖尿病患病率显著增加，最近10年糖尿病流行情况更加严重。2007—2008年，中华医学会糖尿病学分会组织对全国14个省市进行了糖尿病流行病学调查[20]，估计我国20岁以上的成年人糖尿病患病率为9.7%，中国成人糖尿病总人数达9 240万人，其中农村约4 310万人，城市约4 930万人，我国可能已经成为世界上糖尿病患者数最多的国家。糖尿病供体器官的使用已经成为临床上不可回避的问题。

Cho[21]回顾UNOS（美国器官资源共享网络）的肾移植科学登记系统，发现有糖尿病或吸烟史的供体，并没有减低器官存活率。Abouna[22]报告了糖尿病尸体供肾成功移植给非糖尿病受体，并发现糖尿病肾小球病的明显逆转。现在普遍接受的观点是来自糖尿病供体的肾脏经过仔细筛选后可以考虑移植，特别是供体肾功能正常，没有明显的蛋白尿，没有加速性动脉粥样硬化的证据以及供体接受了稳定的重症监护治疗。Abouna等[22]认为受体的代谢环境决定了糖尿病肾脏损害的发展和逆转，而不是靶器官的敏感性。该作者在将糖尿病患者肾脏移植给正常受体的临床中发现，糖尿病肾病在出现糖尿病的受者中复发，但并没有在血糖正常的受者中出现。这说明如果受体不正常的内环境能够通过胰腺移植或药物纠正，那么糖尿病肾病能够被阻止，或者至少早期的糖尿病肾硬化能够保持稳定。

Ojo[23]等通过调查美国肾脏数据系统资料发现总共有4 035例肾移植使用了来自高血压和糖尿病的尸体供肾，将其作为实验组。并按1∶1的比例设置无高血压和糖尿病供肾为对照组，观察指标为人/肾存活率。同时作者总结1994年7月1日到1997年6月30日进行的25 039例肾脏移植，发现高血压供体占15%，糖尿病供体占2%。实验组移植肾发生原发性无功能、功能延迟恢复及急性排斥的风险稍高。移植肾3年存活率实验组与对照组分别为71%和75%（P= 0.001）。高血压持续时间超过10年是肾脏存活的独立危险因子（移植肾失功的相对危险1.36，P<0.001）。该作者认为，除了高血压超过10年的供体，高血压和糖尿病对移植效果的不良影响保持在适度水平，临床上对该类供肾的使用不应该失去信心。

四、供肾合并肾小球疾病

慢性肾脏疾病（chronic kidney disease，CKD）是全球共同关心的公共卫生问题，在发展中国家发病率很高。2012年完成的我国全国性CKD横断面抽样调查，采用肾小球滤过率估算值和蛋白尿2项指标来评价肾功能情况，结果显示我国成年人群中CKD的患病率达10.8%，估计约有1.2亿成年CKD患者[24]。

Curschellas等[25]回顾了101例供体（年龄6～64岁，平均33岁）的147份零点穿刺标本的结果，以了解使用环孢素免疫抑制下预先存在的移植肾损伤是否会影响早期和晚期功能。在这些零点穿刺标本中发现一些明显的特异性和非特异性的病理改变。在光学显微镜下38%的标本显示无损伤，44%为非特异性损伤，18%为特异性损伤。非特异性损伤中44%表现为小动脉内膜纤维化，8%为间质纤维化，29%为小动脉透明变性，这些改变与年龄相关。102例免疫组织化学检查标本中74.5%表现为非特异性IgM/C_3在肾小球和/或小动脉中沉积。年龄越大，肾活检正常率越低，在年龄>40岁的供体尤其明显。特异性病理结果包括肾小球硬化4例，肾小球肾炎11例，血管内凝血10例，子痫性肾病1例。如果肾小球肾炎的病理中呈现非特异性免疫组织化学染色改变，在再次活检时抗原沉积常常在4个月内消失。在最初活检显示有非特异性免疫组织化学染色改变的病例中，随访发现70%的活检不再显示免疫沉积的任何证据。肾小球肾炎的病例在不同供体年龄组均匀分布，分类如下：7例轻微的IgA肾病，2例肾小球微小病变，2例轻度系膜增生性肾小球肾炎。在这些肾小球肾炎病例中，在移植时预先存在的免疫球蛋白沉积常在术后4个月消失，1例患者免疫球蛋白沉积物在术后2周就未再检测到。无论病理结果如何，82%肾移植受体有良好的早期和晚期肾功能。既然供体年龄、肾小球硬化、肾小球肾炎、血管内凝血或者子痫性肾改变等在移植术后似乎并不危害肾功能，那么就应该考虑在选择供体时放宽标准。血管内凝血的供肾，接受该种肾脏的受体应该有正常的纤维蛋白溶解功能。应该提倡对所有移植物进行零点活检，以避免误诊，例如将肾小球肾炎当作早期排斥反应，或者将内膜纤维化与硬化性移植物血管病混淆，或者将小动脉透明变性与钙调磷酸酶抑制剂肾毒性相混淆。应该了解移植时肾小球、小管间质和小动脉已经存在的损伤。

Tolkoff-Rubin等[26]描述了兄弟间活体供肾移植，受体为终末期IgA肾病患者。零点活检显示IgA阳性系膜沉积，因此诊断IgA肾病。1年后，两兄弟肾功能均良好，没有出现IgA肾病的症状。Bajwa等[27]总结2000年1月1日到2005年12月31日美国器官获取和移植网络的12 129例成人供体移植的肾活检资料，其中2 696例供体为双侧肾活检，主要观察活检标本的肾小球硬化比例以及相应的远期移植效果。结果发现肾小球硬化比例>5%的各组移植物存活率无明显差异。与肾小球硬化比例>5%的供肾比较，肾小球硬化比例0～5%的供肾存活率显著升高，两组1年、3年、5年移植肾存活率分别为85.9%、72.4%、59%和81.6%、68.1%、53.6%。来自同一供体的双肾活检病理结果一致性在肾小球硬化比例0～5%组最高，左肾肾小球硬化比例0～5%组的双肾病理结果一致性达90.6%；而左肾肾小球硬化比例>5%组的双肾一致性仅有42.5%。该作者认为：肾小球硬化比例<5%的供肾移植效果及供体双肾脏病理一致性更好；对于肾小球硬化比例>5%的供体，肾小球硬化程度似乎并不能预测移植效果，这可能是由于抽样误差导致差异消失。

Munivenkatappa等[28]根据术前活检结果取得的相关参数建立了一种估计肾脏预后的马里兰州病理学指数（MAPI）。他们分析了371例供肾中术前活检病理变化和移植肾失功的关系。肾小球病理评估采用肾小球硬化比例、肾小球大小和肾小球周围纤维化；血管病变评估采用动脉壁与内腔比（WLR）和动脉透明变性；肾间质病变评估采用累积纤维化和瘢痕。将2/3的研究病例作为一个进展模型组，发现与肾衰竭风险独立相关的病理改变是肾小球硬化比例≥15%，小叶间动脉WLR≥0.5和存在肾小球周围纤维化、动脉透明变性或瘢痕。他们使用这些参数建立了马里兰州病理学指数，并经过剩余1/3研究病例的验证。结果发现，MAPI评分0～7分患者移植肾5年存活率为90%；8～11分患者移植肾5年存活率为63%；12～15分患者移植肾5年存活率为53%（$P<0.001$）。MAPI可以帮助移植科医生通过术前活检结果来估计肾脏存活情况，这为在临床工作中选择合并肾小球病变供肾时提供了一个新的判断方法。

Schwartzman等[29]报道成功使用一个系统性红斑狼疮患者的供肾行肾移植，该患者有远期的急性肾衰竭病史，但死亡时肾功能正常。器官获取时的肾活检病变不显著，但是零点活检显示狼疮性肾炎。程序性活检证实供肾病变逐渐缓解，且肾功能稳定。该作者认为对愿意接受扩大标准供体（ECD）肾脏的患者来说，原有轻度肾小球肾炎的肾脏不是移植的绝对禁忌证。ECD供肾的使用应该以肾功能、组织活检和人口学信息综合判断，因为没有任何单一因素能够预测移植肾存活。

五、供肾解剖异常

1. 多囊肾

常染色体显性遗传多囊性肾病（autosomal dominant polycystic kidney disease，ADPCKD）是一种系统性紊乱疾病。肾脏典型的表现是青春期晚期或者成年早期开始双侧肾脏出现大小不等的囊肿，囊肿进行性增大，最终破坏了肾脏的结构与功能，大多数病例经过数十年后进展到终末期肾病。高血压、脑血管意外、囊肿破裂和出血是该病的常见并发症。CT和/或超声是诊断多囊肾肾病的常用影像方法。尸体供体病例，该病常在器官获取手术过程中被发现，使用多囊肾尸体供肾的成功肾移植已有报道。

1999年国内[30]报道2例成功的多囊肾供肾移植，移植后肾功能均在1周内恢复正常，随访期间肾功能均维持稳定，未出现多囊肾的相关并发症。2例患者分别存活了5年和5年半时间，1例死于慢性肝功能衰竭，另外1例因慢性排斥反应拒绝治疗而死亡。Spees等[31]报道了2例HLA配型良好、供体肾功能正常、肾皮质保存良好的多囊肾移植。根据该作者的报道，2例患者如果不及时行肾移植则预期存活时间较短，术前充分告知了肾脏异常情况以及移植肾功能可能随着时间推移很快恶化。这些肾移植手术并不复杂，术后随访29个月和19个月证实2个肾脏均有功能，其中1个肾脏证实肾囊肿体积减小。总之，谨慎选择肾功能正常、证明保存了大量肾皮质的多囊肾能够减少发生肾功能衰竭的风险，尤其适用于预期存活时间较短的长期患病者和HLA匹配良好能够减少移植物排斥风险的患者。

2. 重复肾畸形

重复肾输尿管畸形是一种相对少见的泌尿系统先天性畸形，主要是胚胎发育时期肾脏输尿管发生异常所致。因为重复肾与双输尿管畸形的形成关系密切，所以临床上把重复肾输尿管畸形直接称为重复肾畸形，其发病率约为0.8%，单侧是双侧的6倍，男女之比为1∶1.6，左右侧无明显差异。根据重复输尿管的类型，重复肾可分为完全型和不完全型（Y型输尿管）。前者双输尿管芽形成独立的重复肾和输尿管，输尿管开口可正常、高位或低位；后者是指输尿管芽分支形成不完全型（Y型）输尿管重复肾，表现为一条输尿管与膀胱相连。重复肾畸形上、下位肾共处一个肾脏包膜内，两者融合处表面有一浅沟，即为上、下位肾的分界，但肾盂、输尿管及血管都各自分开。同一侧的重复肾往往上下排列，多数发育不良或积水为上位肾，少数为下位肾，偶见双肾都发育不良。相当一部分重复肾畸形患者没有特异性症状和体征，无需特殊治疗，定期随访即可。但当重复肾伴有输尿管异位开口致尿失禁、重复肾合并输尿管末端囊肿、上位肾扩张积水合并顽固性感染等临床症状时，需行手术治疗。

重复肾畸形的发生率不高，但在肾移植的临床实践中还是会遇到这类供肾。对于肾功能正常，无肾积水、输尿管末端囊肿和结石等并发症的供肾，可以安全地应用于肾脏移植，术后需定期行移植肾超声检查。Hu[32]等报道了5例边缘供肾肾移植术后效果，包括1例重复肾畸形供体，所有肾功能均在1周内恢复，随访10个月移植肾功能均保持稳定。

3. 马蹄肾

马蹄肾（horseshoe kidney）是肾融合畸形中最常见的先天性解剖病变，两侧肾脏在中线通过峡部相连。马蹄肾在世界范围内发病率为1/400，男∶女为2∶1，在没有梗阻的情况下，并不损害肾功能。由于肾脏下极融合使得肾脏在生长发育过程中无法旋转，肾盂位于肾脏的腹侧，输尿管跨越峡部前面下行，常比较短。1/3以上的马蹄肾合并其他畸形，常见的有肾盂输尿管连接部梗阻、膀胱输尿管反流、输尿管重复畸形等。无论有无梗阻存在，高达80%的马蹄肾都存在肾盂积水。肾脏血管变异很常见，手术中必须意识到马蹄肾的多支血管和副肾血管，以防止损伤肾脏、肾盂和输尿管血供而导致术后并发症出现。获取手术应该整块移除马蹄肾，留取大部分的主动脉和下腔静脉，包括部分的髂总血管，从而保证切取肾脏所有的血管。当遇到其他复杂的肾脏变异，例如交叉融合或者非融合的异位肾脏时，该获取原则同样适用。

王长希等[33]报道了2例马蹄肾供肾移植，术者将马蹄肾沿峡部离断成2个供肾，分别移植给2

例尿毒症患者，术后均恢复顺利。1例随访1年，肾功能保持稳定，另外1例术后1.5个月死于感染。Stroosma[34-36]等对马蹄肾供肾进行了相关研究，该作者总结自1975年到2000年，文献报道的23例马蹄肾整块肾移植和57例马蹄肾供肾离断后移植。原发性无功能在整块移植中为4.3%，分开移植中为13.4%；2例马蹄肾分开移植的受体术后出现尿瘘。马蹄肾是否分开移植主要取决于峡部的形态、泌尿系统的解剖和肾脏血管的数量及部位。其结果表明无论是整块肾移植还是离断后分开移植，马蹄肾移植的短期和长期效果与正常肾移植相比并无显著差异，马蹄肾供肾能够安全地应用于肾移植。

（陈传宝）

参考文献

[1] Lok AS，Mcmahon BJ. Chronic hepatitis B：update of recommendations [J]. Hepatology，2004，39（3）：857-861.

[2] 梁晓峰，陈园生，王晓军，等. 中国3岁以上人群乙型肝炎血清流行病学研究 [J]. 中华流行病学杂志，2005（9）：35-38.

[3] Sumethkul V，Ingsathit A，Jirasiritham S. Ten-year follow-up of kidney transplantation from hepatitis B surface antigen-positive donors [J]. Transplant Proc，2009，41（1）：213-215.

[4] Berber I，Aydin C，Yigit B，et al. The effect of HBsAg-positivity of kidney donors on long-term patient and graft outcome [J]. Transplant Proc，2005，37（10）：4173-4175.

[5] Jiang H，Wu J，Zhang X，et al. Kidney transplantation from hepatitis B surface antigen positive donors into hepatitis B surface antibody positive recipients：a prospective nonrandomized controlled study from a single center [J]. Am J Transplant，2009，9（8）：1853-1858.

[6] Satterthwaite R，Ozgu I，Shidban H，et al. Risks of transplanting kidneys from hepatitis B surface antigen-negative，hepatitis B core antibody-positive donors [J]. Transplantation，1997，64（3）：432-435.

[7] Wachs ME，Amend WJ，Ascher NL，et al. The risk of transmission of hepatitis B from HBsAg（-），HBcAb（+），HBIgM（-） organ donors [J]. Transplantation，1995，59（2）：230-234.

[8] Mahboobi N，Tabatabaei SV，Blum HE，et al. Renal grafts from anti-hepatitis B core-positive donors：a quantitative review of the literature [J]. Transpl Infect Dis，2012，14（5）：445-451.

[9] Pilmore HL，Gane EJ. Hepatitis B-positive donors in renal transplantation：increasing the deceased donor pool [J]. Transplantation，2012，94（3）：205-210.

[10] 中华预防医学会医院感染控制分会. 中国丙型病毒性肝炎医院感染防控指南 [J]. 中华医院感染学杂志，2012（24）：5420-5423.

[11] Pereira BJ, Milford EL, Kirkman RL, et al. Prevalence of hepatitis C virus RNA in organ donors positive for hepatitis C antibody and in the recipients of their organs [J] . N Engl J Med, 1992, 327 (13): 910–915.

[12] Singh RP, Farney AC, Rogers J, et al. Hypertension in standard criteria deceased donors is associated with inferior outcomes following kidney transplantation [J] . Clin Transplant, 2011, 25 (4): E437–446.

[13] Ratner LE, Joseph V, Zibari G, et al. Transplantation of kidneys from hypertensive cadaveric donors [J] . Transplant Proc, 1995, 27 (1): 989–990.

[14] Pratschke J, Paz D, Wilhelm MJ, et al. Donor hypertension increases graft immunogenicity and intensifies chronic changes in long–surviving renal allografts [J] . Transplantation, 2004, 77 (1): 43–48.

[15] Snanoudj R, Rabant M, Timsit MO, et al. Donor–estimated GFR as an appropriate criterion for allocation of ECD kidneys into single or dual kidney transplantation [J] . Am J Transplant, 2009, 9 (11): 2542–2551.

[16] Randhawa PS, Minervini MI, Lombardero M, et al. A biopsy of marginal donor kidneys: correlation of histologic findings with graft dysfunction [J] . Transplantation, 2000, 69 (7): 1352–1357.

[17] Remuzzi G, Grinyo J, Ruggenenti P, et al. Early experience with dual kidney transplantation in adults using expanded donor criteria. Double Kidney Transplant Group (DKG) [J] . J Am Soc Nephrol, 1999, 10 (12) : 2591–2598.

[18] Farney AC, Rogers J, Orlando G, et al. Evolving experience using kidneys from deceased donors with terminal acute kidney injury [J] . J Am Coll Surg, 2013, 216 (4): 645–655.

[19] Mueller TF, Solez K, Mas V. Assessment of kidney organ quality and prediction of outcome at time of transplantation [J] . Semin Immunopathol, 2011, 33 (2): 185–199.

[20] 中华医学会糖尿病学分会. 中国2型糖尿病防治指南 (2010年版) [J] . 中国医学前沿杂志 (电子版) , 2011 (6): 54–109.

[21] Cho Y W. Expanded criteria donors [J] . Clin Transpl, 1998: 421–436.

[22] Abouna GM. Marginal donors: a viable solution for organ shortage [J] . Transplant Proc, 1997, 29 (7): 2759–2764.

[23] Ojo AO, Leichtman AB, Punch JD, et al. Impact of pre–existing donor hypertension and diabetes mellitus on cadaveric renal transplant outcomes [J] . Am J Kidney Dis, 2000, 36 (1): 153–159.

[24] Zhang L, Wang F, Wang L, et al. Prevalence of chronic kidney disease in China: a cross–sectional survey [J] . Lancet, 2012, 379 (9818): 815–822.

[25] Curschellas E, Landmann J, Durig M, et al. Morphologic findings in "zero–hour" biopsies of renal transplants [J] . Clin Nephrol, 1991, 36 (5): 215–222.

[26] Tolkoff-Rubin NE，Cosimi AB，Fuller T，et al．IGA nephropathy in HLA-identical siblings [J] ．Transplantation，1978，26（6）：430-433.
[27] Bajwa M，Cho YW，Pham PT，et al．Donor biopsy and kidney transplant outcomes：an analysis using the Organ Procurement and Transplantation Network/United Network for Organ Sharing （OPTN/UNOS） database [J] ．Transplantation，2007，84（11）：1399-1405.
[28] Munivenkatappa RB，Schweitzer EJ，Papadimitriou JC，et al．The Maryland aggregate pathology index：a deceased donor kidney biopsy scoring system for predicting graft failure [J] ．Am J Transplant，2008，8（11）：2316-2324.
[29] Schwartzman MS，Zhang PL，Potdar S，et al．Transplantation and 6-month follow-up of renal transplantation from a donor with systemic lupus erythematosus and lupus nephritis [J] ．Am J Transplant，2005，5（7）：1772-1776.
[30] 李香铁，李慎勤，杨德安，等．多囊肾供肾移植成功二例报告 [J] ．中华器官移植杂志，1999，20（2）：102.
[31] Spees EK，Orlowski JP，Schorr WJ，et al．Successful use of polycystic cadaver donor kidneys [J] ．Transplant Proc，1990，22（2）：374-375.
[32] Hu XP，Yin H，Zhang XD．Evaluation and treatment of marginal grafts with surgical diseases in kidney transplantation [J] ．Chin Med J （Engl），2012，125（3）：461-464.
[33] 王长希，赵亮，陈立中，等．马蹄铁肾移植的外科策略探讨 附二例报告 [J] ．中华器官移植杂志，2003，24（4）：244-245.
[34] Stroosma OB，Schurink H，Kootstra G．Current opinions in horseshoe kidney transplantation [J] ．Transpl Int，2002，15（4）：196-199.
[35] Stroosma OB，Smits JM，Schurink GW，et al．Horseshoe kidney transplantation within the eurotransplant region：a case control study [J] ．Transplantation，2001，72（12）：1930-1933.
[36] Stroosma OB，Schurink GW，Smits JM，et al．Transplanting horseshoe kidneys：a worldwide survey [J] ．J Urol，2001，166（6）：2039-2042.

第十三章
DCD供者腹部器官切取

DCD供体的腹部器官切取是在血液循环停止之后的器官获取，常规采用的是原位灌注后的快速多器官切取法。如果热缺血时间过长（>30min），肝脏和胰腺可能不能用于移植，可行双肾的整块切取。在某些特殊情况下，如捐献者家属仅同意捐献一个肾脏，则行单肾切取。

第一节　供肾切取

一、术前准备

对于可控型DCD供体（Maastricht Ⅲ类和Ⅳ类，中国三类），器官切取术前供者可肌肉注射酚妥拉明10mg，静脉注射肝素200mg和尿激酶30万U，以扩张供者肾动脉，预防肾脏内凝血并溶解可能形成的血栓，改善灌注效果。对于不可控型DCD供体（Maastricht Ⅰ类、Ⅱ类和Ⅴ类），可以在灌注液（HCA液3 000mL）中加入肝素200mg和尿激酶30万U。有报道肾脏切取前注射酚妥拉明（10mg/50kg）可以改善机器灌注肾脏的指标（流量升高23%，阻力降低30%），并可以降低肾移植术后移植肾功能延迟恢复的发生率[1]。在无心跳供者的大鼠模型中，器官切取前注射肝素和酚妥拉明可以改善供肝的灌注效果，酚妥拉明可以使灌注的均一性提高[2]。

二、双肾整块切取方法

1. 手术切口

供体放置于仰卧位，在背部12肋骨处垫高。碘伏消毒，铺手术巾。采用腹部大“十”字切口：纵切口上自剑突，下达耻骨联合上方；横切口在脐水平至两侧腋后线。

2. 原位灌注

进腹后将小肠推向头侧，在骶骨前切开后腹膜，找到并分离腹主动脉，远端用7号丝线结扎。在肠系膜下动脉水平的腹主动脉后穿7号丝线，切开腹主动脉前壁，插入改装的气囊导尿管约15cm，气囊打气约20mL阻断腹主动脉近心端，插管处结扎腹主动脉；迅速打开灌注液开关快速灌注HCA液3 000mL和UW液1 000mL。在腹主动脉插管处右侧分离下腔静脉，插入引流管引流血液和灌注液（图13–1）。

3. 游离左肾和输尿管

将肠管推向右侧，将结肠脾曲和降结肠向内牵拉，在降结肠外侧切开后腹膜，向上切开结肠脾曲系膜和膈结肠韧带，暴露左肾。提起部分左肾筋膜囊，切开筋膜并向右推开胰腺尾部。术者用左手保护肾脏，右手剪开左肾旁筋膜和左肾头侧组织，游离左肾。向下切开降结肠系膜，向内侧推开肠管，暴露左侧输尿管，在髂血管以下用中弯钳夹住输尿管，远端剪断，提起输尿管，将其内、外侧系膜锐性切开，尽量保留输尿管周围组织。

4. 游离右肾和输尿管

采用Cattel–Braasch手法（Cattel–Braasch manoeuvre）游离十二指肠、右半结肠和小肠肠系膜根部：将肠管推向左侧，在升结肠外侧切开后腹膜，向上切开至结肠肝曲，暴露右肾。采用扩大Kocher手法（Kocher manoeuvre）游离十二指肠和胰腺头部，提起十二指肠，切开十二指肠右侧后腹膜，暴露出下腔静脉、腹主动脉、右肾门和左肾静脉；术者用左手保护肾脏，右手剪开右肾旁筋膜和肾后组织以及肝肾韧带。向左侧和头侧推开肠管，暴露并游离右侧输尿管。右输尿管与下腔静脉毗邻，游离右输尿管时注意勿损伤下腔静脉，以免血液外流使视野不清楚。

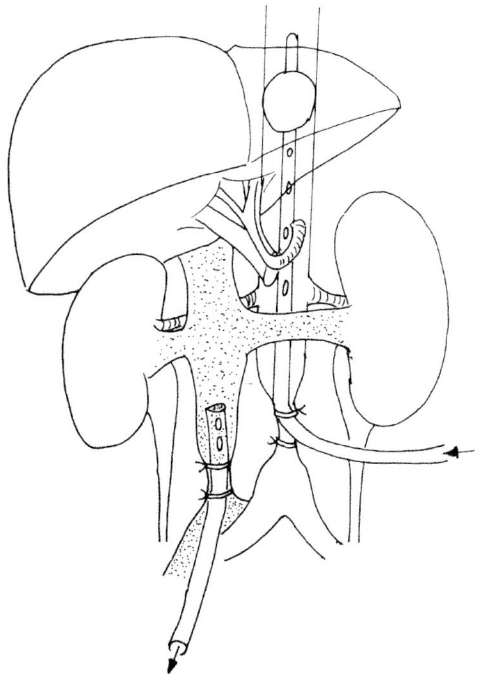

图13–1 腹腔脏器的原位灌注

5. 切除胃肠道，切取双肾

将双肾放平，提起肠管，剪断小肠系膜根部组织（包括Treitz韧带、腹腔干和肠系膜上动脉），将小肠、结肠翻出腹腔外。将输尿管翻向头侧，助手轻托双肾，术者用中弯钳夹住腹主动脉和下腔静脉并切断，近心端提起并在脊柱前向上锐性游离腹主动脉和下腔静脉；将输尿管向下翻，术者左手抓住双肾，尽量靠近近心端剪断腹主动脉和下腔静脉，将双肾整块取出。

第二节 多器官联合切取技术

随着肝脏移植和胰腺移植数量的逐渐增多，尸体供者的多器官切取已经成为最常见的器官切取方式。在腹部器官的联合切取技术中，肝肾联合切取是最常用的方法，其次为肝胰肾联合切取。肾脏的原位灌注切取技术是腹部多器官切取技术的基础。

一、腹部多器官切取步骤

1. 手术切口

供体放置于仰卧位，在背部12肋骨处垫高。碘伏消毒，铺手术巾。采用腹部大“十”字切口：纵切口上自剑突，下达耻骨联合上方；横切口在脐水平至两侧腋后线。

2. 腹主动脉插管灌注和下腔静脉插管引流

进腹后将小肠推向头侧，在骶骨前切开后腹膜，找到并分离腹主动脉，远端用7号丝线结扎，在肠系膜下动脉水平的腹主动脉后穿7号丝线，切开腹主动脉前壁，插入灌注气囊导管约15cm，气囊注水约20mL阻断腹主动脉近心端，结扎腹主动脉导管插入处，插管完成后迅速打开灌注液开关快速灌注器官保存液，一般先关注HCA液3 000mL，再灌注UW液1 000mL（或用Celsior液、HTK液）。在腹主动脉插管处右侧分离下腔静脉，插入引流管引流血液和灌注液。

3. 肠系膜上静脉或门静脉主干插管灌注

肠系膜上静脉插管灌注：将小肠推向左下腹，暴露出小肠系膜根部，提起横结肠，在横结肠根部找到肠系膜上静脉，静脉远端结扎，近端插入灌注管，灌注UW液或Celsior液2 000mL。

门静脉主干插管灌注：直接于肝十二指肠韧带处暴露门静脉，术者经网膜孔将肝十二指肠韧带翻转即可显露门静脉，或者在十二指肠上缘横断肝十二指肠韧带，寻找门静脉主干并插管。

4. 切开并冲洗胆管

切开胆囊底部，向胆囊内置入胃管，持续灌注4℃ HCA液500mL，或者直接切断胆总管末端，结扎胆囊管，采用套管针从胆总管断端插入，用冷HCA液冲洗胆管。

5. 灌注十二指肠

提起胃窦部并切开，向十二指肠内置入Foley导尿管，用7号丝线结扎胃幽门部，依次向十二指肠内灌注碘伏、HCA液和UW液。灌注结束后，在幽门部钳夹两把中弯钳，切断幽门部，用碘伏消毒残端，用7号丝线分别结扎。在距离Treitz韧带5～10cm处提起空肠起始端，用7号丝线分别结扎、切断，残端用碘伏消毒。

6. 游离双肾

首先游离右肾，采用Kocher切口切开右肾前方十二指肠旁后腹膜，在右肾头侧切断肝肾韧带，注意勿撕裂肝包膜。接着游离右肾输尿管。游离左肾时，切开肾筋膜囊，向内侧推开胰腺尾部。最后游离左肾输尿管。

7. 游离胃并切除空肠以下肠管

提起胃前壁，紧贴胃前壁游离胰腺前方，近端游离至贲门，远端至幽门部。提起横结肠，将横结肠系膜切断，游离结肠肝曲与脾曲，升结肠游离至回盲部，降结肠游离至乙状结肠，将升结肠、降结肠和横结肠翻向下方。掀起小肠系膜并切断系膜根部，可将空肠、回肠、结肠全部翻出腹腔外，此时腹腔内清晰可见肝脏、胰腺、脾脏和双肾。

8. 游离肝脏

切开肝镰状韧带、左三角韧带和膈肌，在右心房下剪断下腔静脉。切开左侧膈肌时注意勿剪破食管。

9. 整块切取肝、胆、胰、双肾和脾脏

助手轻托肝、肾、胰、脾，双输尿管向上翻，术者用中弯钳夹住腹主动脉和下腔静脉，沿脊柱前向上锐性游离至胸腔，剪断腹主动脉近心端，将肝脏、胰腺、脾脏和双肾取出，放入冰盐水中。

10. 切取双侧髂血管

助手切取双侧髂血管（包括髂总、髂内和髂外动脉和静脉）备用。

11. 分离肝脏、胰腺和肾脏

在左肾静脉上方将肝下下腔静脉切断；翻转肝、肾、胰、脾，沿腹主动脉后壁剖开，看清楚腹腔干、肠系膜上动脉和肾动脉开口后，在肠系膜上动脉开口和肾动脉之间切断腹主动脉壁，先分离出肾脏。肝脏和胰腺共同保存（图13-2），双肾单独保存。

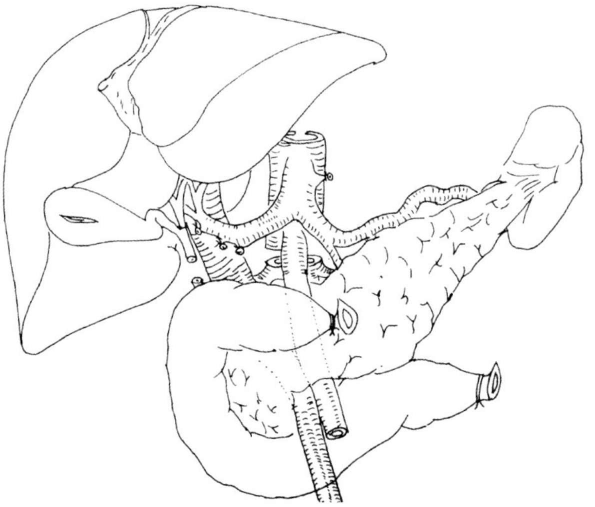

图13-2 肝胰的联合切取

二、腹部多器官切取的注意事项

1. 多器官切取的可靠性

肝肾的联合切取、胰肾的联合切取因为不涉及血管的再分配，解剖关系也不复杂，两个器官之间相互的影响不大。肝胰的联合切取因为两个器官存在血管的分配和变异问题，互相的影响较大。当出现发自肠系膜上动脉（superior mesenteric artery，SMA）的血管替代肝右动脉时，早期的做法是放弃供胰的切取[3]，目前的做法一般是作血管重建[4-5]。Dunn等[6]报道肝胰联合切取不会增加肝脏移植和胰腺移植的技术并发症，对移植肝、移植胰腺的人/器官存活率也没有明显的影响。Kim等[7]也报道肝胰的联合切取不会影响移植物的早期功能和移植物的存活率。

2. 器官切取的顺序

由于各种器官对患者维持生命的重要性不同，传统的做法是先切取肝脏，再切取胰腺，最后切取肾脏。但是广泛的游离和解剖易导致血管损伤并可能因缺血时间的延长而影响移植物的功能。Nakazato等[8]报道腹部器官的整块切取技术可以减少移植肝原发性无功能的发生率，而且对肾脏和胰腺移植物的功能无影响。Imagawa等[9]比较了整块切取肝胰和原位分别切取肝胰的效果，整块切取肝胰可以改善移植肝的早期功能，移植胰腺的功能两组无显著差异。

在肝肾联合切取时，如果先切取肝脏，通常在胰腺中部横断胰腺，切断Treitz韧带和肠系膜上动脉，沿后者开口切断腹主动脉，此过程可能损伤发自肠系膜上动脉的副肝右动脉，并容易造成肾血管损伤和导致肾脏的缺血时间延长。应提倡肝肾整块切下，可保证整个操作过程同时进行腹主动脉和门静脉灌注，整块切下后放入冰水混合物中，剖开腹主动脉后壁，辨认腹腔动脉、肠系膜上动脉和双肾动脉开口的解剖关系，注意可能存在的血管变异，将双肾动脉带腹主动脉片剪下，有利于移植肾的动脉吻合，也有利于变异肝动脉的重建。

3. 灌注顺序的选择

在供肝切取手术中，有术者认为应优先灌注门静脉，因为门静脉供血占整个肝脏的70%，也有的认为应优先灌注腹主动脉，或同时进行门静脉和腹主动脉灌注。在国外的脑死亡供者中，先灌注门静脉是可行的，因此时其他器官的血供尚未中断。但是对于DCD供者，多器官切取时应优先灌注腹主动脉，以缩短各个器官的热缺血时间。临床研究表明单独经腹主动脉灌注而不经门静脉灌注可以取得与腹主动脉–门静脉联合灌注相同的供肝质量[10–11]，因为灌注入胃肠胰脾的灌注液回流入门静脉，可同时灌注肝脏。腹主动脉–门静脉灌注能使肝脏达到的最低温度为11.0℃ ± 3.0℃（耗时9.3 min ± 3.4min），单纯腹主动脉灌注能使肝脏达到的最低温度为12.5℃ ± 3.4℃（耗时11.9 min ± 3.8min），两者均无显著差异[11]。

4. 灌注液的选择

腹主动脉灌注可采用UW液或其他类型的器官保存液。Sollinger等[12]报道采用UW液作腹部的多器官切取和保存液可以取得优良的效果。但是UW液的黏滞度较高（由于添加的羟乙基淀粉），且价格昂贵。Pirenne等[13]报道腹主动脉采用Marshall液灌注与采用UW 液灌注相比，能显著降低肝移植术后胆管狭窄的发生率，并能取得相同的移植肝1年存活率，其可能的原因是由于UW液的高黏滞度，导致胆管周围毛细血管丛灌注不良，肝移植后发生缺血型胆管损伤（Ischemic–type biliary lesions，ITBLs）。这种推测也得到其他研究的证实，Moench等[14]报道采用腹主动脉UW液加压灌注能显著减少ITBLs。Adam等[15]报道腹主动脉采用Eurocollins液灌注与UW 液灌注相比，也能取得相同的移植肝存活率。HCA液和Marshall液都属于高渗枸橼酸盐类器官保存液，腹主动脉采用HCA液灌注是可行的和安全的，一般没有必要在HCA液灌注结束后再经腹主动脉灌注UW液。已经证实Celsior液保存肝脏、肾脏和胰腺的效果与UW液相当[16，18]，且价格便宜，是UW液的一种良好的替代品。Celsior液的黏滞度低，用于保存肝脏时，胆管功能的恢复优于UW液[17]。

5. 表面降温的作用

腹主动脉–门静脉原位灌注能使肝脏达到的最低温度为11.0℃ ± 3.0℃（耗时9.3min ± 3.4min），但是肝脏保存的最佳温度是0 ~ 1℃，并且在肝脏冷保存（打包）后需要75 ~ 90min其核心温度才能降至5℃以下，在肝脏冷保存后需要195 min ± 75min其核心温度才能降至1℃[19]。另有作者报道肝胰肾联合切取中在腹腔内加冰屑可以防止胰腺复温；加冰屑组胰腺中心温度保持在4℃左右，未加冰屑组胰腺中心温度可上升至18.2℃；冰屑表面降温可以提高胰岛的分离量并改善胰岛活性[20]，因而应该提倡原位灌注和表面降温相结合的降温方法。在腹主动脉和门静脉插管灌注的同时，在肝肾表面倒入大量碎冰屑，加快供肝和供肾温度的下降，并阻止双肾再复温；在双肾游离后在腹腔内倒入碎冰屑不会影响手术操作。

6. 下腔静脉及时切开引流的作用

在做腹主动脉插管后，应立即做下腔静脉切开，插管引流血液及灌注液，避免肝静脉和肾静脉压力过高，导致回流障碍和组织水肿；同时可保持术野清晰，减少误伤器官的机会。如果切开膈肌，切开肝上下腔静脉引流血液和灌注液入胸腔，可能导致肝脏下坠，腹腔内器官失去正常解剖关系，并使血液流向腹腔，影响手术视野的清晰，导致解剖困难。

7. 血管的分配或重建

由于肝脏和胰腺的动脉都起自腹腔干动脉，肝胰的联合切取存在血管分配的问题。一般的处理方法是将脾动脉（splenic artery，SA）和SMA从其起源处切断，重建SA和SMA的方法主要有3种：①采用供体髂总和髂内、外动脉的“Y”形分叉重建动脉，将髂内、外动脉分别与脾动脉和肠系膜上动脉作端端吻合，使脾动脉与肠系膜动脉成一共干[21]；②将SA与SMA作端侧吻合[6]；③将SA近端与SMA远端作端端吻合[22]。若供胰的门静脉过短，可利用髂静脉延长。

三、小儿供体的腹部器官切取

小儿供体的腹部器官切取方法与成人供体基本相似，由于小儿供体的腹主动脉、下腔静脉和肠系膜上静脉管径较细，3岁以下的供体尚需要保留完整的腹主动脉和下腔静脉行双肾整块移植，器官切取有其特殊的方面。

1. 原位灌注

由于小儿腹主动脉管径较细，经常不能采用气囊导管阻断。为保留完整的腹主动脉行双肾整块移植，动脉灌注插管（使用塑料胃管或16号导尿管）可经右髂总动脉或腹主动脉远端置入，并切开膈肌，在胸腔内阻断胸主动脉远端。下腔静脉引流应采用塑料胃管，插管位置在下腔静脉远端或右髂总静脉。肠系膜上静脉较细，可使用脑室引流管插管置入门静脉。

2. 减少灌注液量

与成人供体比较，灌注液量应减少，一般可以根据供者体重做相应调整。一般5岁以下供体经腹主动脉灌注HCA液1 500mL和UW液1 000mL，门静脉灌注UW液1 000mL即可。

3. 腹部大血管的切取

对于年龄<5岁的供体，双肾应尽量保留足够长的腹主动脉和下腔静脉。器官整块切取后分离肝肾时，应沿肠系膜上动脉开口切开腹主动脉，将腹腔动脉干保留部分腹主动脉前壁后切下，留给供肝，其余动脉留给供肾。应该常规切取胸主动脉备用。

4. 双输尿管和膀胱的切取

输尿管应尽量保留周围组织。如果供体<1岁，应该常规切取双侧输尿管和膀胱。受体双肾整块移植手术时，可采用带供体膀胱三角区的膀胱瓣，直接与受者膀胱吻合，可以简化操作，避免输尿管梗阻和反流的发生；膀胱瓣可以从双侧输尿管获得足够的血液供应[23-25]。切取双输尿管和膀胱时应注意保留足够多的输尿管周围组织。

5. 轻柔操作，保护血管

小儿供体血管柔嫩脆弱，损伤后易导致移植肾动脉血栓形成，操作过程应细致轻柔，避免暴力。

第三节　供肾解剖变异或畸形

一、肾脏畸形

肾脏的先天性异常包括肾脏的数目异常（单侧的肾不发育或发育不全、不完全性重复肾和额外肾）。肾的位置异常包括：单纯性异位肾和横过异位肾。肾的旋转异常包括：不旋转、不完全旋转、相反旋转和过度旋转。肾的形状异常主要是马蹄形肾。多囊肾在肾脏切取中也经常遇到，但多数属于病变的早期，多数囊肿为1～2mm。早期的多囊肾不影响使用。

二、血管变异

（1）肾动脉变异：中国人1条肾动脉的出现率为79.3%～88.3%，2条肾动脉的出现率为10.7%～18.0%，3条肾动脉的出现率为0.7%～2.9%，4条肾动脉的出现率为0.1%。如果存在多支肾动脉，原位灌注的效果好，而且不容易损伤肾动脉内膜[26]。

（2）肾静脉的变异：中国人1条肾静脉的出现率为81.5%～86.3%，2条肾静脉的出现率为12.1%～15.5%，3条肾静脉的出现率为1.7%～3.0%[26]。

（3）下腔静脉畸形：常见的下腔静脉畸形是双下腔静脉。

三、输尿管变异

输尿管的异常包括：数目异常、异位开口、先天性狭窄和下腔静脉后输尿管。临床常见的是双输尿管和"Y"形输尿管，双输尿管畸形可为一侧性，亦可为两侧性。双输尿管的其中1条有时被误认为是生殖静脉而损伤。

（袁小鹏　周　健）

参考文献

［1］Polyak MM，Arrington BO，Kapur S，et al．Donor treatment with phentolamine mesylate improves machine preservation dynamics and early renal allograft function［J］．Transplantation，2000，69（1）：184-186.

［2］Richter S，Yamauchi J，Minor T，et al．Heparin and phentolamine combined，rather than heparin alone，improves hepatic microvascular procurement in a non-heart-beating donor rat-model［J］．Transpl Int，2000，13（3）：225-229.

[3] Marsh CL, Perkins JD, Sutherland DE, et al. Combined hepatic and pancreaticoduodenal procurement for transplantation [J]. Surg Gynecol Obstet, 1989, 168 (3): 254–258.

[4] Jeon H, Ortiz JA, Manzarbeitia CY, et al. Combined liver and pancreas procurement from a controlled non–heart–beating donor with aberrant hepatic arterial anatomy [J]. Transplantation, 2002, 74 (11): 1636–1639.

[5] Molmenti EP, Klein AS, Henry ML. Procurement of liver and pancreas allografts in donors with replaced/accessory right hepatic arteries [J]. Transplantation, 2004, 78 (5): 770–771.

[6] Dunn DL, Morel P, Schlumpf R, et al. Evidence that combined procurement of pancreas and liver grafts does not affect transplant outcome [J]. Transplantation, 1991, 51 (1): 150–157.

[7] Kim SC, Lee SG, Han DJ, et al. Combined procurement of liver and pancreas does not influence early graft function and survival [J]. Transplant Proc, 1996, 28 (3): 1882–1884.

[8] Nakazato PZ, Concepcion W, Bry W, et al. Total abdominal evisceration: an en bloc technique for abdominal organ harvesting [J]. Surgery, 1992, 111 (1): 37–47.

[9] Imagawa DK, Olthoff KM, Yersiz H, et al. Rapid en bloc technique for pancreas–liver procurement. Improved early liver function [J]. Transplantation, 1996, 61 (11): 1605–1609.

[10] de Ville de Goyet J, Hausleithner V, Malaise J, et al. Liver procurement without in situ portal perfusion. A safe procedure for more flexible multiple organ harvesting [J]. Transplantation, 1994, 57 (9): 1328–1332.

[11] Chui AK, Thompson JF, Lam D, et al. Cadaveric liver procurement using aortic perfusion only [J]. Aust N Z J Surg, 1998, 68 (4): 275–277.

[12] Sollinger HW, Vernon WB, D' Alessandro AM, et al. Combined liver and pancreas procurement with Belzer–UW solution [J]. Surgery, 1989, 106 (4): 685–690.

[13] Pirenne J, Van Gelder F, Coosemans W, et al. Type of donor aortic preservation solution and not cold ischemia time is a major determinant of biliary strictures after liver transplantation [J]. Liver Transpl, 2001, 7 (6): 540–545.

[14] Moench C, Moench K, Lohse AW, et al. Prevention of ischemic–type biliary lesions by arterial back–table pressure perfusion [J]. Liver Transpl, 2003, 9 (3): 285–289.

[15] Adam R, Astarcioglu I, Raccuia JS, et al. Beneficial effects of Eurocollins as aortic flush for the procurement of human livers [J]. Transplantation, 1996, 61 (5): 705–709.

[16] Faenza A, Catena F, Nardo B, et al. Kidney preservation with university of Wisconsin and Celsior solution: a prospective multicenter randomized study [J]. Transplantation, 2001, 72 (7): 1274–1277.

[17] Pedotti P, Cardillo M, Rigotti P, et al. A comparative prospective study of two available solutions for kidney and liver preservation [J]. Transplantation, 2004, 77 (10): 1540–1545.

[18] Boggi U, Vistoli F, Del Chiaro M, et al. Pancreas preservation with University of Wisconsin and Celsior solutions: a single–center, prospective, randomized pilot study [J]. Transplantation,

2004, 77 (8): 1186–1190.

[19] Hertl M, Howard TK, Lowell JA, et al. Changes in liver core temperature during preservation and rewarming in human and porcine liver allografts [J] . Liver Transpl Surg, 1996, 2 (2): 111–117.

[20] Lakey JR, Kneteman NM, Rajotte RV, et al. Effect of core pancreas temperature during cadaveric procurement on human islet isolation and functional viability [J] . Transplantation, 2002, 73 (7): 1106–1110.

[21] Yang HC, Gifford RR, Dafoe DC, et al. Arterial reconstruction of the pancreatic allograft for transplantation [J] . Am J Surg, 1991, 162 (3): 262–264.

[22] Fernandez–Cruz L, Astudillo E, Sanfey H, et al. Combined whole pancreas and liver retrieval: comparison between Y–iliac graft and splenomesenteric anastomosis [J] . Transpl Int, 1992, 5 (1): 54–56.

[23] Flechner SM, Saad IR, Tiong HY, et al. Use of the donor bladder trigone to facilitate pediatric en bloc kidney transplantation [J] . Pediatr Transplant, 2011, 15 (1): 53–57.

[24] Kato T, Selvaggi G, Burke G, et al. Partial bladder transplantation with en bloc kidney transplant–the first case report of a ‘bladder patch technique’ in a human [J] . Am J Transplant, 2008, 8 (5): 1060–1063.

[25] Ciancio G, Kato T, Chen L, et al. Transplantation of en bloc pediatric kidneys with a partial bladder segment in an adult recipient [J] . Transpl Int, 2009, 22 (3): 350–353.

[26] 中国解剖学会体质调查委员会. 中国人解剖学数值 [M] . 北京: 人民卫生出版社, 2002.

第十四章
HLA配型的理论基础和临床应用

主要组织相容性复合物（major histocompatibility complex，MHC）是由一组高度多态性基因组成的染色体区域。MHC基因的表达产物称为MHC分子或主要组织相容性抗原，因这些抗原在器官移植中代表供-受体双方的组织相容性程度，故又称为移植抗原。人类白细胞抗原（human leucocyte antigen，HLA）基因系统是人类的MHC。HLA复合体是迄今所知人类多态性最丰富的遗传系统，定位于第6号染色体短臂6p21.31区，长3 600kb。HLA系统是由一系列紧密连锁的基因座位所组成的具有高度多态性的遗传复合体。HLA 复合体分为Ⅰ类、Ⅱ类和Ⅲ类基因区。Ⅰ类基因区靠近端粒，Ⅱ类基因区靠近着丝粒，中间为Ⅲ类基因区。Ⅰ类基因主要包括A、B、C、E、F、G、H、J、K、L基因，其中基因A、B、C、E、F、G编码HLA-Ⅰ类抗原的α链，基因H、J、K、L为假基因。Ⅱ类基因主要包括DM、DO、DP、DQ、DR5个基因。Ⅲ类基因主要包括补体C2、C4、Bf基因和22-羟化酶基因、热休克蛋白基因、肿瘤坏死因子和淋巴毒素基因。每个基因的等位基因数和抗原数都不同，由于新的发现，等位基因数在不断增多。

肾移植供-受者的HLA配型通常采用美国器官分配网络（United Network for Organ Sharing，UNOS）提倡的HLA-A、HLA-B、HLA-DR 6个位点的方案，以HLA-DR位点为优先选择，其次为HLA-B位点，最后是HLA-A位点。尽管HLA配型在尸体肾移植中的作用仍有争议，但对于致敏受者，HLA配型和HLA抗体分析是肾移植的关键所在。

一、HLA的多态性

HLA系统是一个具有高度多态性的遗传系统。对于常用的HLA-A、HLA-B、HLA-DR位点，其等位基因数目（HLA-A、HLA-B和HLA-DRB1）远远超过抗原的数目（表14-1），因而通常采用HLA抗原表达HLA分型结果（表14-2）。

表14-1　HLA的等位基因多态性

位点	等位基因数	抗原数	位点	等位基因数	位点	等位基因数	位点	等位基因数
HLA-A	250	25	HLA-DRA	3	HLA-DRB7	2	HLA-DOA	8

续表

位点	等位基因数	抗原数	位点	等位基因数	位点	等位基因数	位点	等位基因数
HLA-B	490	49	HLA-DRB1	315	HLA-DRB8	1	HLA-DOB	8
HLA-C	119	10	HLA-DRB2	1	HLA-DRB9	1	HLA-DMA	4
HLA-E	6		HLA-DRB3	38	HLA-DQA1	22	HLA-DMB	6
HLA-F	1		HLA-DRB4	12	HLA-DQB1	53	TAP1	6
HLA-G	15		HLA-DRB5	15	HLA-DPA1	20	TAP2	4
			HLA-DRB6	3	HLA-DPB1	99	MICA	54

表14-2 HLA-Ⅰ类、HLA-Ⅱ类抗原一览表

HLA-A	HLA-B		HLA-C	HLA-DQ	HLA-DR
A1	B5	B51（5）	Cw1	DQ1	DR1
A2	B7	B5102	Cw2	DQ2	DR103
A203	B703	B5103	Cw3	DQ3	DR2
A210	B8	B52（5）	Cw4	DQ4	DR3
A3	B12	B53	Cw5	DQ5（1）	DR4
A9	B13	B54（22）	Cw6	DQ6（1）	DR5
A11	B14	B55（22）	Cw7	DQ7（3）	DR6
A19	B15	B56（22）	Cw8	DQ8（3）	DR7
A23（9）	B16	B57（17）	Cw9（w3）	DQ9（3）	DR8
A24（9）	B17	B58（17）	Cw10（w3）		DR9
A25（10）	B18	B59			DR10
A26（10）	B21	B60（40）			DR11（5）
A28	B22	B61（40）			DR12（5）
A29（19）	B27	B62（15）			DR13（6）
A30（19）	B2708	B63（15）			DR14（6）
A31（19）	B35	B64（14）			DR15（2）
A32（19）	B37	B65（14）			DR16（2）
A33（19）	B38（16）	B67			DR17（3）
A34（10）	B39（16）	B70			DR18（3）
A36	B3901	B71（70）			
A43	B3902	B72（70）			DR51
A66（10）	B40	B73			DR52
A68（28）	B4005	B75（15）			DR53
A69（28）	B41	B76（15）			
A74（19）	B42	B77（15）			
A80	B44（12）	B78			
	B45（12）	B81			
	B46				
	B47	Bw4			
	B48	Bw6			
	B49（21）				
	B50（21）				

二、HLA抗原的交叉反应和交叉反应组

在HLA研究的早期，通过对孕妇血清的分析，发现有些抗体对一组抗原均有反应，可以归纳出不同的交叉反应组（cross-reacting egroups，CREG）（图14-1至图14-3）。随着HLA分子氨基酸序列的阐明，发现CREG抗体的实质是抗公共表位的抗体，即一个致敏受者的HLA特异性抗体的表位是某个或几个具体的氨基酸残基。

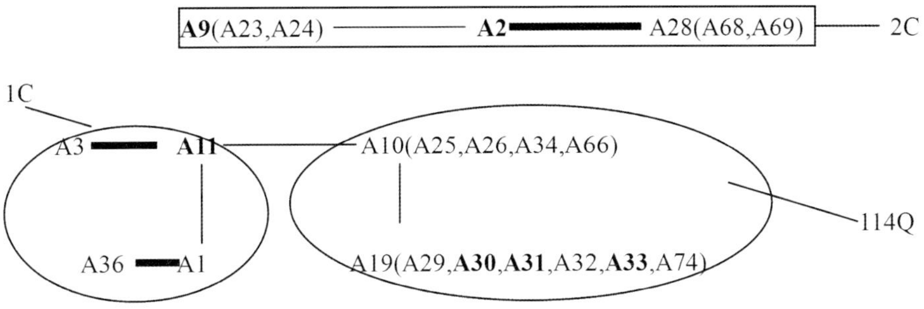

图14-1　HLA-A位点的交叉反应

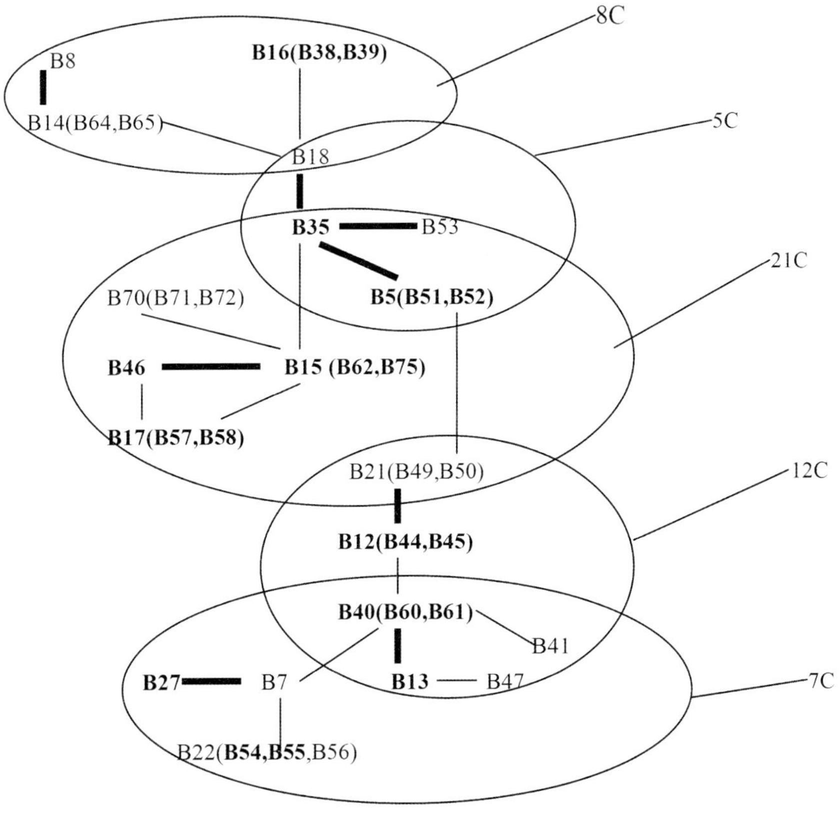

图14-2　HLA-B位点的交叉反应

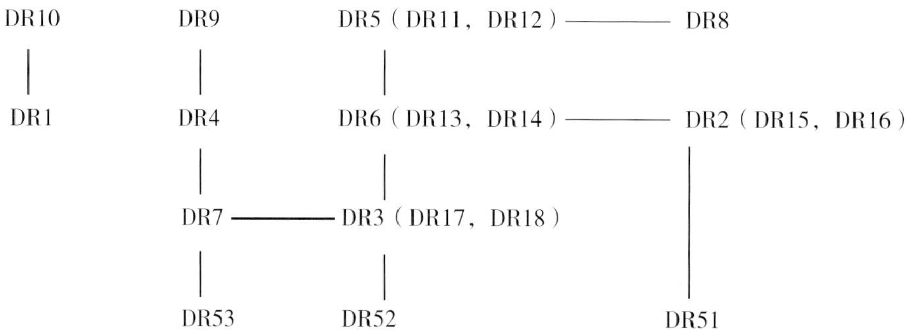

图14-3　HLA-DR位点的交叉反应

三、Bw4和Bw6的概念

Bw4和Bw6是HLA-I类抗原的两个公共表位，位于α1区的末端，主要由第80～83个氨基酸残基决定。Bw4和Bw6表位的分布见表14-3。由不同的氨基酸残基组合可组成Bw4、Bw6抗原特异性（表14-4）。

表14-3　Bw4和Bw6表位分布

Bw4	Bw6
B51，B52（B5）	
	B7，B703
	B8
B44（B12）	B45（B12）
B13	
	B64，B65（B14）
B63，B77（B15）	B62，B75，B76（B15）
B38（B16）	B39（B16）
B57，B58（B17）	
	B18
B49（B21）	B50（B21）
	B54，B55，B56（B22）
B27	
	B35
B37	
	B60，B61（B40）
	B41
	B42
	B46
B47	
	B48
B53	
B59	
	B67
	B71，B72（B70）
	B73
	B7801

表14-4　Bw4和Bw6表位和相应的氨基酸残基

表位	氨基酸残基序列			
	80	81	82	83
Bw4	I	A	L	R
	T	A	L	R
Bw6	N	L	R	G
非Bw4和Bw6	T	L	R	G

四、DR51、DR52和DR53的概念

DRB基因的不同组合构成不同的单倍型，DR基因的单倍型主要有5种，这5种单倍型是DR抗原交叉反应配型的基础（图14-4）。DRB*1基因编码DR抗原的β链，DRA基因编码α链。DR2、DR6、DR7、DR8和DR9基因为假基因。DRB*5、DRB*3、DRB*4基因分别编码DR51、DR52和DR53抗原。不同的单倍型具有不同的DR抗原，且与DQ抗原有明确的关联，其关联关系如下：

DR51：DR15，DR16

DR52：DR11，DR12，DR13，DR14，DR17，DR18

DR53：DR4，DR7，DR9

DQ2: DR7，DR9，DR17

DQ4: DR4，DR8，DR18

DQ5: DR1，DR10，DR14，DR16，DR103

DQ6: DR13，DR15

DQ7: DR4，DR11，DR12

DQ8: DR4，DR8

DQ9: DR7，DR9

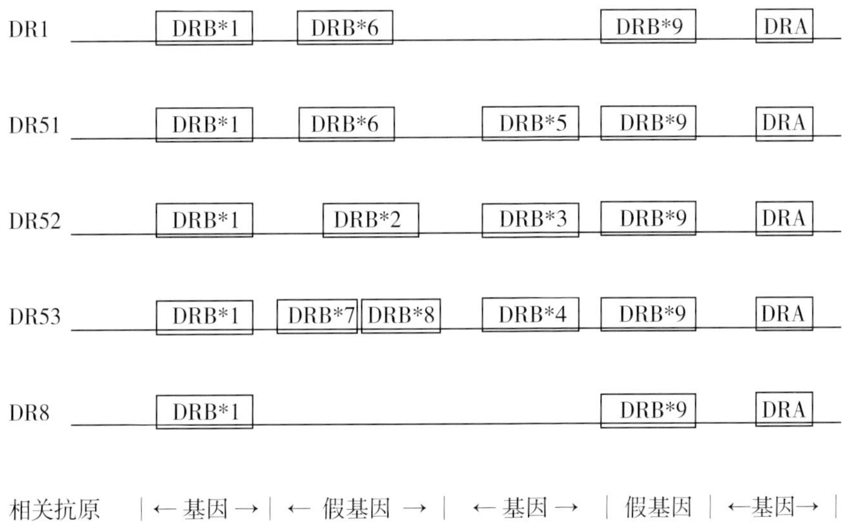

图14-4　DRB基因的不同组合构成不同的单倍型

五、交叉反应组配型

CREG配型策略通常又称为氨基酸残基配型（amino acid residues matching，ResM）策略，但CREG配型并不是严格的氨基酸残基配型，而是用主要的几个氨基酸残基作配型。常用CREG配型方法有Terasaki教授领导的加利福尼亚大学洛杉矶分校（University of California，Los Angeles，简称UCLA）组织配型中心提出的CREG，UNOS提出的CREG（表14-5）以及Fuller和Rodey教授提出的CREG（表14-6）。其中UCLA的CREG严格按照氨基酸残基分组，与UNOS的方案基本相同。

表14-5　UNOS交叉反应组

A01C	A1，A3，A11，A19（A29，A30，A31），A36，A80
A10C	A10（A25，A26，A34，A66），A11，A19（A32，A33，A74），A43
A02C	A2，A9（A23，A24），A28（A68，A69），A203，B17（B57，B58）
B05C	B5（B51，B52，B5102，B5103），B18，B35，B53，B78

续表

B07C	B7，B8，B13，B22（B54，B55，B56），B27，B40（B60，B61），B41，B42，B47，B48，B59，B67，B81，B8201，B703
B08C	B8，B14（B64，B65），B16（B38，B39，B3901，B3902），B18，B59，B67
B12C	B12（B44，B45），B13，B21（B49，B50，B4005），B37，B40（B60，B61），B41，B47
B21C	B5（B51，B52，B5102，B5103），B15（B62，B63，B75，B76，B77），B17（B57，B58），B21（B49，B50，B4005），B35，B46，B53，B70（B71，B72），B73，B78
Bw4	A9（A23，A24），A25（A10），A32（A19），B5（B51，B52），B12（B44），B13，B15（B63），B16（B38），B17（B57，B58），B21（B49），B27，B37，B47，B53，B59
Bw6	B7，B8，B12（B45），B14（B64，B65），B15（B62，B75，B76），B16（B39），B18，B21（B50），B22（B54，B55，B56），B35，B40（B60，B61），B41，B42，B46，B48，B67，B70（B71，B72），B78，B81，B82

表14-6 Fuller交叉反应组

1C	A1，A3，A11，A9（A23，A24），A10（A25，A26，A34，A66），A19（A29），A36
	1C1: A1，A36，A3，A11 1C2: A1，A36，A11，A9（A23，A24） 1C3: A10（A25，A26，A34，A66），A11，A1，A36，A19（A29）
2C	A2，A9（A23，A24），A28（A68，A69）
	2C1: A2，A28（A68，A69） 2C2: A2，A9（A23，A24），A28（A68，A69）
5C	B5（B51，B52），B35，B53，B15（B62，B63，B75，B76，B77），B17（B57，B58），B18，B70（B71，B72）
7C	B7，B8，B40（B60），B41，B42
8C	B8，B14（B64，B65），B16（B38，B39），B18，B51
12C	B12（B44，B45），B13，B21（B49，B50），B37，B40（B60，B61），B41，B47
21C	B5（B51，B52），B15（B62，B63，B75，B76，B77），B21（B49，B50），B35
22C	B7，B22（B54，B55，B56），B27，B17（B57，B58），B46
27C	B7，B13，B27，B40（B60，B61），B47
28C	A10（A25，A26，A34，A66），A11，A19（A30，A31，A33），A28（A68，A69）
B4	A9（A23，A24），A25（A10），A32（A19），B5（B51，B52），B12（B44），B13，B15（B63），B16（B38），B17（B57，B58），B21（B49），B27，B37，B47，B53，B59
B6	B7，B8，B12（B45），B14（B64，B65），B15（B62，B75，B76），B16（B39），B18，B21（B50），B22（B54，B55，B56），B35，B40（B60，B61），B41，B42，B46，B48，B67，B70（B71，B72），B78，B81，B82
INTL1	A2，B17（B57，B58）
INTL2	A9（A23，A24），A25（A10），A32（A19），Bw4
INTL3	A11，Cw3，Bw6

六、氨基酸残基配型

A、B位点HLA分子的氨基酸残基多态性是有限的，A位点的多态性残基数为80个，B位点的多态性残基数为74个，主要集中在α1区和α2区（表14-7）。所有高免疫原性残基均位于α1区和α2区的α螺旋或环形部位（loop），这些部位又是所谓的“抗体所及”部位。因此，肾移植患者氨基酸残基配型主要是对α1区和α2区高免疫原性残基的比较。HLA-Ⅰ类、HLA-Ⅱ类分子的三维结构见图14-5和图14-7，α1区和α2区的俯视图见图14-6和图14-8。

表14-7　HLA-A，HLA-B分子氨基酸残基多态性

残基区域	A位点HLA分子		B位点HLA分子	
	多态性残基位置	多态性残基个数	多态性残基位置	多态性残基个数
α1区	3-90	26	4-90	30
α2区	95-182	26	94-180	24
α3区	184-268	12	194-275	11
细胞膜区	276-315	14	282-308	8
细胞内区	322-335	2	326	1
总数		80		74

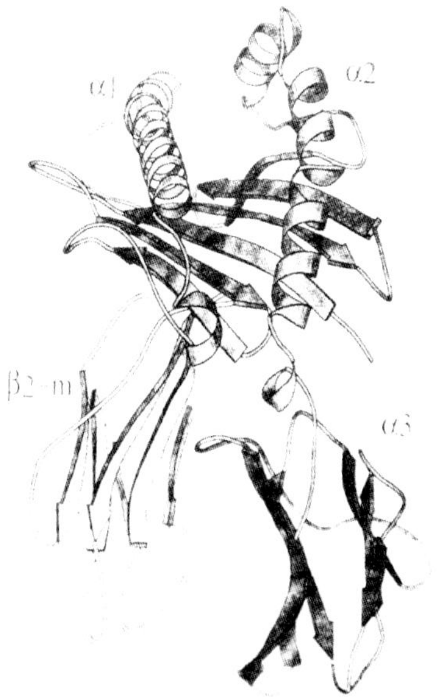

图14-5　HLA-I类分子的三维结构图

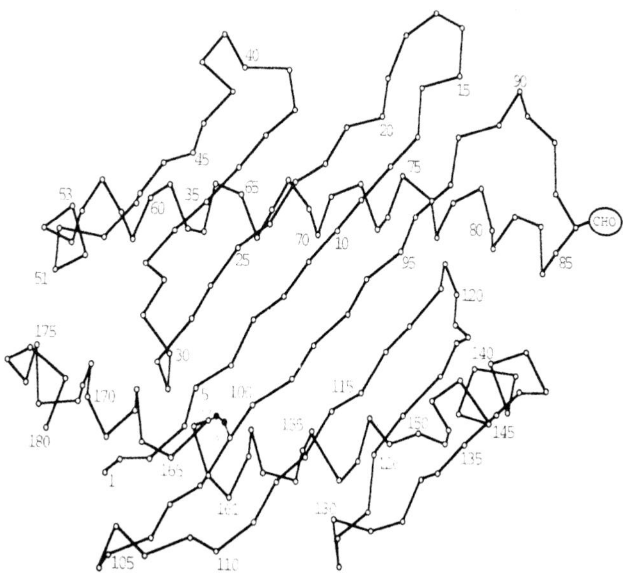

图14-6　HLA-I类分子α1区和α2区俯视图

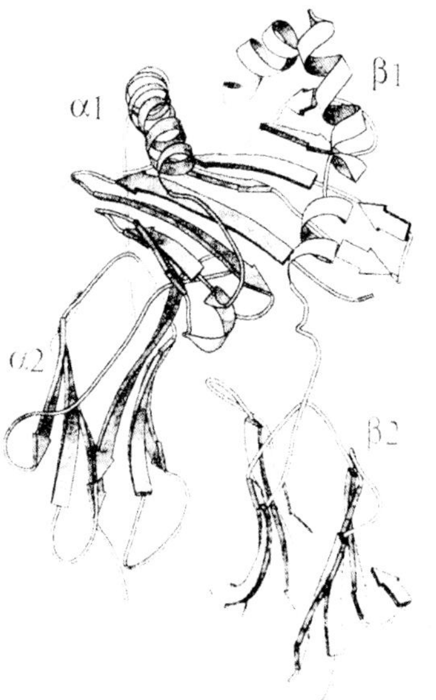

图14-7 HLA-Ⅱ类分子的三维结构图

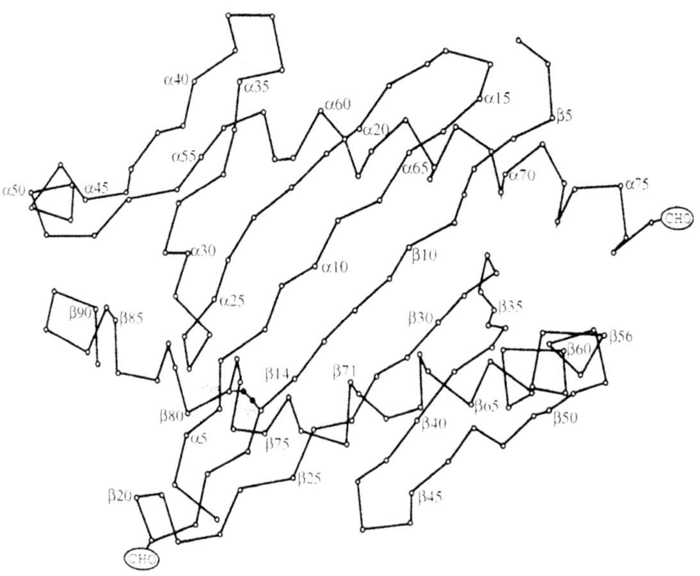

图14-8 HLA-Ⅱ类分子α1区和β1区俯视图

临床常用的CREG配型标准是UNOS-CREG标准，常用的氨基酸残基配型标准是与之对应的10个氨基酸残基标准（见表14-8）。具体的氨基酸残基配型方案见表14-9。

表14-8 氨基酸残基配型常用10个残基所对应的抗原

氨基酸残基	CREG组	所包括的抗原
114R	A1C	A1，A3，A11，A29（A19），A36，A68（A28），A80
127K	A2C	A2，A9（A23，A24），A28（A68，A69）
114Q	A10，A19	A10（A25，A26，A34，A66），A19（A31，A32，A33，A74），A43
67F	B5，B8	B5（B51），B8，B35，B53，B59，B78
72-74AQTD	B7C	B7，B22（B54，B55，B56），B27，B42，B46，B67，B73，B81，B82
69-77 TNTQTDRES	B8C	B8，B14（B64，B65），B16（B39），B78
41T	B12C	B12（B44，B45），B13，B21（B49，B50），B40（B60，B61），B41，B47
70S	B17，B63	B17（B57，B58），B63（B15）
83R	Bw4	A9（A23，A24），A25（A10），A32（A19），B5（B51，B52），B12（B44），B13，B15（B63），B16（B38），B17（B57，B58），B21（B49），B27，B37，B47，B53，B59
80N	Bw6	A11，B7，B8，B12（B45），B14（B64，B65），B15（B62，B75，B76），B16（B39），B18，B21（B50），B22（B54，B55，B56），B35，B40（B60，B61），B41，B42，B46，B48，B67，B70（B71，B72），B78，B81，B82

表14-9　各种配型方案举例

	受者	供者	错配数
HLA抗原	A2，A24（A9） B61（B40），B75（B15） DR4，DR14（DR6）	A2，A24（A9） B46，B62（B15） DR9，DR14（DR6）	2
CREG	A02C B07C，B12C，B21C Bw4，Bw6	A02C B21C Bw4，Bw6	0
氨基酸残基	127K 41T 83R，80N	127K 72-74AQTD 83R，80N	1

七、相容错配和致敏错配方案

相容错配和致敏错配方案是由Terasaki教授领导的UCLA组织配型中心根据大量肾移植患者HLA配型与移植肾存活时间相关关系的分析而提出的配型方案，对临床的HLA配型有一定的指导作用（见表14-10至表14-12）[1]。

表14-10　相容错配和致敏错配的抗原（A位点）

供者抗原MM		受者HLA抗原		
		位点之内	位点之间	位点交叉
A1	P	A2，A3，A28	B7，B8，B15，B16，B35，B40	DR2，DR4
	IM	A9，A10		DR5
A2	P	A3	B7，B8，B12，B16，B35，B40	DR2，DR3，DR4，DR5，DR7
	IM	A1，A9，A10，A11，A28		DR6，DR8
A3	P	A1，A2，A9，A10，A11	B7，B8，B15，B16，B35，B40	DR1，DR3，DR4，DR5，DR6，DR7，DR8
	IM			DR2
A9	P	A1，A2，A10，A11		
	IM	A3，A28		
A23	P	A1，A2，A10，A11	B12，B15，B35，B40	DR1，DR4，DR6，DR7，DR8
	IM	A3，A28		
A24	P	A1，A2，A10，A11	B7，B8，B12，B35，B40	DR2，DR3，DR5，DR7，DR8
	IM	A3，A28	B15	DR4，DR6
A10	P	A1，A11		
	IM	A2，A9，A28		

续表

供者抗原 MM		受者HLA抗原		
		位点之内	位点之间	位点交叉
A25	P	A1，A11	B12，B16	DR8
	IM	A2，A9，A28		
A26	P	A1，A3，A11	B7，B12，B15	DR1，DR5，DR6，DR7
	IM	A2，A9，A28		
A11	P	A1，A3，A28	B12，B15，B16，B35	DR1，DR2，DR7
	IM	A2，A9，A10	B5，B40	DR4，DR5，DR8
A28	P	A2，A3，A9，A10	B7，B8，B12，B15，B16，B40	DR2，DR4，DR5，DR7，DR8
	IM	A11		
A68	P	A2，A9，A10		
	IM	A11		
A69	P	A2，A9，A10		
	IM	A11		
A29	P	A1，A2，A3，A11	B7，B8，B12，B15，B16，B40	DR1，DR2，DR4，DR5，DR6，DR7，DR8
	IM	A9		
A30	P	A1，A2，A3，A9，A10，A11	B8，B16，B35	DR1，DR2，DR4，DR6，DR7
	IM	A28		
A31	P	A1，A2，A3，A11，A28	B7，B8，B12，B15	DR4，DR5，DR7
	IM	A9		
A32	P		B7，B8，B12，B40	DR1，DR4，DR6，DR7
	IM	A1，A9		
A33	P	A9	B7，B12	DR7，DR8
	IM			
A34	P	A2，A9，A11	B15，B16，B40	DR2，DR5，DR8
	IM	A10，A28		
A36	P			
	IM	A2		

注：MM=mis-match（错配）；P=permissible（相容的）；IM=immunogenic（致免疫的，即致敏的）

表14-11 相容错配和致敏错配的抗原（B位点）

供者抗原MM		受者HLA抗原 位点之内	位点之间	位点交叉
B5	P	B7		
	IM	B12，B16，B40		
B51	P	B7，B17，B35	A1，A2，A9，A11，A28	DR4，DR5，DR6，DR8，DR9
	IM	B12		
B52	P	B7，B40	A1，A2，A11	DR1，DR4，DR5，DR6，DR8
	IM	B12，B16		
B7	P	B5，B15，B16，B17，B27，B40	A1，A2，A3，A9，A11，A28	DR1，DR2，DR3，DR4，DR5，DR6，DR7，DR8
	IM	B8，B12，B35		
B8	P	B15，B27，B35，B40	A1，A2，A3	DR1，DR2，DR4，DR5，DR7，DR8
	IM	B7，B12，B17		
B12	P			
	IM	B5，B7，B8，B15，B40		
B44	P	B27，B35	A10，A11	DR2，DR4，DR7，DR8
	IM	B5，B7，B8，B15，B16，B17，B40	A1，A2，A3，A9	DR1，DR3，DR5，DR6
B45	P		A3，A10	DR1，DR5，DR7
	IM	B5，B7，B8，B15，B16，B40	A2	
B13	P	B5，B15，B17，B27，B35	A1，A2，A11	DR2，DR4，DR5，DR7，DR8
	IM			
B14	P	B15，B17	A1，A2，A3	DR1，DR2，DR4，DR5，DR6，DR7，DR8
	IM	B7，B12		
B64	P	B15		
	IM			
B70	P			
	IM	B5，B40		
B71	P			
	IM	B40		
B72	P			
	IM	B40		

表14-12 容许的和致免疫的抗原（DR位点）

供者抗原 MM		受者HLA抗原	
		位点之内	位点交叉
DR1	P	DR2，DR3，DR8	A1，A3，B5，B8，B15，B16，B35，B40
	IM	DR4，DR5，DR6，DR7	A2，A28，B7，B12
DR2	P	DR1，DR3，DR5，DR8，DR9	A1，A2，A3，A9，B5，B7，B8，B15，B16
	IM	DR4，DR6，DR7	A10，A11，B12，B35，B40
DR3	P	DR1，DR2，DR4，DR5，DR7，DR9	A2，A11，A28，B7，B15，B16，B35
	IM	DR6	A1，A3，B8，B12
DR4	P	DR3，DR6，DR7，DR9	A3，A11，A28，B5，B8，B12，B35
	IM	DR1，DR2，DR8	A1，A2，B7，B16，B40
DR5	P	DR1，DR2，DR6	A1，A2，A11，A28，B5，B8，B12，B35，B40
	IM	DR4，DR7，DR8	
DR6	P	DR1，DR8，DR9	A9，A11，A28，B12，B15，B16
	IM	DR2，DR3，DR4，DR5，DR7	A1，A2，B8，B35
DR7	P	DR1，DR2，DR4，DR6，DR8，DR9	A2，A3，A9，A10，A11，B5，B7，B12，B15，B16，B40
	IM	DR3，DR5	A1，B8
DR8	P	DR2，DR3，DR5，DR6，DR7	A2，A28，B5，B7，B15，B40
	IM	DR4	A1
DR9	P	DR4，DR5，DR6	A3，A10，A28，B5，B7，B12，B15，B16，B35，B40
	IM	DR2，DR8	
DR10	P	DR2，DR4	A2，A11，B7，B8，B12，B16，B40
	IM		
DR11	P	DR1，DR2，DR6	A2，A3，A11，B12，B16，B40
	IM	DR4，DR7，DR8	
DR12	P	DR1，DR2，DR6	A2，A3，B7，B8，B12，B40
	IM	DR4，DR7，DR8	
DR13	P	DR1，DR8，DR9	A9，A11，B5，B7，B8，B12
	IM	DR2，DR4，DR5，DR7	
DR14	P	DR1，DR8，DR9	A9
	IM	DR2，DR4，DR5，DR7	
DR15	P	DR1，DR5，DR8，DR9	A1，A2，A3
	IM	DR4，DR6，DR7	

续表

供者抗原MM		受者HLA抗原	
		位点之内	位点交叉
DR16	P	DR1，DR5，DR8，DR9	
	IM	DR4，DR6，DR7	
DR17	P	DR1，DR2，DR4，DR5，DR7，DR9	
	IM	DR6	
DR18	P	DR1，DR2，DR4，DR5，DR7，DR9	
	IM	DR6	

八、HLA抗体表位分析

HLA抗原表位（epitope）即HLA抗原的氨基酸残基，或称抗原决定簇。Terasaki认为免疫原性表位的研究是HLA抗体研究中悬而未决且最有趣的问题，因为免疫原性表位比目前的常规抗原配型能提供更加准确的供受者HLA配型[2]。HLA抗体的表位分析对于理解肾移植受者的致敏机制、改善致敏肾移植受者的HLA配型和移植肾存活等方面都有重要的意义。

HLA表位分析源自HLA血清学分型，当时发现HLA抗原交叉反应相当普遍，并归纳出HLA-CREG。随着HLA抗原氨基酸残基序列和三维结构的阐明，发现CREG是由于不同抗原的公共氨基酸残基所决定的，公共残基亦称为公共表位（public epitope），以区别与某一抗原所独有的私有表位（private epitope）。近年来的一个重要进展是使用基因重组单特异性细胞系的吸附-洗脱试验鉴定抗体的特异性和抗体表位。以前不明确的HLA抗原表位得以逐步阐明（表14-13至表14-16）[3]，尤其重要的是HLA-DR抗原的表位近年来也逐步明确。同时，由于采用流式细胞术和单特异性抗原微珠技术检测HLA抗体已经应用于临床，鉴定抗体特异性和抗体表位已经变得相对简单和更加准确[4]。了解抗体表位的相关知识有助于移植医师对HLA抗体分析报告的理解。

表14-13　HLA-Ⅰ类抗原的表位

表位	HLA-A，HLA-B，HLA-C抗原[a]	氨基酸残基位置[b]
1	A1，A36	44K/ 150V/ 158V/
2	A2，A69	107W
3	A23，A24	65G
4	A25，A26，A34，A43，A66	（9Y）+149T/（74D）+149T
5	A29，A43	62L
6	A3	161D
7	B7，B8，B13，B18，B27，B35，B37，B38，B39，B4005，B41，B42，B44，B45，B46，B47，B48，B49，B50，B51，B52，B53，B54，B55，B56，B59，B60，B61，B62，B64，B65，B67，B71，B72，B73，B75，B76，B77，B78，B81，B82	65Q

续表

表位	HLA-A，HLA-B，HLA-C抗原[a]	氨基酸残基位置[b]
8	B13	145L/ 41T+46A
9	B38，B39，B67	158T
10	B46	46A+66K［69R］[c]
11	B8	（67F）+131R /（67F）+177D /（67F）+180E［9D］[c]
12	A1，A11，A25，A26，A43，A6601	163R
13	A1，A2，A3，A11，A24，A36，A68，A69，A80	144K
14	A1，A23，A2402，A80，B76	166D/ 167G
15	A1，A26，A29，A36，A43，A80	76A
16	A1，A36，A11，A25，A26，A34，A43，A6601，A80，B73	［90D］[c]
17	A2，B57，B58	62G
18	A2，A68，A69	142T/ 145H
19	A2，A23，A24，A68，A69	127K
20	B7，B8，B41，B42，B48，B60，B81	177D/180E
21	B13，B4005，B41，B44，B45，B47，B49，B50，B60，B61	41T
22	B8，B13，B18，B35，B37，B38，B39，B3905，B4005，B41，B4102，B44，B4403，B45，B47，B48，B49，B50，B51，B52，B53，B59，B60，B61，B62，B64，B65，B71，B72，B75，B76，B77，B78	69T
23	A23，A24，A25，A32，B38，B49，B51，B52，B53，B57，B58，B59，B63，B77	80I
24	A23，A24，A25，A32，B13，B2705，B37，B38，B44，B47，B49，B51，B52，B53，B57，B58，B59，B63，B77	82L/83R
25	B7，B8，B18，B2708，B35，B39，B4005，B41，B42，B45，B46，B48，B50，B54，B55，B56，B60，B61，B62，B64，B65，B67，B71，B72，B73，B75，B76，B78，B81，B82	［80N］[c]
27	A203，A25，A26，A34，A43，A66	149T
28	A23，A24，A80	62E
29	A80	56E / 62E+65R / 62E+76 / 144K+151R / 163E+166D / 163E+167G
30	A1102	19K
31	A30，A31	56R
32	A2，A3，A11，A2403，A25，A26，A29，A30，A31，A32，A33，A34，A36，A43，A66，A68，A69，A74，B7，B8，B13，B18，B27，B35，B37，B38，B39，B4005，B41，B42，B46，B47，B48，B49，B50，B51，B52，B53，B54，B55，B56，B57，B58，B59，B60，B61，B62，B63，B64，B65，B67，B71，B72，B73，B75，B77，B78，B81，Cw1，Cw2，Cw4，Cw5，Cw6，Cw7，Cw8，Cw9，Cw10，Cw12，Cw14，Cw15，Cw16，Cw17，Cw18	167W

续表

表位	HLA-A，HLA-B，HLA-C抗原[a]	氨基酸残基位置[b]
33	A32，A74，B7，B8，B13，B18，B27，B35，B37，B38，B39，B4005，B41，B42，B44，B45，B46，B47，B48，B49，B50，B51，B52，B53，B54，B55，B56，B57，B58，B59，B60，B61，B62，B63，B64，B65，B67，B71，B72，B73，B75，B76，B77，B78，B81，B82	［109L］[c]
35	B18，B35，B37，B51，B52，B53，B78，B58	45T
36	A30	17S / 56R+73T
37	Cw7	194L
38	A2，A25，A26，A29，A31，A32，A33，A34，A43，A66，A68，A69，A74，B73，Cw7，Cw17	253Q
39	Cw2，Cw9，Cw10，Cw15	21H
40	Cw5，Cw8	177K
41	B73，Cw7，Cw17	267Q
201	A2	43Q+62G/ 62G+66K/ 62G+76V/ 62G+79G
202	A23	65G+151R/ 127K+144Q/ 127K+151R
203	A2402	156Q+166D/ 156Q+167G
204	A32，A74，B8，B18，B37，B38，B39，B41，B42，B54，B55，B59，B64，B65，B67	［109L +163T］[c]
205	A32，A74，B7，B8，B4005，B41，B42，B48，B60，B61，B73，B81，Cw1，Cw2，Cw4，Cw5，Cw6，Cw7，Cw8，Cw9，Cw10，Cw12，Cw14，Cw15，Cw16，Cw17，Cw18	109L+131R
206	A36	158V+163T/ 158V+166E/ 158V+167W
207	B57，B58，B63	43P+65R/ 65R+163L/ 66N+131S/ 66N+163L
208	A1，A3，A11，A24，A36，A80	142I+144K/ 144K+145R
209	A11，A25，A26，A43，A6601	163R+166E/ 158A+163R/ 163R+167W
210	A2，A3，A11，A68，A69	76V+144K
211	A203，A25，A26，A34，A43，A66，B46，B62，B76	［（152E+156W）］[c]
212	A23，A24，A32，B38，B49，B51，B52，B53，B57，B58，B59，B63，B77	［80I+90A/ 80I+149A］[c]
213	A23，A25，A26，A29，A30，A31，A32，A33，A34，A43，A66，A74	138M+144Q
214	A25，A26，A33，A34，A66，A68，A69	43Q+62R/ 62R+109F
215	A33，A34，A68，A69，B8，B18，B37，B38，B39，B41，B42，B54，B55，B59，B64，B65，B67	62R+163T

续表

表位	HLA-A，HLA-B，HLA-C抗原[a]	氨基酸残基位置[b]
216	B7，B8，B18，B2708，B35，B39，B4005，B41，B42，B45，B48，B50，B54，B55，B56，B60，B61，B62，B64，B65，B67，B71，B72，B75，B76，B78，B81，B82	76E+80N/ 76E+82R/ 76E+83G
217	B13，B2705，B37，B44，B47	76E+80T/ 79R+80T/ 80T+82L/ 80T+83R
218	B13，B57，B62，B63，B75，B76，B77	46A+76E
219	B18，B35，B37，B51，B52，B53，B78	45T+62R/ 45T+65Q/ 45T+66I/ 45T+69T/ 45T+71T
220	A3301，B18，B51，B52，B64，B65，B78	90A+（171H）
221	B35，B4005，B46，B49，B50，B51，B52，B53，B56，B57，B58，B62，B63，B71，B72，B75，B77，B78	163L+167W
222	A6602，B7，B13，B27，B47，B48，B60，B61，B73，B81，Cw2，Cw17	163E+166E/ 163E+167W
223	B7，B13，B27，B47，B48，B60，B61，B81	76E+163E
224	B7，B27，B42，B54，B55，B56，B57，B58，B63，B67，B73，B81，B82	43P+69A
225	B8，B59	（67F）+163T
226	B8，B18，B37，B38，B39，B41，B42，B54，B55，B59，B64，B65，B67	66I+163T
227	B8，B18，B35，B39，B4005，B41，B45，B48，B50，B60，B61，B62，B64，B65，B71，B72，B75，B76，B78	69T+80N/ 69T+ 82R/ 69T+83G
228	B18，B37，B38，B39，B54，B55，B59，B64，B65，B67	131S+163T
229	B7，B27，B42，B54，B55，B56，B67，B73，B81，B82	65Q+69A
230	B38，B49，B51，B52，B53，B59，B77	65Q+80I/ 69T+ 80I
231	B7，B48，B81	41A+178K
232	B54，B55，B59，Cw1，Cw4，Cw5，Cw6，Cw7，Cw8，Cw12，Cw14，Cw15，Cw16，Cw18	（103L）+163T
233	A25，A32，B7，B8，B13，B18，B27，B35，B37，B38，B39，B4005，B41，B42，B44，B45，B46，B47，B48，B49，B50，B51，B52，B53，B54，B55，B56，B57，B58，B59，B60，B61，B62，B63，B64，B65，B67，B71，B72，B73，B75，B76，B77，B78，B81，B82	［79R +127N］[c]
234	B7，B42，B46，B54，B55，B56，B67，B81，B82	［43P+（70Q）/ 65Q+（70Q）］[c]
235	B27，B47，B61，B7，B48，B60，B73，B81，B13	138T+163E
236	B57，B58	43P+62G/ 41A+43P+62G/ 17R+41A+43P+ 62G / 19E+41A+43P+ 62G

续表

表位	HLA-A，HLA-B，HLA-C抗原[a]	氨基酸残基位置[b]
237	B57，B63（weak B58）	46A+65R / 41A+46A+65R
238	A1，A2，A3，A11，A25，A26，A29，A32，A33，A34，A36，A43，A66，A68，A69，A74，B57，B58，B63	56G+65R
239	B46，B73	43P+76V/ 65Q+76V/ 76V+79R/［76V+80N/41A+43P+76V/ 41A+65Q+76V/ 73T+76V+79R/ 73T+76V+80N］[c]
240	B76	163L+166D/ 163L+167G
241	A1，A11，A25，A26，A34，A36，A43，A6601，A80	65R+90D / 43Q+90D / 90D+138M
242	A1，A2，A3，A1101，A26，A29，A30，A31，A33，A34，A36，A43，A66，A68，A69，A74，A80	19E+79G
243	A25，A26，A33，A34，A66，A68，A69，B63	62R+65R "B76 also positive（62R+65Q）"
244	Cw2，Cw4，Cw5，Cw6，Cw15，Cw17，Cw18	80K
245	B35，B4005，B46，B49，B50，B51，B52，B53，B56，B57，B58，B62，B63，B71，B72，B75，B77，B78，Cw9，Cw10	163L+167W
246	B46，B73，Cw1，Cw7，Cw8，Cw9，Cw10，Cw12，Cw14，Cw16	76V+80N / 73T+76V+ 79R
401	B7，B27，B42，B54，B55，B56，B57，B58，B63，B67，B81，B82	43P+69A+76E
402	B7，B42，B54，B55，B56，B67，B81，B82	65Q+69A+（70Q）
403	B46，B62，B75，B76，B77	41A+46A+65Q
404	A11	149A+150A+163R，149A+158A+ 163R/149+163R+ 166E，149A+163R+ 167W
406	B2705	65Q+69A+80T 65Q+69A+82L 65Q+69A+83R
407	A24	127K+142I+ 144K/ 127K+142I+ 151H/ 127K+144K+ 145R/ 127K+145R+ 151H
408	B7	（147W）+163E+ 177D （147W）+163E+ 180E
409	B63	43P+62R+65R
410	B7，B42，B54，B55，B56，B67，B81，B82	［41A+46E+67Y，43P+46E+67Y，43P+46E+ 70Q］[c]，43P+69A+70Q，43P+70Q+76E，［46E+65Q+ 67Y，46E+65Q+ 70Q］[c]

续表

表位	HLA-A，HLA-B，HLA-C抗原[a]	氨基酸残基位置[b]
411	B2708	（63E）+69A+ 80N（70K）+ 76E+80N（70K）+76E+ 82R（70K）+76E+ 83G（70K）+ 80N+131S
412	A0201	（9F）+142T+ 149A /（9F）+ 145H+149A
414	B49，B52，B63	62R+（63E）+80I
415	B46，B57，B58，B63	[（63E）+（71A）+ 163L][c]
417	A11，B57，B58	[（9Y）+41A+（63E）+（95I）][c]
418	A26，B13	（32Q）+62R+（77N）+80T（45M）+62R+（77N）+80T
419	B49，B51，B52，B63，B77	80I+90A+ 127N+（152E）/ 80I+109L+ 131S+（152E）/ 82L+90A+ 127N+（152E）/ 83R+90A+ 127N+（152E）
420	B8，B64，B65	69T+（74D）+ 158A+163T
421	B46，Cw1，Cw8，Cw9，Cw10，Cw14，Cw16	（73T）+76V+ 80N+90A

注：a.只有当抗原位点的其他等位基因都不与洗脱液反应时才指定该抗原

b.可能的替代表位用“/”分开；由多个位置或氨基酸残基构成的表位用“+”分开；不在抗原分子表面的氨基酸在括弧内

c.氨基酸残基序列分析显示被HLA-C位点抗原共享，但是未被单特异性抗原微珠抗体检测证实的表位用角标表示

表14-14　HLA-DR位点表位

表位	HLA-DR抗原	氨基酸残基位置
1001	DR7，DR9，DR53	4Q
1002	DR1，DR7，DR15，DR16，DR103	9W
1003	DR1，DR4，DR7，DR9，DR15，DR16，DR51，DR53，DR103	10Q
1004	DR4，DR10	11V
1005	DR1，DR9，DR10	13F
1006	DR11，DR14，DR15，DR17，DR18，DR52	13S
1007	DR7，DR51	13Y
1008	DR7	25Q
1009	DR4，DR8，DR11，DR13，DR14，DR15，DR16，DR17	28D
1010	DR1，DR9，DR51，DR53	31I
1011	DR7，DR14	37F
1012	DR12	37L

续表

表位	HLA-DR抗原	氨基酸残基位置
1013	DR1，DR14，DR15，DR103	37S
1014	DR10，DR53	40Y
1015	DR11，DR12，DR13，DR15，DR17	47F
1016	DR4，DR8，DR13	57S
1017	DR11	58E
1018	DR7，DR8，DR11，DR12，DR13，DR16，DR51，DR103	70D
1019	DR9，DR10，DR14，DR53	70R
1020	DR15	71A
1021	DR4，DR13，DR17，DR18，DR52	71K
1022	DR7，DR17，DR18，DR52	73G
1023	DR9，DR14，DR53	74E
1024	DR8	74L
1025	DR7，DR52	74Q
1026	DR17，DR18	74R
1027	DR17，DR18，DR52	77N
1028	DR1，DR4，DR7，DR9，DR10，DR11，DR12，DR13，DR14，DR15，DR16，DR51，DR53，DR103	77T
1029	DR7，DR9	78V
1030	DR1，DR12	85A
1031	DR1，DR51，DR103	96E
1032	DR7，DR8，DR9，DR10，DR11，DR12，DR13，DR14，DR17，DR18，DR52	96H
1033	DR10，DR15，DR16，DR53	96Q
1034	DR4	96Y
1035	DR4，DR7，DR9	98E
1036	DR52	98Q
1037	DR4，DR7，DR9，DR51，DR52	104A
1038	DR4，DR10，DR51，DR53	120N
1039	DR1，DR7，DR9，DR15，DR16，DR51，DR52，DR53，DR103	140A
1040	DR4，DR8，DR10，DR11，DR12，DR13，DR14，DR17，DR18	140T
1041	DR8，DR11，DR12，DR13，DR14，DR17，DR18	149H
1042	DR4	180L
1043	DR7，DR9，DR10	181M

续表

表位	HLA-DR抗原	氨基酸残基位置
1401	DR9	9K，30G
1402	DR51	9Q，108T
1403	DR1，DR7，DR15，DR16，DR103	9W，10Q
1404	DR9，DR51	11D，28H
1405	DR7	11G，14K
1406	DR4	11V，13H
1407	DR8，DR12	13G，16Y
1408	DR10，DR53	38A，40Y
1409	DR13	57S，71K
1410	DR7，DR9，DR12	57V，60S
1411	DR4，DR7，DR9	98E，104A
1601	DR8，DR11，DR12，DR13，DR14，DR17，DR18	9E，10Y，11S，12T，13S
1602	DR7	11G，14K，25Q，30L
1603	DR15，DR16	11P，13R，133L，142M
1604	DR11，DR13，DR14，DR17，DR18	11S，12T，13S
1605	DR4	13H，33H，96Y，180L
1606	DR14	57A，60H，112Y

表14-15　HLA-DQ位点表位

表位	HLA-DQ抗原	氨基酸残基位置
2001	DQ2	28S/30S/37I/52L/55L
2002	DQ4	56L
2003	DQ4，DQ5，DQ6，DQ7，DQ8，DQ9	28T/46V/52P
2004	DQ5，DQ6	84E/85V/86A/89G/90I/221Q
2005	DQ7	45E
2006	DQ7，DQ8，DQ9	55P
2007	DQ4，DQ5，DQ6	52P+55R
2008	DQ2，DQ5，DQ7，DQ8，DQ9	（9Y+11F）
2009	DQ2，DQ4，DQ5，DQ6，DQ8，DQ9	34R+45G
2010	DQ4，DQ5，DQ6，DQ8，DQ9	45G+46V
2011	DQ5，DQ0601	38V+46V
2012	DQ8，DQ9	45G+55P
2013	DQ2，DQ4，DQ7，DQ8，DQ9	84Q/85L/86E/87L/89T/220H/221H

续表

表位	HLA-DQ抗原	氨基酸残基位置
2014	DQ4，DQ7，DQ8，DQ9	77T+84Q/77T+85L/77T+86E/77T+87L/182N
2015	DQ5	70G+71A/116I/125S
2017	DQA1*0201	47K/52H/54L
2018	DQA1*04/DQA1*05/DQA1*06	40G/47C
2019	DQA1*03	26S/47Q/56R/187T

表14-16　MICA抗原表位

抗原	氨基酸残基位置
MICA*001，012，018	（24T）
MICA*001，002，004，007，009，012，018，027	91Q
MICA*004，009	122V
MICA*017	91R
MICA*004	181R
MICA*027	213I / 251R

九、HLA配型的临床意义

尽管免疫抑制剂有了非常大的进步，HLA配型对移植物存活的影响基本没有变化。根据环孢素应用之前UCLA登记处（1979—1984年）的资料，HLA-A、HLA-B、HLA-DR位点0错配与5～6个错配移植肾10年存活率的差异为16%；而根据UNOS 1995—2001年行肾移植的资料，该差异仍为16%。但是HLA配型并不是影响移植肾存活率最重要的因素。根据UNOS 2001年的资料，尽管使用HLA配型较差的活体供肾逐渐增多，1988—2000年HLA错配的活体供肾肾移植10年移植物存活率保持在53%～57%。Chkhotua等[5]比较1997年9月至2000年1月行肾移植术的患者，其中亲属活体组80例，活体非亲属组49例，尸体肾移植组173例，三组间亲属活体组HLA配型最佳（$P<0.001$），三组间受者术后1、2、3年的血肌酐值无显著差异，受者人生存率无显著差异，急性排斥反应发生率亦无显著差异。移植肾1、2、3年存活率亲属活体组（91.3%，90.0%，87.5%）与活体非亲属组（89.8%，87.8%，87.8%）无显著差异，但该两组均显著高于尸体肾移植组（81.5%，78.6%，76.3%）。这说明供肾质量对移植肾存活的影响远比HLA配型重要。

A、B、DR3个位点中应特别强调DR位点配型。Opelz等[6]比较了4万余例首次尸体肾移植的资料发现：在肾移植术后的早期（6个月内），以DR位点对移植物存活的影响最大，B位点其次，A位点影响很小。但是术后6个月至5年间，3个位点对移植物存活的影响基本相似。3个位点的影响力是叠加的，0个位点错配和2个位点错配的5年存活率差异是6%；0错配和6个位点错配的5年存活率差异是17%。UNOS的资料也显示A、B、DR3个位点中，以DR位点的影响最为重要。DR位点0个、1个和2个错配移植肾的3年存活率分别为83%、80%和77%（$P<0.001$）。0个DR位点错配移植肾与

0个B且0个DR位点错配移植肾的3年存活率相同，可见DR位点对3年移植物存活的影响较B位点更重要[7]。对于再次移植受者，DR位点配型更加重要。Thompson等[8]报道美国东南器官切取基金会（SOPF）的2 574例再次肾移植的资料，对于再次肾移植的受者，DR位点错配是对移植物存活影响最重要的危险因子。A、B、DR位点0错配受者与DR位点0错配而A、B位点0～4个错配的受者移植肾存活率无显著差异。该作者认为A、B、DR位点0～6个抗原错配逐渐累积的作用是由DR位点的主要作用和A、B位点的次要作用组成。在预测移植肾存活时间不同评分方法中（见本书第五章），如Rao等[9]提出的肾供体危险指数（kidney donor risk index）和Schold等[10]提出供体危险评分（donor risk score），将A、B和DR位点错配赋予不同权重，也可以看出各位点错配对移植肾存活的影响不同，其对移植肾存活的影响依次为：DR位点＞B位点＞A位点。

CREG配型或氨基酸残基配型可能具有一定的作用，但其前提仍旧是DR位点的相配。丹麦的1 304例肾移植资料分析表明，CREG相配或错配程度对移植肾存活无明显影响，移植肾存活主要与HLA-DR相配程度有关[11]。HLA-Matchmaker是由美国Pittsburgh大学的Duquesnoy教授编写的用于高敏受者的HLA配型的电脑程序，对于未致敏的受者也可用于氨基酸残基配型。已证实在HLA-DR位点0错配的前提下，HLA-A、HLA-B位点有错配但氨基酸残基序列无错配的移植肾与HLA-A、HLA-B位点0错配的移植肾存活率几乎完全相同[12]。

十、致敏受者的虚拟交叉配型

如果能够通过对HLA抗体水平的连续监测，分析抗体特异性，预测可接受的HLA错配，即虚拟交叉配型（virtual cross-match）[13]，将可以提高致敏患者接受肾移植的机会。

但是并非所有出现的HLA抗体都有临床相关性。目前对不同类型DSA的临床相关性问题并没有统一的认识，如哪些抗体是移植的禁忌证，哪些抗体可导致可治疗的早期急性体液性排斥反应[14]，HLA-A、HLA-B抗体的作用已经比较明确。肾脏内大血管内皮细胞不表达HLA-Ⅱ类抗原，肾小管周围和肾小球毛细血管内皮细胞表达HLA-Ⅱ类抗原，但是DQ和DP抗原的表达水平远低于DR[15-16]。HLA-DRB*3～5的基因产物DRw抗原的表达水平也很低，为DR的15%～20%[17-18]。因而目前HLA-C、HLA-DQ、HLA-DP等抗体的作用仍不明确，尽管有一些报告显示这些抗体的作用，但是缺乏有关这些抗体临床相关性的系统性分析[19]。预测可接受错配的重点可以放在HLA-A、HLA-B和HLA-DR位点的抗体。

（袁小鹏　傅　茜）

参考文献

[1] Maruya E, Takemoto S, Terasaki PI. HLA matching: identification of permissible HLA mismatches [J]. Clin Transpl, 1993: 511-520.

[2] Terasaki PI. Humoral theory of transplantation [J]. Am J Transplant, 2003, 3 (6): 665-673.

[3] El-Awar N, Terasaki PI, Cai J, et al. Epitopes of HLA-A, HLA-B, HLA-C, HLA-DR, HLA-DQ, HLA-DP and MICA antigens [J]. Clin Transpl, 2009: 295-321.

[4] Pei R, Lee JH, Shih NJ, et al. Single human leukocyte antigen flow cytometry beads for accurate identification of human leukocyte antigen antibody specificities [J]. Transplantation, 2003, 75 (1): 43-49.

[5] Chkhotua AB, Klein T, Shabtai E, et al. Kidney transplantation from living-unrelated donors: comparison of outcome with living-related and cadaveric transplants under current immunosuppressive protocols [J]. Urology, 2003, 62 (6): 1002-1006.

[6] Opelz G. Strength of HLA-A, HLA-Band HLA-DR mismatches in relation to short- and long-term kidney graft survival. Collaborative Transplant Study [J]. Transpl Int, 1992, 5 (1): S621-624.

[7] Cecka JM. The UNOS Renal Transplant Registry [J]. Clin Transpl, 2002: 1-20.

[8] Thompson JS, Thacker LR, 2nd, Krishnan G. Human leukocyte antigens DR and AB and kidney retransplantation [J]. Transplantation, 2003, 75 (5): 718-723.

[9] Rao PS, Schaubel DE, Guidinger MK, et al. A comprehensive risk quantification score for deceased donor kidneys: the kidney donor risk index [J]. Transplantation, 2009, 88 (2): 231-236.

[10] Schold JD, Kaplan B, Baliga RS, et al. The broad spectrum of quality in deceased donor kidneys [J]. Am J Transplant, 2005, 5 (4 Pt 1): 757-765.

[11] Egfjord M, Jakobsen BK, Ladefoged J. No impact of cross-reactive group human leucocyte antigen class I matching on long-term kidney graft survival [J]. Scand J Immunol, 2003, 57 (4): 362-365.

[12] Duquesnoy RJ, Takemoto S, de Lange P, et al. HLA-Matchmaker: a molecularly based algorithm for histocompatibility determination. Ⅲ. Effect of matching at the HLA-A, B amino acid triplet level on kidney transplant survival [J]. Transplantation, 2003, 75 (6): 884-889.

[13] Bielmann D, Honger G, Lutz D, et al. Pretransplant risk assessment in renal allograft recipients using virtual crossmatching [J]. Am J Transplant, 2007, 7 (3): 626-632.

[14] Claas FH. HLA antibody testing: a tool to facilitate not to prevent organ transplantation [J]. Int J Immunogenet, 2008, 35 (4-5): 275-277.

[15] Muczynski KA, Cotner T, Anderson SK. Unusual expression of human lymphocyte antigen class II in normal renal microvascular endothelium [J]. Kidney Int, 2001, 59 (2): 488-497.

[16] Muczynski KA, Ekle DM, Coder DM, et al. Normal human kidney HLA-DR-expressing renal

microvascular endothelial cells：characterization，isolation，and regulation of MHC class II expression［J］. J Am Soc Nephrol，2003，14（5）：1336–1348.

［17］Stunz LL，Karr RW，Anderson RA. HLA–DRB1 and –DRB4 genes are differentially regulated at the transcriptional level［J］. J Immunol，1989，143（9）：3081–3086.

［18］Emery P，Mach B，Reith W. The different level of expression of HLA–DRB1 and –DRB3 genes is controlled by conserved isotypic differences in promoter sequence［J］. Hum Immunol，1993，38（2）：137–147.

［19］Eckels DD. Solid phase testing in the HLA laboratory：implications for organ allocation［J］. Int J Immunogenet，2008，35（4–5）：265–274.

第十五章
DCD供肾的受者选择和评估

第一节　DCD供肾受体选择

随着肾脏移植的外科技术、麻醉技术和免疫抑制剂的进步，肾脏移植适应证的选择标准越来越宽松。以往认为年龄>60岁的患者不宜行肾移植术，而现在肾移植受者的选择并不受年龄本身的限制。肾移植受者的选择主要考虑原发肾脏疾病类型和全面临床检查的结果，尤其是对合并症或终末期肾功能衰竭并发症的评估以及必要时对下尿道的评估。

对可能的肾脏移植受者作评估时，首先要明确肾移植的禁忌证，无禁忌证的患者都是可能的受者。肾移植禁忌证见表15-1。

表15-1　肾移植禁忌证

播散性的恶性肿瘤
顽固性心力衰竭
慢性呼吸衰竭
进展期的肝病
广泛的血管疾病：冠状血管、脑血管或外周血管
严重的先天性尿道畸形（如膀胱外翻）
对治疗无反应的慢性感染
HIV感染
持续的凝血功能异常
严重的精神障碍
心理学问题：严重的精神病或吸毒

鉴于DCD供肾质量差异很大，为保证供肾存活时间，最大限度地提高肾脏累积存活时间，基本原则是将年轻供体肾脏移植给年轻受体，老年供体或扩大标准供体肾脏移植给老年受体。尽管目前DCD供肾由电脑系统统一分配给等待名单上的患者，实际工作中仍然经常遇到患者拒绝分配器官的问题。根据科学利用供肾的原则，将不理想供体或扩大标准供体肾脏分配给预期存活时间较短的受

体符合伦理学原则。由于目前的肾脏分配原则是优先分配给器官获取组织所在的中心，移植医师有义务为患者选择合适的肾脏。

受体选择的基本原则包括：

（1）标准供体供肾选择年轻受体。

（2）小儿供肾（5～17岁）选择小儿受体。

（3）老年供肾或扩大标准供体肾脏选择老年受体。

（4）肾小球滤过率轻度下降供体（GFR 60～80 mL/min）肾脏选择低体重（BMI ≤ 20kg/m^2）的女性受体或老年受体。

（5）乙型肝炎表面抗原（HBsAg）阳性或乙型肝炎DNA阳性的供肾选择HBsAg阳性受体。丙型肝炎阳性供肾选择丙型肝炎阳性受体。

（6）边缘供肾行双肾移植时（供体GFR 30～60 mL/min，或灌注阻力0.4～0.5 mmHg/（mL·min），或肾小球硬化比例15%～50%，或供肾病理Remuzzi评分4～6分），应选择40岁以上受体。

受体存活的危险因素主要包括年龄、糖尿病史、冠心病史和透析时间。Baskin-Bey等[1]提出了受体危险评分（recipient risk score，RRS）。根据受体存活的危险因素，将受体分成1～4分，分数越高，预期存活时间越短。具体评分方法见表15-2。结合供体Nyberg评分[2]，又称尸体供体评分（deceased donor score，DDS）（参见第五章），可以将不同DDS分级的肾脏分配给不同RRS评分的受体（见表15-3）。

表15-2 受体危险分级

受体变量				年龄范围（岁） 受体RRS评分			
糖尿病	心绞痛	透析时间>1年	透析时间≤1年	1分	2分	3分	4分
-	-	-	-	18～57	58～73	74～84	≥85
-	-	-	+	18～53	54～70	71～81	≥82
-	-	+	-	18～47	48～64	65～75	≥76
-	+	-	-	18～50	51～67	68～78	≥79
-	+	-	+	18～46	47～63	64～74	≥75
-	+	+	-	18～41	42～58	59～69	≥70
+	-	-	-	18～34	35～70	71～90	-
+	-	-	+	18～27	28～62	63～85	≥86
+	-	+	-	-	18～51	52～74	≥75
+	+	-	-	18～20	21～55	58～79	≥80
+	+	-	+	-	18～48	49～71	≥72
+	+	+	-	-	18～36	37～60	≥61

表15-3　供体Nyberg分级和受体RRS评分对应表

供体Nyberg分级	移植	受体RRS评分
A级	→	1分
B级	→	2分
C级	→	3分
D级	→	4分

按表15-3的分配方式，比如Nyberg A级肾脏应该分配给RRS 1分的受体，Nyberg D级肾脏应该分配给RRS 4分的受体。如果患者为糖尿病患者，无心绞痛，透析时间>1年，则18～51岁的患者RRS评分为2分，应该接受Nyberg B级供肾；52～74岁RRS评分为3分，应该接受Nyberg C级供肾。鉴于糖尿病患者常合并神经病变，即使存在冠心病，也经常不会出现心绞痛症状，因此表15-2中的心绞痛应该以冠心病替代为妥。

第二节　受者肾脏原发疾病评估

终末期肾病（end stage renal disease，ESRD）患者最常见的肾脏疾病是肾小球肾炎，其次是糖尿病肾病、间质性肾炎、多囊性肾病、反流性肾病和肾血管疾病。肾脏原发疾病的首位在美国是糖尿病肾病，在英国是肾小球肾炎。我国肾移植受者肾脏原发疾病的首位亦为肾小球肾炎。

一、肾小球肾炎

各种常见类型的肾小球肾炎在肾移植术后的复发都已经有描述。尽管有些类型肾小球肾炎术后复发率较高，但是近期移植物失功的发生率较低。在英国1983—1993年所做的16 606例肾移植中，至1998年末仅有114例（0.69%）因原发疾病复发导致移植肾失功[3]，占同期所有失功移植物的2%。可见从总体上看，原发肾小球疾病复发并不构成肾移植禁忌证，但对一些特殊类型的肾小球肾炎仍值得重视。

1. 局灶节段性肾小球硬化

成人局灶节段性肾小球硬化（focal and segmental glomerulosclerosis，FSGS）的复发率为10%～15%，在<5岁儿童复发率高达50%。原发肾炎在3年内进展至终末期以及原发肾炎显示系膜扩张的患者，复发率高达80%～100%[4]。当第1个移植肾因为FSGS失功时，第2个移植肾FSGS复发可能性是75%～85%。FSGS复发后导致40%～50%的移植肾失功。

2. 膜性肾病

膜性肾病术后3年的复发率为29%，复发后5年和10年的移植物失功率分别为38%和52%[5]。

3. 膜增殖性肾小球肾炎

膜增殖性肾小球肾炎（membranoproliferative glomerulonephritis，MPGN）Ⅰ型复发率为20%～30%[4]，复发后的失功率为6%[3]。MPGN Ⅱ型是一种少见的肾小球肾炎类型，多数报道的样本量小，其复发率为70%～100%，复发通常发生在移植后的前几个月。复发后移植肾失功率为12%[6]。

4. IgA肾病

IgA肾病是最常见的肾小球肾炎类型，也是移植肾复发性肾小球肾炎的最常见类型，术后复发率高达53%[7]。与其他类型肾小球肾炎比较，IgA肾病复发预后较好，复发后2年移植物存活率为91%[3]。

5. Henoch-Schönlein肾炎

Henoch-Schönlein肾炎主要发生于儿童，复发率为35%，移植后5年因复发致移植物失功的比例为11%。Briggs等[3]报道复发后2年失功比例为33%。

6. 抗肾小球基底膜肾炎

约25%的Goodpasture综合征患者术后临床复发[4]。术后5年的移植物存活率为44%。如果术前透析6～12个月以上，可将术后的复发率降至5%以下，一般建议等待抗肾小球基底膜抗体从血液中消失后再行肾移植术

二、遗传性肾病

1. 多囊性肾病

多囊性肾病与其他类型的肾脏原发疾病相比，移植后的人/肾存活率无显著差异[8-9]。目前的一般方案是将多囊肾留在原位，除非原肾引起腹部不适、持续感染、复发性出血或巨型增大。将有问题的多囊肾选择性切除、无问题的多囊肾留在原位的方案并无明显的缺点，移植后需要切除原肾的受者占7%[10]。当巨大的多囊肾占据双侧髂窝使肾移植手术无法进行时，一般在移植术前将其中的一个巨大的多囊肾切除，以便为新的移植肾腾出空间。

2. Alport综合征

Alport综合征患者肾脏的肾小球基底膜缺乏所谓的Goodpasture抗原。部分患者肾移植术后发生新月体性肾小球肾炎，外周血中出现所谓的抗肾小球基底膜抗体，可能是对供者肾脏的Goodpasture抗原致敏所致[11]。但是术后新月体性肾小球肾炎的复发率极低，尽管有些病例中存在沿肾小球基底膜的抗体沉积。考虑到术后新月体肾小球肾炎的低复发率，Alport综合征不是肾移植禁忌证。

三、代谢性疾病

1. 糖尿病

在美国，糖尿病肾病是ESRD的最常见原因。随着我国生活水平提高，糖尿病发病率也有上升的趋势。糖尿病患者肾移植术后死亡率显著高于非糖尿病患者。尽管移植受者存活率明显降低，但

是在计算移植肾存活率时，如果排除受者带功能死亡的影响，糖尿病ESRD患者移植肾存活率仍然良好。

血管并发症是糖尿病患者的常见并发症。当血管并发症进展至难以有效治疗或引起器官功能不可逆性损害时，是肾移植禁忌证。主要包括广泛脑血管疾病、冠状动脉疾病导致严重心脏功能不全和腹主动脉-髂动脉硬化症。视网膜病变导致的失明和神经病变不是肾移植禁忌证。评价糖尿病患者的心血管疾病尤为重要。

糖尿病肾病的组织学复发很常见，但是导致移植肾功能衰竭则要相当长时间。Hariharan等[12]报道14例糖尿病患者的移植肾糖尿病肾小球硬化症，平均发生在肾移植后97个月。

2. 高草酸尿症

高草酸尿症是一种少见的常染色体隐性遗传病。其特点是草酸盐和羟乙酸盐合成增加，令复发的尿路结石，肾钙化以及组织中草酸盐广泛沉积，导致严重骨病和血管疾病。早期报道肾移植疗效较差，主要因为合并严重的血管疾病和移植物中早期草酸盐沉积。预防草酸盐在移植肾中的沉积可以改善移植肾的预后，这些措施包括延长术前透析时间、术后有效利尿及使用吡哆醇、磷酸和镁制剂等药物。最佳治疗措施是肝肾联合移植或在肾病进展至终末期之前行肝移植术。

3. 胱氨酸肾病

胱氨酸肾病是由肾小管细胞内在溶酶体转运缺陷所致。新的移植肾能恢复正常的转运功能，解除胱氨酸聚积。考虑到疾病进展可以导致儿童发育迟缓、多器官损害包括视力损害、甲状腺功能低下、肌病和痴呆等，宜尽早行肾移植术。术后仍然会发生胱氨酸堆积，但一般对移植肾功能无明显影响。

4. Fabry病

Fabry病是半乳糖苷酶缺陷导致的罕见先天性异常。临床特点是复发的发作性肢体疼痛、发热、皮疹、血管提前老化和肾功能衰竭。Fabry病肾移植患者死亡率与其他肾疾病患者相同[13]，肢体疼痛在术后仍会继续。

5. 淀粉样变性

淀粉样变性患者移植肾5年存活率低于肾小球肾炎患者（55% vs. 63%）[14]。一段时间后淀粉样变性会在移植肾中复发，但是移植后10年内不会发生因复发导致的移植肾失功。

6. 痛风

痛风性肾病患者可以取得平均的移植肾存活率。因为别嘌呤醇和硫唑嘌呤同时使用可以导致严重的骨髓抑制，术后一般不使用硫唑嘌呤。

7. 卟啉病

慢性肾功能衰竭是急性卟啉病的一个少见并发症。采用肾移植术成功地治疗卟啉病引起的ESRD有少量的病例报告。

四、梗阻性肾病

梗阻性肾病是儿童肾移植的常见原因之一。梗阻性肾病患者可以取得与下尿路正常受者相同的移植物存活率[15]。将移植肾植入受者自身的膀胱或植入肠道代替膀胱都可以取得良好的效果。

五、系统性疾病

1. 系统性红斑狼疮

系统性红斑狼疮（systemic lupus erythematosus，SLE）患者的肾移植术已经取得了丰富的经验。狼疮性肾炎肾移植术后的复发率很低。Stone等[16]报道823例中仅8例复发。SLE患者的人/肾存活率与其他肾脏疾病无明显差异。SLE是肾移植的一个合适的适应证已经得到了广泛的认同，主要的争论在于SLE血清学阳性的患者是否应该立即行肾移植术。Goss等[17]认为阳性的血清学检查结果并不是行肾移植的禁忌证。欧洲肾脏协会（European Renal Association，ERA）登记的539例SLE肾移植患者的人/肾存活率也与其他原发病的肾移植患者无显著差异，也没有因SLE复发导致的移植肾失功[3]。但是美国肾脏病数据系统（The United States Renal Data System，USRDS）和美国器官分配网络（United Network for Organ Sharing，UNOS）2 886例SLE患者肾移植资料分析显示：在尸体肾移植时，SLE患者的人/肾存活率均显著低于非SLE患者；活体肾移植时，SLE患者的人/肾存活率与非SLE患者无显著差异[18]。

2. 血管炎

经常合并肾功能衰竭的3种血管炎是：结节性多动脉炎、显微型多动脉炎和韦格内肉芽肿病。ERA的登记资料中[3]，有112例结节性多动脉炎和115例韦格内肉芽肿病的肾移植患者。结节性多动脉炎患者的3年人/肾存活率显著低于标准的肾脏原发疾病患者（人存活率77% vs. 91%；肾存活率60% vs. 69%）。在23例结节性多动脉炎移植肾失功的病例中，有3例是疾病复发所致。而在115例韦格内肉芽肿病患者，肾移植后人/肾存活率与其他疾病无显著差异，也没有观察到因疾病复发导致的移植肾失功。

检测抗中性粒细胞胞浆抗体（anti-neutrophil cytoplasmic antibodies，ANCA）是监测疾病活动性的一个标志，通常建议在疾病无活动性的时候再行肾移植术。但是有些病例即使行维持性的血液透析，疾病活动性仍会继续。由于术后的免疫抑制剂可以阻止原发病再燃，ANCA（+）活动性患者并不是肾移植禁忌证。

3. 进展性系统性硬化

进展性系统性硬化患者很少能够存活到依赖透析且一般状况良好。Tsakiris等[13]报道欧洲的625例病例，仅28例接受肾移植，移植肾3年存活率为44%，低于标准肾脏原发疾病患者（60%）。

4. 溶血性尿毒综合征

溶血性尿毒综合征（hemolytic uremic syndrome，HUS）占儿童透析患者的5%，占成人透析患者的0.2%。流行型主要见于儿童，多发生于产细胞毒细菌感染所致的胃肠炎之后。散发型见于成人和儿童。考虑到该病主要为儿童，行肾移植术是优先的选择。肾移植术后有复发的可能，文献报道的复发率为10%～45%。Ducloux等[19]所做Meta分析显示复发的危险因素有：年龄较大、使用钙神经素抑制剂（CNI）、使用活体供肾和疾病发作至透析依赖的时间短。如果复发导致移植肾失功，再次移植不应该使用活体肾，也应该避免使用CNI类药物。

第三节　受者系统性评估

由于慢性肾功能衰竭患者合并症的发生率较高，术前仔细的评估很重要。首先要排除冠心病和活动性的细菌或结核杆菌感染，其他包括胃肠道、肝脏疾病、肿瘤等的评估。当存在或怀疑下尿道异常时，也应做相应的检查。

一、心血管系统

尿毒症患者肾移植术前和术后最常见的死亡原因都是心血管并发症。术前心血管系统的评估是最重要的方面，对于高危人群尤其重要。心血管系统的评估一般包括5个方面：冠心病、左心室肥厚和功能、血压、脑血管疾病和外周血管疾病。

1. 冠心病

冠心病的评估主要包括两个方向：①评估动脉粥样硬化的危险因子；②评估冠心病本身的临床表现。事实上所有尿毒症患者都有一个或几个危险因子，而冠心病的评估程度往往取决于危险因子的数量和程度。冠心病的主要危险因子见表15-4。

表15-4　冠心病的主要危险因子

年龄>40岁（男性）	冠心病家族史
年龄>50岁（女性）	甘油三酯升高
糖尿病	胆固醇升高
吸烟	低HDL胆固醇水平
高血压	高LDL胆固醇水平

另一条评估线索即冠心病史、临床表现或心电图（ECG）表现，如过去的心肌梗死病史或目前的心绞痛病史，ECG的表现如房颤、室性心律失常、Q波、ST段改变或左束支传导阻滞都应该进一步评估。当年龄、临床病史与危险因子结合或ECG提示需要作进一步的检查时，下一个问题是应该采取何种检查措施。目前一致认为应该首先采用非创伤性的检查方法，但对于具体采用哪一种检查方法尚无统一意见。有报道在各种非创伤性的检查方法当中，以多巴酚丁胺负荷超声心动图检查和双嘧达莫-铊心肌灌注显像的敏感性和特异性最好[20-22]。平板试验比较可靠，但是透析患者通常达不到目标心率。如果以上筛选试验提示心肌缺血，则应该行冠状动脉造影检查。冠心病的评估方案见图15-1。

2. 左心室功能

左心室肥厚在慢性肾功能衰竭发生后不久即可出现。在开始透析治疗时约有74%的患者合并左心室肥厚[23]。如果左心室肥厚合并左心室功能衰竭，是行肾移植术的禁忌证。左心室肥厚程度与

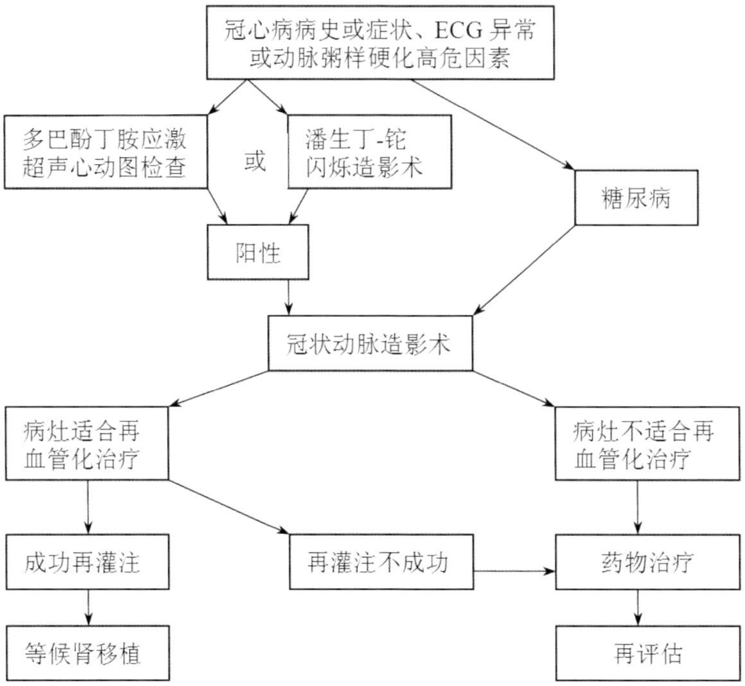

图15-1　肾移植受者冠心病的评估方案

术后受者存活率有关[24]。左心室射血分数（left ventricular ejection fraction，LVEF）是临床常用的收缩功能指标，休息时LVEF≤40%即可诊断左心室收缩功能异常。

3. 血压

多数尿毒症患者出现高血压，血压控制不良与左心室肥厚相关。而出现低血压可能代表慢性充血性心力衰竭。

4. 脑血管疾病和外周血管疾病

中风或短暂性脑缺血病史在尿毒症患者比较常见。中风后残留的严重残疾是肾移植的禁忌证，而非中风病史本身。如果患者有短暂脑缺血发作病史，术前应做颈内动脉超声多普勒检查。当糖尿病史时间较长时，外周血管病变很常见。间歇性跛行的出现常提示下肢动脉或髂动脉硬化和狭窄。术前应触诊股动脉搏动，如果搏动较差或听诊动脉有杂音，常提示动脉硬化和狭窄，应行髂动脉彩色多普勒超声检查。缺血性肢体（包括截肢）本身并不是问题，但常提示合并存在冠状动脉粥样硬化。如果多普勒检查显示髂动脉硬化狭窄，应该行主–髂动脉造影术。Andres等[25]认为螺旋CT是诊断肾移植受者髂动脉钙化最有效的检查方法。

在曾经留置股静脉插管的患者，必须行髂血管超声多普勒检查，因为可能存在髂总静脉或髂外静脉的血栓形成、血栓机化和静脉闭锁。

二、感染

术前应排除泌尿系统和肺部的感染。持续或复发的尿培养阳性提示应该行泌尿系统评估。当未发现解剖异常时，可以在密切监测尿标本和适当使用抗生素的情况下行肾移植术。目前通常认为细菌感染一般都能被抗生素治愈，但对于免疫抑制的患者情况却并非如此。术前的慢性肺部感染如支气管扩张一般都要求治愈。龋齿应该在术前治疗以预防术后出现牙槽脓肿。

对于连续性不卧床腹膜透析（continuous ambulatory peritoneal dialysis，CAPD）患者，导管出口部位感染应该清除。透析用人造血管周围感染也应该清除。这些情况下，一般需要拔除腹膜透析用导管及取出人造血管。

在有结核病史或影像学证据提示存在以往潜在的原发性感染的患者，应该排除结核的活动性感染。由于尿毒症导致的免疫抑制，结核菌素纯蛋白衍生物（purified protein derivative of tuberculin，PPD）皮肤试验结果经常产生假阴性结果。在肺部结核的患者，痰培养或咽拭子也经常产生假阴性。可靠诊断仍依赖连续X线胸片检查。

三、肿瘤

Penn[26]将移植前发生的肿瘤分为3类（表15-5），即低复发率、中等复发率和高复发率型。低复发的肿瘤，如偶然发现的肾脏肿瘤、原位癌、低复发的膀胱癌和皮肤的基底细胞癌，一般在治愈后不需要等待，即可接受肾移植。对高复发的肿瘤则推荐治愈后等待3～5年再行肾移植，如有症状的肾肿瘤、结肠直肠癌、乳腺癌、前列腺癌和恶性黑色素瘤。中等复发的肿瘤需要在治愈后等待2年（表15-6）。

表15-5　肾移植术后原有肿瘤复发率

A.低复发率（0%～10%）
偶然发现的肾脏肿瘤
淋巴瘤
睾丸癌、子宫颈癌和甲状腺癌
B.中等复发率（0%～10%）
子宫体癌
Wilms瘤
结肠癌、前列腺癌和乳腺癌
C.高复发率（0%～10%）
膀胱癌
肉瘤
皮肤癌（黑色素瘤和非黑色素瘤）
有症状的肾癌
骨髓瘤

表15-6　肿瘤治疗和移植之间的等待时间

A.短于2年
偶然发现的肾肿瘤
原位癌
小的单个局部肿瘤
低复发的膀胱癌
皮肤基底细胞癌
B.2年
除A和C外的多数肿瘤
C.长于2年
恶性黑色素瘤
乳腺癌
结肠癌、直肠癌
子宫的非原位癌

四、肝脏疾病

术前乙型肝炎病毒（hepatitis B virus，HBV）标志物均为阴性的患者应该接种乙肝疫苗。由于免疫抑制治疗能促进病毒的复制，HBV阳性患者术后有发生进行性肝脏疾病的危险。免疫抑制治疗对肝脏疾病的影响一般发生在肾移植术后2年以上。HBV感染的受者发生肝硬化和肝癌的危险性升高。Rao等[27]报道26个乙型肝炎表面抗原（hepatitis B surface antigen，HBsAg）（+）患者中，在随访的82个月内42%发生肝硬化，54%死于肝衰竭。当肝脏组织学改变较轻时，仍是肾移植适应证，但应视为高危受者。Rao等[27]认为采用组织学评估比临床或生化指标更有指导意义。

丙型肝炎病毒（hepatitis C virus，HCV）感染受者肝脏病变比HBV感染受者肝脏病变预后更好。肾移植术后HCV阳性受者死亡率高于HCV阴性受者[28-29]，但也有作者报道两者死亡率无显著差异[30]。HCV（+）肾移植患者存活率优于HCV（+）透析患者。当组织学检查显示肝脏病变程度较轻时，HCV感染也是肾移植适应证。

五、泌尿系统

如果患者的原发病仅限于肾脏而以前的排尿正常，一般不需要做泌尿系统的评估。当怀疑存在下尿路异常时才进行排泄性膀胱尿道造影。需要术前做泌尿系统评估的疾病包括：输尿管肾盂狭窄、膀胱输尿管反流、神经源性膀胱、膀胱颈梗阻和后尿道活瓣。一般采用的检查方法包括：膀胱镜、尿动力学检查和排泄性膀胱尿道造影。膀胱镜可以观察膀胱内的结构，必要时可以插管行逆行肾盂造影。排泄性膀胱尿道造影可以了解膀胱的大小、排空能力和有无输尿管反流。尿动力学检查包括：膀胱内压图（显示膀胱功能及敏感性）、尿流速测定（评估排尿特点）、尿道括约肌肌电图检查及尿道压力数据。评估结束后，可以决定是否需要在移植前行下尿路手术。

六、胃肠道疾病

在使用H_2受体阻断剂和低剂量激素后，以往肾移植术后高发的消化性溃疡急剧减少。有溃疡病史的患者术前应做胃镜检查，并给予相应治疗。尿毒症患者胆结石较常见，应该警惕胆结石导致术后胆囊炎和胰腺炎。胰腺炎病史并非肾移植禁忌证，但亦是一个重要的危险因子，术前应仔细评估。随着老年肾移植受者增多，移植术后遇到憩室炎可能性增加。知道患者憩室病的存在对于处理移植术后的腹痛很有帮助。憩室病可能是多囊肾病的一个肾外表现，多囊肾患者肾移植术后憩室炎发病率显著高于其他患者[9, 31]。使用免疫抑制的患者发生急腹症时，通常症状较重而体征缺乏。

七、骨病

透析患者骨营养不良主要包括继发性甲状旁腺功能亢进、骨软化（儿童为佝偻病）和骨质疏松。肾移植后因为1，25-二羟维生素D_3合成增加，骨营养不良一般都可以显著缓解。但仍有3种骨病在移植后可能继续存在：持续性甲状旁腺功能亢进、骨质疏松和骨坏死。由于目前一般使用低剂量激素，骨坏死已经很少见。透析患者甲状旁腺功能亢进的治疗包括：使用1，25-二羟维生素D_3或1α-羟基维生素D_3和磷结合剂，后者目标是将血磷水平降至1.5mmol/L以下，一般选择碳酸钙或醋酸钙。对药物治疗无反应的严重甲状旁腺功能亢进可以选择甲状旁腺切除术。

八、HLA分型和抗体检测

等待肾移植的患者需作HLA分型和HLA抗体测定，HLA抗体阳性患者应该每3个月复查1次抗体水平，尤其在因为外科手术（如多囊肾切除术）而接受输血之后应重新测定HLA抗体。

HLA抗体主要在输血、妊娠或以往移植后产生。由于HLA分型准确性提高，HLA抗体检测技术的进步和免疫抑制剂进展，高度致敏也不是移植禁忌证。通过寻找一个HLA高度相合肾脏，高度致敏受者移植肾存活率仅轻度降低或与未致敏受者相同。由于DCD供肾移植术后移植肾功能延迟恢复（delayed graft function，DGF）发生率高（50%左右），DGF期间发生急性排斥反应常无临床症状，容易延误诊断和治疗，导致移植肾存活率降低，故致敏受者不建议接受DCD供肾。

九、既往移植

前一个移植肾早期因为排斥反应而丧失功能可以导致下一个移植肾存活率降低。Mahoney等[32]报道如果第1个移植肾在3个月内失功，第2个移植肾存活率显著降低，但总体上二次肾脏移植的移植物存活率与首次移植相差不大。

当早期不可逆急性排斥反应导致移植物失功或者移植肾内、肾周发生感染时，需要切除原移植肾。无症状的晚期失功移植肾一般不需要处理。理论上切除失功的移植肾可以降低致敏程度，但事实上并无证据显示该方法有任何效果。与此相反的是Douzdjian等[33]报道切除原移植肾后患者HLA抗体水平更高；首次移植肾切除对二次移植肾的早期功能、排斥反应发生率及移植物存活率均无显著影响。可能的机制是首次移植肾可以作为一个抗体吸附器吸附HLA抗体[34]。

在一部分移植肾失功后撤除免疫抑制剂的患者，如果随后发生急性排斥导致移植肾不适或触痛，可以作移植肾切除。在无并发症的情况下，一般不考虑作移植肾切除。

十、心理学问题

心理学问题由于缺乏客观的标准而很难评估。嗜酒和吸毒通常被视为肾移植的禁忌证。严重的精神病也是肾移植的禁忌证，而轻度的精神病患者仍可行肾移植术。

十一、肥胖

Modlin等[35]报道肥胖患者肾移植后的5年人存活率显著低于非肥胖患者（67% vs. 89%）。肥胖患者术后的主要死亡原因是心脏病，而非肥胖患者的主要死亡原因为感染。肥胖的其他副作用包括移植肾功能延迟恢复、切口并发症和免疫性移植物丢失的发生率升高[36]。

十二、吸烟

肾移植后吸烟患者存活率显著低于非吸烟患者。Cosio等[37]报道吸烟对肾移植患者的影响类似于糖尿病的作用。肾移植术前应鼓励所有的吸烟患者戒烟。

十三、年龄

受者年龄限制已逐渐放宽。儿童肾移植有其特殊优势，移植可促进受者生长，摆脱血液透析也具有明显心理学优势。老年患者肾移植并没有明确年龄限制。老年患者行肾移植后人存活率高于仍在等待名单上的患者[38]。ERA登记资料显示老年患者肾移植后5年人存活率为67%[39]。由于不可逆性急性排斥反应发生率降低，老年受者移植物失功率低于年轻受者[40]。老年患者筛选的关键问题是心血管疾病程度，如果仔细评估显示没有严重心血管疾病或心功能障碍，老年患者可接受肾移植并可以取得良好效果。

第四节　肾移植术前准备

一、透析

透析种类对移植肾预后没有明显影响。早期有报道透析时间长的患者移植肾存活时间优于透析时间短的患者，但以后的研究证实术前透析时间对移植肾存活无明显影响。抢先肾移植（preemptive kidney transplantation）指肾移植术前未经透析治疗。抢先肾移植没有明显缺点，受者健康状况一般良好，避免了透析的不适和各种并发症。Kasiske等[41]报道USRDS登记资料中，抢先肾移植占肾移植总数的7.3%～7.7%，抢先肾移植可以改善受者和移植肾存活。目前认为只要有可能，应该鼓励抢先肾移植。

二、输血

早期报道术前输血可以改善移植肾存活，但随着环孢素A的应用，输血的效果越来越不明显。由于使用促红细胞生成素可以替代输血以维持一定的血红蛋白水平，且输血易导致患者致敏而增加找到合适供肾的困难，等待供肾期间应该尽量避免输血。

三、肾移植术前其他手术

1. 肾切除术

多囊肾通常在成功的肾移植后明显萎缩。在巨大多囊肾、反复感染或出血时，一般需要切除多囊肾。多囊肾体积巨大时，切除其中一个即可为新肾让出足够空间。术前常规多囊肾切除对移植肾预后没有影响。

其他肾切除指征包括持续感染，通常由结石、肾积水或其他泌尿系统疾病所致。当伴随输尿管反流或输尿管积水时，需连同输尿管一起切除。

肾切除通常采用后腰部切口，与经腹腔的前方切口比较，可以降低发病率和死亡率。前方经腹腔切口一般用于切除巨大多囊肾。腹腔镜肾切除术也是一种选择。因为顽固性高血压而需要作肾切除时，也可采用肾动脉栓塞术。

2. 下尿路手术

下尿路异常不是肾移植禁忌证。膀胱镜和尿动力学检查可以确定膀胱小梁形成和瘢痕程度、膀胱容量和排空能力，根据检查结果再决定是否需要采取矫正手术或其他手术。当膀胱功能正常合并后尿道梗阻时（如后尿道活瓣、前列腺肥大），可以在矫正后将移植肾输尿管植入膀胱。即使以前无膀胱异常，在长期透析治疗后也可能发生膀胱容量减少和排空能力下降。如果膀胱容量不足，可考虑行回盲肠膀胱成形术。在不能排空的神经源性膀胱，一般优先选择将输尿管植入膀胱，术后训练患者每天自行导尿数次。

在多数情况下，应尽量使用患者自己的膀胱，尽管有时需要患者自行导尿。在极少部分膀胱不能使用或已切除膀胱的患者，可以在术前行回肠或乙状结肠代膀胱术。无论使用患者自体膀胱还是肠道代膀胱，下尿路异常患者的肾移植预后可以与正常膀胱患者一样[15, 42]。

膀胱输尿管反流是肾移植患者最常见的下尿路异常，一般不需要手术治疗，但它使患者在肾移植术后更易发生菌尿和自身肾脏感染。

3. 脾切除

在应用环孢素A以前的年代，脾脏切除术对移植物存活有益。在使用环孢素A以后，脾切除患者的死亡率增加。在目前的免疫抑制方案下，一般不做脾切除术。但在ABO血型不相容肾移植中，脾切除术仍是常用的方法。

四、肾移植术前一般准备工作

术前常规检查包括血常规、血生化、凝血功能、配血试验、各种病原学检查、心电图和胸片。确定行肾移植手术时，重度贫血患者术前应该输注洗涤红细胞使血红蛋白水平维持在10 g/L左右。术前应使血钾水平降至5 mmol/L以下。为避免容量不足导致术后少尿，术前透析结束时的体重一般为干体重再加0.5 ~ 1 kg。

（袁小鹏　刘龙山）

参考文献

[1] Baskin-Bey ES, Kremers W, Nyberg SL. A recipient risk score for deceased donor renal allocation [J]. Am J Kidney Dis, 2007, 49 (2): 284-293.

[2] Nyberg SL, Matas AJ, Kremers WK, et al. Improved scoring system to assess adult donors for cadaver renal transplantation [J]. Am J Transplant, 2003, 3 (6): 715-721.

[3] Briggs JD, Jones E. Recurrence of glomerulonephritis following renal transplantation. Scientific Advisory Board of the ERA-EDTA Registry. European Renal Association-European Dialysis and Transplant Association [J]. Nephrol Dial Transplant, 1999, 14 (3): 564-565.

[4] Kotanko P, Pusey CD, Levy JB. Recurrent glomerulonephritis following renal transplantation [J]. Transplantation, 1997, 63 (8): 1045-1052.

[5] Cosyns JP, Couchoud C, Pouteil-Noble C, et al. Recurrence of membranous nephropathy after renal transplantation: probability, outcome and risk factors [J]. Clin Nephrol, 1998, 50 (3): 144-153.

[6] Andresdottir MB, Ajubi N, Croockewit S, et al. Recurrent focal glomerulosclerosis: natural course and treatment with plasma exchange [J]. Nephrol Dial Transplant, 1999, 14 (11): 2650-2656.

[7] Berger J. Recurrence of IgA nephropathy in renal allografts [J]. Am J Kidney Dis, 1988, 12 (5): 371-372.

[8] Stiasny B, Ziebell D, Graf S, et al. Clinical aspects of renal transplantation in polycystic kidney disease [J]. Clin Nephrol, 2002, 58 (1): 16-24.

[9] Hadimeri H, Norden G, Friman S, et al. Autosomal dominant polycystic kidney disease in a kidney transplant population [J]. Nephrol Dial Transplant, 1997, 12 (7): 1431-1436.

[10] Pirson Y, Christophe JL, Goffin E. Outcome of renal replacement therapy in autosomal dominant polycystic kidney disease [J]. Nephrol Dial Transplant, 1996, 11 (6): 24-28.

[11] Oliver TB, Gouldesbrough DR, Swainson CP. Acute crescentic glomerulonephritis associated with antiglomerular basement membrane antibody in Alport's syndrome after second transplantation [J]. Nephrol Dial Transplant, 1991, 6 (11): 893-895.

[12] Hariharan S, Smith RD, Viero R, et al. Diabetic nephropathy after renal transplantation. Clinical and pathologic features [J]. Transplantation, 1996, 62 (5): 632-635.

[13] Tsakiris D, Simpson HK, Jones EH, et al. Report on management of renale failure in Europe, XXVI, 1995. Rare diseases in renal replacement therapy in the ERA-EDTA Registry [J]. Nephrol Dial Transplant, 1996, 11 (Suppl 7): 4-20.

[14] Heering P, Hetzel R, Grabensee B, et al. Renal transplantation in secondary systemic amyloidosis [J]. Clin Transplant, 1998, 12 (3): 159-164.

[15] Cairns HS, Leaker B, Woodhouse CR, et al. Renal transplantation into abnormal lower urinary tract [J]. Lancet, 1991, 338 (8779): 1376-1379.

[16] Stone JH, Amend WJ, Criswell LA. Outcome of renal transplantation in systemic lupus erythematosus [J]. Semin Arthritis Rheum, 1997, 27 (1): 17-26.

[17] Goss JA, Cole BR, Jendrisak MD, et al. Renal transplantation for systemic lupus erythematosus and recurrent lupus nephritis. A single-center experience and a review of the literature [J]. Transplantation, 1991, 52 (5): 805-810.
[18] Chelamcharla M, Javaid B, Baird BC, et al. The outcome of renal transplantation among systemic lupus erythematosus patients [J]. Nephrol Dial Transplant, 2007, 22 (12): 3623-3630.
[19] Ducloux D, Rebibou JM, Semhoun-Ducloux S, et al. Recurrence of hemolytic-uremic syndrome in renal transplant recipients: a meta-analysis [J]. Transplantation, 1998, 65 (10): 1405-1407.
[20] de Lemos JA, Hillis LD. Diagnosis and management of coronary artery disease in patients with end-stage renal disease on hemodialysis [J]. J Am Soc Nephrol, 1996, 7 (10): 2044-2054.
[21] Herzog CA, Marwick TH, Pheley AM, et al. Dobutamine stress echocardiography for the detection of significant coronary artery disease in renal transplant candidates [J]. Am J Kidney Dis, 1999, 33 (6): 1080-1090.
[22] West JC, Napoliello DA, Costello JM, et al. Preoperative dobutamine stress echocardiography versus cardiac arteriography for risk assessment prior to renal transplantation [J]. Transpl Int, 2000, 13 (1): 27-30.
[23] Foley RN, Parfrey PS, Sarnak MJ. Epidemiology of cardiovascular disease in chronic renal disease [J]. J Am Soc Nephrol, 1998, 9 (12): 16-23.
[24] McGregor E, Jardine AG, Murray LS, et al. Pre-operative echocardiographic abnormalities and adverse outcome following renal transplantation [J]. Nephrol Dial Transplant, 1998, 13 (6): 1499-1505.
[25] Andres A, Revilla Y, Ramos A, et al. Helical computed tomography angiography is the most efficient test to assess vascular calcifications in the iliac arterial sector in renal transplant candidates [J]. Transplant Proc, 2003, 35 (5): 1682-1683.
[26] Penn I. Primary kidney tumors before and after renal transplantation [J]. Transplantation, 1995, 59 (4): 480-485.
[27] Rao KV, Kasiske BL, Anderson WR. Variability in the morphological spectrum and clinical outcome of chronic liver disease in hepatitis B-positive and B-negative renal transplant recipients [J]. Transplantation, 1991, 51 (2): 391-396.
[28] Pereira BJ, Wright TL, Schmid CH, et al. A controlled study of hepatitis C transmission by organ transplantation. The New England Organ Bank Hepatitis C Study Group [J]. Lancet, 1995, 345 (8948): 484-487.
[29] Bouthot BA, Murthy BV, Schmid CH, et al. Long-term follow-up of hepatitis C virus infection among organ transplant recipients: implications for policies on organ procurement [J]. Transplantation, 1997, 63 (6): 849-853.
[30] Kliem V, van den Hoff U, Brunkhorst R, et al. The long-term course of hepatitis C after kidney transplantation [J]. Transplantation, 1996, 62 (10): 1417-1421.
[31] Lederman ED, McCoy G, Conti DJ, et al. Diverticulitis and polycystic kidney disease [J]. Am

Surg, 2000, 66 (2): 200–203.

[32] Mahoney RJ, Norman DJ, Colombe BW, et al. Identification of high– and low–risk second kidney grafts [J]. Transplantation, 1996, 61 (9): 1349–1355.

[33] Douzdjian V, Rice JC, Carson RW, et al. Renal retransplants: effect of primary allograft nephrectomy on early function, acute rejection and outcome [J]. Clin Transplant, 1996, 10 (2): 203–208.

[34] Terasaki PI. Humoral theory of transplantation [J]. Am J Transplant, 2003, 3 (6): 665–673.

[35] Modlin CS, Flechner SM, Goormastic M, et al. Should obese patients lose weight before receiving a kidney transplant? [J]. Transplantation, 1997, 64 (4): 599–604.

[36] Pirsch JD, Armbrust MJ, Knechtle SJ, et al. Obesity as a risk factor following renal transplantation [J]. Transplantation, 1995, 59 (4): 631–633.

[37] Cosio FG, Falkenhain ME, Pesavento TE, et al. Patient survival after renal transplantation: II. The impact of smoking [J]. Clin Transplant, 1999, 13 (4): 336–341.

[38] Fauchald P, Albrechtsen D, Leivestad T, et al. Renal replacement therapy in elderly patients [J]. Transpl Int, 1988, 1 (3): 131–134.

[39] Berthoux FC, Jones EH, Mehls O, et al. Transplantation Report. 2: Pre–emptive renal transplantation in adults aged over 15 years. The EDTA–ERA Registry. European Dialysis and Transplant Association–European Renal Association [J]. Nephrol Dial Transplant, 1996, 11 (Suppl 1): 41–43.

[40] Tesi RJ, Elkhammas EA, Davies EA, et al. Renal transplantation in older people [J]. Lancet, 1994, 343 (8895): 461–464.

[41] Kasiske BL, Snyder JJ, Matas AJ, et al. Preemptive kidney transplantation: the advantage and the advantaged [J]. J Am Soc Nephrol, 2002, 13 (5): 1358–1364.

[42] Griffin PJ, Stephenson TP, Brough S, et al. Transplanting patients with abnormal lower urinary tracts [J]. Transpl Int, 1994, 7 (4): 288–291.

第十六章
肾移植手术技术

肾移植手术可以戏剧性地改变尿毒症患者的生存质量。由于尿毒症患者通常都有不同程度的并发症，如心血管并发症、糖尿病等，术前必须仔细评估。如果患者透析不充分，经常存在血小板功能异常导致的凝血功能障碍。细致的手术操作、严格的止血、迅速的血管吻合和熟练处理各种可能存在的解剖变异及人为损伤，是减少外科并发症和移植肾功能延迟恢复（delayed graft function，DGF）的关键。

一、受者的准备

受者术前应充分透析，一般在手术前1天透析1次，或手术前1天、前2天各透析1次。为减少对凝血功能的影响，一般手术当日不宜做透析治疗。应该再次确认患者的凝血功能正常、血红蛋白水平在允许的范围和移植部位髂血管的通畅。如果患者曾行股静脉插管透析，可能的并发症包括髂外静脉血栓形成或完全闭塞。应根据患者的致敏状态确定移植术中使用的诱导治疗药物。在麻醉开始前行右颈内静脉插管，测量中心静脉压。

二、供肾的修整

首先辨认是否存在解剖变异或取肾损伤，最常见的变异是多支肾动脉。先将整块切取的双肾分开，左肾静脉在汇入下腔静脉处切断，剖开腹主动脉，两侧的肾动脉带主动脉片。将肾周脂肪切除，游离出肾动脉，不进入肾脏的分支予切断和结扎。存在多支肾动脉时，将其保留在同一个主动脉片上。如果分支已经切断，靠近肾下极的分支一般保留。分支靠近肾上极时，如果估计供血范围小于肾组织的10%，可以结扎；一般情况下，应尽量保留。游离肾静脉，肾上腺静脉和生殖腺静脉予结扎切断。部分左肾静脉接受腰静脉、奇静脉和半奇静脉的汇入，都予结扎切断。游离肾血管时，不可太靠近肾门。对于所谓的“金三角”区（左肾位于肾下极与结扎的性腺静脉之间，右肾位于肾下极与右肾静脉和下腔静脉汇合处之间，图16–1），应避免分离，以免影响输尿管的血供。可以常规采用下腔静脉延长右肾静脉，Benedetti等[1]证实延长右肾静脉不会增加任何风险。Dalla Valle等[2]也证实右肾静脉延长组与对照组比较，术后肾静脉血栓形成、DGF、受者死亡和移植物

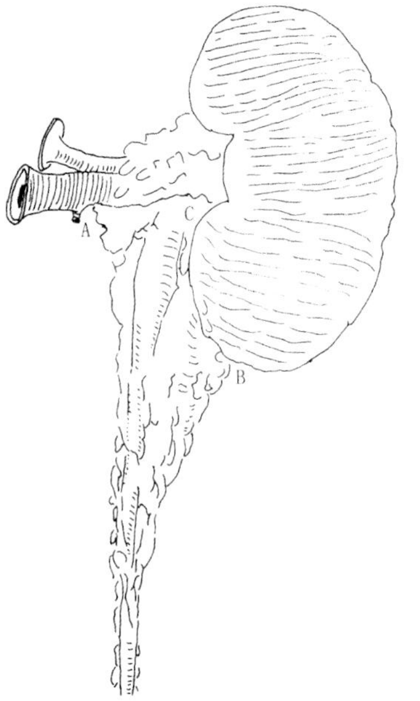

图16-1　供肾的修整（ABC示金三角）

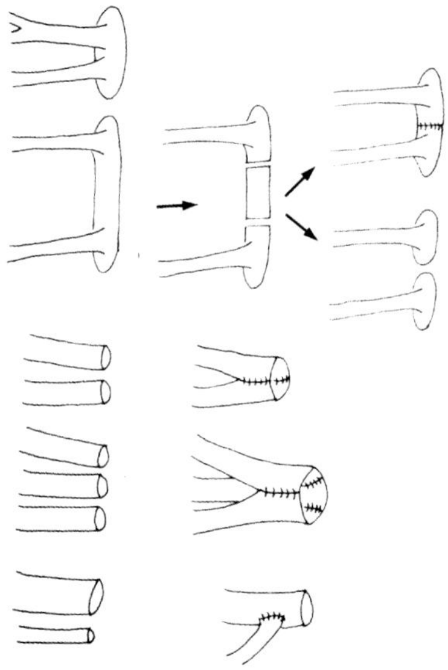

图16-2　修整肾时的肾动脉修整或成形

丢失等方面均无显著差异。右肾静脉延长可以缩短术中的血管吻合时间。修整肾时应将受损或变异的肾动脉重建，双支肾动脉距离较近时可将其保留在同一个主动脉片上；距离较远时可将主动脉片缩小，或将其分离作为两个独立的主动脉片；2支或3支管径近似的肾动脉可行侧侧吻合；2支肾动脉管径差异较大时，可将较细的动脉与较粗的动脉作端侧吻合（图16-2）。

三、手术部位和切口的选择

由于右侧髂血管较浅，左侧髂外静脉位置较深，对于首次肾移植患者，一般均首选右侧髂窝。二次肾移植的受者选择第1次手术的对侧。三次肾移植的受者选择经腹腔的正中切口，移植肾安放于盲肠后。

对于体型异常肥胖的患者，一般采用沿腹股沟韧带上2cm的弧形切口（图16-3切口A），需切断肌肉，但容易暴露出髂外血管，血管吻合较方便。对于普通患者，可采用下腹部“L”形切口（腹直肌旁切口，图16-3切口B），因为没有切断腹壁肌肉，所以出血少，解剖容易，术后疼痛减轻，恢复快。

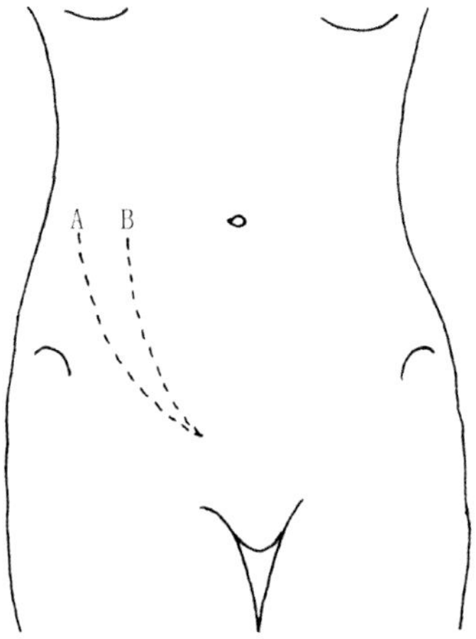

图16-3　手术切口

四、手术部位的显露

依次切开皮肤、皮下筋膜，腹壁浅动静脉予以结扎。肥胖受者为避免术后的脂肪液化和切口裂开，应避免用电刀切开脂肪组织。切开腹外斜肌腱膜，在腹内斜肌肌纤维内侧将其腱膜提起并切开，此时已切开腹直肌前鞘，将两层腱膜提起向外翻，显露腹直肌外侧缘和腹壁下动静脉，将后者切断结扎。游离腹直肌外侧缘，在腹直肌后鞘上有从外向内进入腹直肌的血管和神经，予切断结扎。切开弓状线头侧的腹直肌后鞘，将腹膜及其内容物向内侧推开，即可显露髂血管。精索予以保留，子宫圆韧带可切断结扎。置入三叶拉钩，显露手术部位。

五、血管吻合

先游离髂外静脉，将髂外静脉表面的结缔组织分束仔细结扎，游离足够长度的髂外静脉，以便于阻断和吻合。如果受者血压正常或者高血压，髂外动脉管径正常，首选髂外动脉作吻合部位，操作简单，带腹主动脉片的吻合方式不会引起吻合口的狭窄，髂外动脉仅作最低程度的游离。如果受者低血压，或髂外动脉管径较细而髂内动脉管径正常，可选择髂内动脉作吻合部位。髂内动脉从起始部游离至分叉部，近端用血管阻断钳阻断，远端结扎后切断，断端再缝扎一次。

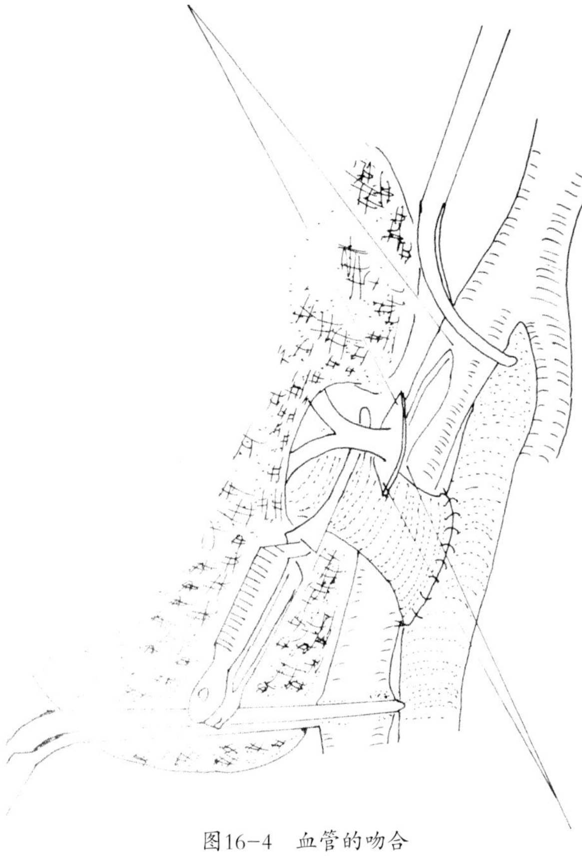

图16-4　血管的吻合

准备好供吻合的髂血管后，用两把血管阻断钳（“哈巴狗”钳）或一把Satinsky钳阻断髂外静脉，将髂外静脉剪去一块与肾静脉开口大小相同的血管壁，用肝素盐水冲洗血管腔。从冰盒中取出供肾，并在冷夹克中放入碎冰，辨认好肾动静脉和输尿管方向后，将肾静脉和髂外静脉用5-0或6-0尼龙线作连续缝合，一般采用3定点或4定点（上、下及其中一侧或两侧）后的连续缝合；缝合结束前向血管腔内注入肝素盐水，排出血块和空气，并观察有无渗漏。选用髂外动脉作肾动脉吻合部位时，髂外动脉用Satinsky钳阻断，剪去一块血管壁，修整肾动脉的腹主动脉片，使二者大小相似，吻合方法与静脉吻合相同（图16-4）。选用髂内动脉作吻合时，一般采用4定点后的间断缝合。吻合结束后，将肾动脉用“哈巴狗”钳阻断，松开髂内动脉或髂外动脉阻断钳，观察有无漏血，如有漏血可予间断缝合。仅有渗血时，用热盐水纱布压迫即可止血。

剪除冷夹克，开放移植肾血流，观察肾脏颜色和搏动情况。无特殊情况时，移植肾颜色红润，搏动好，输尿管立刻有尿液排出。如果移植肾张力差，有散在瘀斑，首先观察移植肾动脉有无痉挛，多数情况下可见到肾动脉主干痉挛，可用2%利多卡因或罂粟碱作肾门周围封闭，并用热盐水纱布包裹肾脏，有助于动脉痉挛的缓解。如果肾动脉无明显痉挛，可能是肾内的动脉痉挛所致，处理方法与肾动脉主干痉挛相同。需要鉴别的一个并发症是移植肾的内膜撕裂，是由于取肾时的暴力损伤所致，表现为开放血流后移植肾张力差，表面有瘀斑，肾动脉主干表面有瘀血（为内膜断裂，血液进入外膜下所致），应再次阻断血流，用冷保存液再次灌注肾脏，切除内膜撕裂段肾动脉后重新吻合。

肾移植术的血管吻合时间属于热缺血时间，一般称为二次热缺血时间（second warm ischemic time）。加快血管吻合速度可以缩短二次热缺血时间；吻合过程中应注意移植肾的降温，如果冰屑融化，应及时补充。遇到血管吻合困难或需要吻合多支动脉，可在静脉吻合结束前再用冷保存液灌注移植肾一次。Feuillu等[3]报道肾移植术中血管吻合时移植肾的复温速度是0.48℃/min。术后急性肾小管坏死（acute tubular necrosis，ATN）的发生率与血流开放前移植肾的温度有关，Szostek等[4]报道发生ATN移植肾吻合结束时的温度显著高于未发生ATN的移植肾（19.7℃ ± 5.1℃ vs. 14.9℃ ± 3.6℃）。

六、尿路重建

尿路重建技术主要有两大类：即膀胱外法（extravesical technique of ureteroneocystotomy）和膀胱内法（intravesical extravesical technique of ureteroneocystotomy）。常用的膀胱外法是Lich–Gregoir法，膀胱内法一般指Politano–Leadbetter法。

Lich–Gregoir法的具体操作：膀胱注水约200mL，推开膀胱外腹膜返折和脂肪组织，显露同侧膀胱前侧壁，用组织钳提起膀胱向头侧牵引，电刀切开膀胱壁浆肌层约3cm，用血管钳钝性分离至黏膜膨出，在远端黏膜开口约1cm（图16–5A）；将输尿管通过精索或圆韧带下方，牵至膀胱壁切口处，切除多余的输尿管，远端仔细止血，剖开输尿管后壁（图16–5B），将输尿管与膀胱黏膜开口吻合，一般采用5–0可吸收线作连续或间断缝合（图16–5C）。间断缝合膀胱壁浆肌层，包埋输尿管，形成抗反流机制（图16–5D）。Lich–Gregoir法是目前最常用的方法（图16–5）。

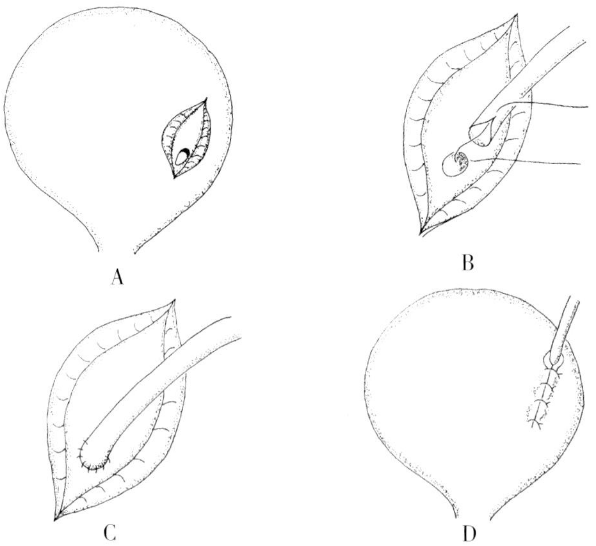

图16–5 Lich–Gregoir法输尿管再植

Politano-Leadbetter法的具体操作：切开膀胱前壁，在膀胱侧壁近底部处的浆肌层上切一小口，用血管钳斜行穿入膀胱壁至黏膜下层，再将血管钳向下向内引伸，同时加以扩张使成为一黏膜下隧道，长3～4cm。在原输尿管开口外上方处切开膀胱黏膜，将输尿管通过黏膜下隧道拖入膀胱内，剪去多余的输尿管，以5-0可吸收线间断缝合输尿管末端和膀胱黏膜，使其形成半乳头样外翻。用细丝线缝合膀胱外侧壁的戳口，并固定附近的输尿管壁。膀胱前壁切口分层缝合。目前Politano-Leadbetter法很少应用。

其他常用的膀胱外法是平行切口法（parallel incision extravesical ureteroneocystostomy）。其具体操作是：在膀胱外侧壁作两个平行的小切口（图16-6A），两个切口间作黏膜下隧道（图16-6B、图16-6C）；远端切口切开黏膜（图16-6D），使输尿管通过黏膜下隧道与远端切口的黏膜吻合（图16-6E、图16-6F），缝合远端的浆肌层切口即完成再植（图16-6G）。

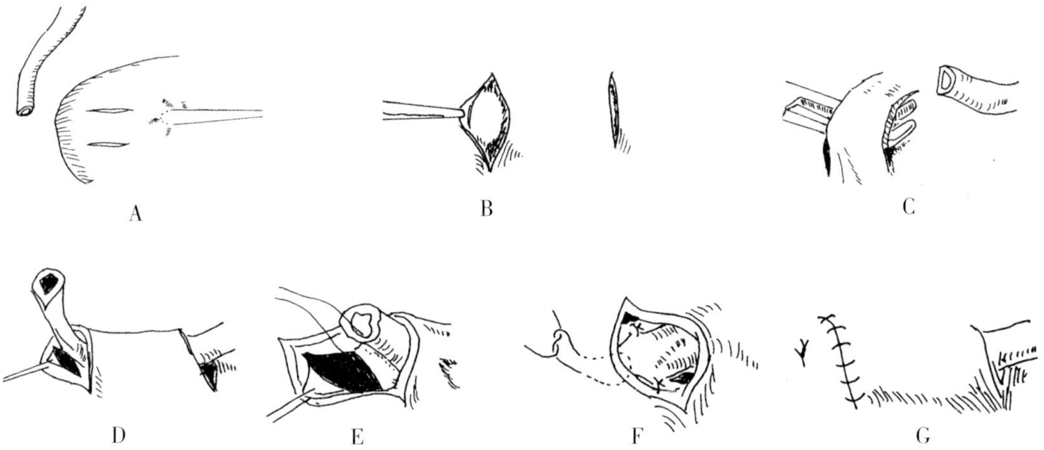

图16-6　平行切口法输尿管再植

常规放置输尿管支架管（双J管）可以减少泌尿系并发症[5]。双J管相关的并发症主要包括：双J管导致梗阻、拔除时断裂、向近端移位和结石形成。如果双J管留置时间超过30天，尿路感染并发症显著增加，一般建议术后1个月拔除双J管[6]。

七、关闭切口

在关闭切口前，应仔细检查有无活动性出血，移植肾动脉、静脉有无扭曲，移植肾位置是否恰当。术中彻底止血非常重要，因为移植肾周血肿而再次手术探查时，有53.7%的病例找不到出血部位[7]。如无特殊，放置引流管，逐层关闭切口。术后的引流液可能较多，达200～300mL/d，应采用封闭式的引流管，在每天引流量＜20mL时即可拔除引流管。

八、供肾异常的手术处理

可能存在的供肾异常包括：肾血管异常（多支肾动脉、多支肾静脉和双下腔静脉）、供肾实质损伤（切割伤）、输尿管畸形（双输尿管）、输尿管内结石、输尿管长段缺损、重复肾畸形、多囊肾和马蹄肾。

1. 多支肾动脉的处理

肾血管的异常应争取在修肾时处理，尽量减少手术中的血管吻合次数，缩短二次热缺血时间。手术中多支肾动脉有以下多种处理方法：

（1）将多支肾动脉带腹主动脉片与髂外动脉吻合。

（2）如果2支肾动脉在腹主动脉片上距离过大，可切除部分腹主动脉壁再缝合，缩短两者距离，缩短术中的吻合时间，减轻对髂外动脉的损伤；或将2个腹主动脉片分别与髂外动脉吻合。

（3）如果极支动脉已失去腹主动脉片，可将其与腹壁下动脉吻合。

（4）2支肾动脉直径相似时，可合并为1支，再与髂内动脉吻合。

（5）如果主支较粗而极支较细，可将极支端侧吻合于主支。

（6）主支与髂内动脉端端吻合，极支带腹主动脉片与髂外动脉端侧吻合。

多支肾动脉的供肾与单支肾动脉的供肾比较，术后高血压、ATN、急性排斥反应、血清肌酐水平、早期血管并发症、泌尿系统并发症、人/肾存活率等方面均无显著差异；唯一有差异的是多支肾动脉的移植肾晚期肾动脉狭窄发生率较高[8]。

2. 多支肾静脉的处理

肾静脉的变异较肾动脉少。当存在多支肾静脉时，只要主支直径>1cm，可结扎其余分支，肾脏内存在静脉之间的吻合，不会造成梗塞。如果2支静脉直径相似，可带腔静脉片与髂外静脉吻合；或在延长肾静脉时将2支肾静脉开口于延长的腔静脉内。

3. 供肾实质损伤的处理

供肾实质损伤主要为取肾时的意外刀割伤或剪伤，在修肾时采用6-0无损伤血管缝线或4-0可吸收缝线间断缝合伤口，打结处肾表面垫供肾脂肪组织，以免缝线切割伤。肾移植术中血流开放后，注意修补处渗血情况，如渗血较多，压迫效果差，可采用生物胶喷涂及止血绫包裹止血。供肾裂口较大时，应考虑用不吸收的血管缝线，以免缝线被过早吸收后裂口再次裂开。

4. 双输尿管的处理

2条输尿管可分别与膀胱吻合，或远端合并成一个开口后与膀胱吻合（图16-7）。Haferkamp等[9]报道19例双输尿管肾移植，9例分别吻合，10例合并后吻合，两组输尿管并发症无差异。

5. 输尿管过短的处理

（1）输尿管稍短：膀胱容量和膀胱壁伸缩性正常，可行膀胱腰大肌悬吊术（psoas hitch），将膀胱壁悬吊于腰大肌，使输尿管膀胱吻合口没有张力。或做膀胱Boari瓣（Boari flap），输尿管与膀胱瓣吻合。

（2）输尿管长段缺损：受者少尿或无尿时，可将移植肾输尿管与受者输尿管作端端吻合；受者尿量正常时，可行供肾输尿管与受者输尿管的端侧吻合。输尿管内须置入6F双J管，采用4-0可吸收线间断缝合。自体输尿管结扎后的风险是如果受者原肾尿量较多，可引起原肾积水感染，有造成脓肾的风险。Gallentine等[10]报道了278例肾移植受者结扎自体输尿管的后果，多数受者均为无尿或少尿，但有3例受者尿量正常。随访1～140个月，6例（2.2%）受者在术后7～82个月因为胁

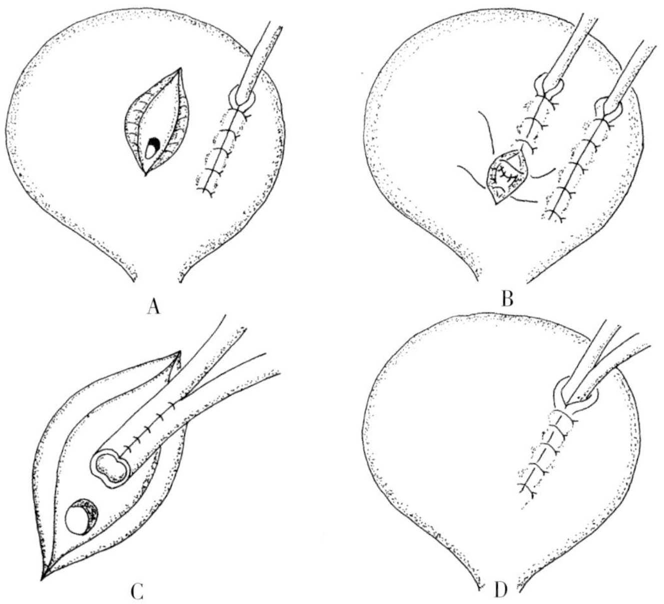

图16-7　双输尿管的吻合（A、B示分别吻合；C、D示合并后吻合）

腹部疼痛而需要行原肾切除术，其原发病分别为：多囊肾3例、原因不明2例、糖尿病肾病1例。无一例发生感染，结扎后早期的胁腹部疼痛仅有1例（0.4%）。由此可见在无尿或少尿情况下，自体输尿管可以安全地结扎，仅有少部分患者需要行晚期的自体肾切除术，且多数见于多囊肾患者。Lapointe等[11]报道166例儿童肾移植术中的输尿管端端吻合，泌尿系并发症的发生率为8.4%，输尿管端端吻合在儿童肾移植中是一项安全有效的技术，可能得益于供肾输尿管短而远端血供较好。

6. 供肾为马蹄肾的处理

若供肾峡部较宽厚且合并复杂血管畸形，可考虑将整个马蹄肾作为一个供肾进行移植，以避免术后峡部残端出血或动静脉瘘形成。约70%的马蹄肾有多支肾动脉畸形，可将其重建成血管盘或分别与受者的多支动脉吻合。约30%的马蹄肾有肾盂输尿管连接部狭窄致尿路梗阻；肾盂较大、输尿管与肾盂成角、有明显输尿管狭窄者需行整形术。因供肾输尿管为离体的游离输尿管，如行狭窄段输尿管切除加肾盂成形术，可能会损伤输尿管远端血供导致输尿管缺血坏死，可考虑将狭窄段输尿管纵切横缝，将狭窄段输尿管纵向切开后，再将其远端正常的输尿管组织缝至肾盂。马蹄肾的输尿管较正常输尿管短，必要时可将供肾输尿管与受者输尿管行端侧吻合。

九、受者异常的手术处理

可能遇到的受者异常情况包括：髂内动脉完全闭塞和髂外动脉严重硬化、髂外静脉和髂总静脉血栓形成和下尿路异常（膀胱挛缩和前列腺严重增生）。

1. 髂动脉硬化的处理

髂动脉硬化患者的移植肾动脉吻合应以髂内动脉为首选部位，其原因有两个方面：①肾动脉端端吻合有明显的血流动力学优势，切除钙化内膜后的髂内动脉能为移植肾提供足够的血流灌注[12]；②术前存在的周围动脉病变、高龄和糖尿病都是肾移植术后发生下肢动脉阻塞性疾病的危险因子，肾动脉与髂内动脉吻合不会影响已经受损害的下肢血供，尤其是术前有间歇性跛行的患者。钛环钉血管吻合法吻合严密，由于钛环钉的支撑作用不容易狭窄，移植肾血流灌注理想，且吻合时间较缝合法明显缩短，可以减少DGF发生率[13]。当髂内动脉完全闭塞或髂内动脉操作失败，改做与髂总动脉与髂外动脉端侧吻合。因内膜钙化多位于动脉后壁，应采用两把阻断钳以水平方向（冠状面方向）分别阻断动脉近、远端，避免以心耳钳垂直（矢状面方向）阻断动脉导致钙化的内膜碎裂。如果钙化斑位于血管前壁或整个血管壁，吻合前应仔细切除钙化的内膜。供肾动脉所带的腹主动脉片应稍大，缝合针距应较密，边距应偏大，以防术后形成假性动脉瘤。

下肢动脉严重硬化的受者术后容易发生动脉栓塞或血栓形成导致的下肢急性缺血[14]，为预防下肢急性缺血和冠状动脉血栓形成，肾移植术中及术后应常规进行抗凝治疗，术前2h和术后第1～3天分别给予皮下注射低分子肝素钙0.3～0.6mL，以后改用氯吡格雷（75mg，每天1次）或阿司匹林（50～100mg，每天1次）口服。

2. 髂外静脉和/或髂总静脉血栓形成的处理

股静脉插管透析（＞1个月）可以导致髂外静脉血栓形成，血栓机化后导致髂外静脉完全闭塞，髂外静脉的慢性闭塞可以无任何症状。如果术中发现髂外静脉闭塞，可沿原手术切口向头侧扩大，向上继续推开后腹膜，显露髂总静脉，如果髂总静脉亦闭塞，可继续向上游离，显露下腔静脉，将肾静脉与下腔静脉吻合，将肾动脉与髂总动脉吻合。

3. 下尿路异常的处理

如果术前或术中发现膀胱挛缩，可同期行肾移植术＋回肠膀胱术或肾移植术＋移植肾输尿管皮肤造口术。移植肾输尿管皮肤造口术操作简单，适用于供肾输尿管足够长、血供良好、患者腹壁不太厚以及一般情况差、不能耐受复杂手术者。如果术后发现膀胱挛缩（反复尿频并排尿困难）或神经源性膀胱，可留置导尿管，二期再行回肠膀胱术。如果术中或术后发现前列腺严重增生，可留置导尿管，待患者全身情况及肾功能恢复稳定后，再行前列腺电切术。

十、双肾移植

双肾移植主要用于边缘供肾（如扩大标准供体供肾）。双肾可移植于同侧（首选右侧），一般右肾放在头侧（延长肾静脉后血管较长，便于安放位置），左肾放在尾侧。Masson等[15]1998年首先报道双肾单侧移植术，头侧移植肾动脉与受者右髂总动脉吻合，静脉与受者下腔静脉远端吻合，尾侧移植肾动脉、静脉分别与右髂外动脉、静脉吻合（图16-8）。也可以加以改良，如头侧移植肾动脉可与受者右髂内动脉吻合，静脉可与受者右髂总静脉或右髂外静脉吻合（图16-9）[16]。输尿管可以分别与膀胱吻合，合并后与膀胱吻合，或者一条输尿管与受者右输尿管端端吻合，另一条输尿管与受者膀胱吻合。如果受者肥胖，将双肾移植于同侧有困难，也可依次将左、右肾移植于两侧。

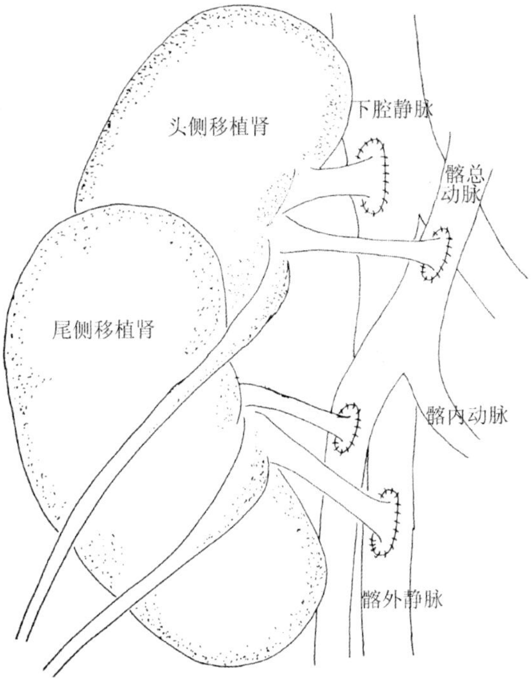

图16-8　Masson法单侧双肾移植术

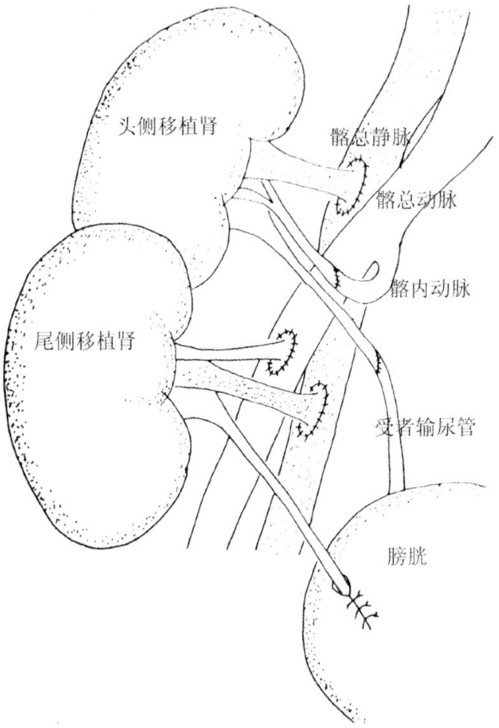

图16-9　改良的单侧双肾移植术

十一、移植肾的术中再灌注和血管再吻合

如果术中发现移植肾动脉或肾静脉明显狭窄、扭曲，或肾动脉内膜撕裂，应在准备好冷器官保存液和冷夹克的情况下，迅速阻断血管，灌注肾脏，重新做血管吻合。

（袁小鹏）

参考文献

[1] Benedetti E，Fryer J，Matas AJ，et al. Kidney transplant outcome with and without right renal vein extension [J]. Clin Transplant，1994，8（4）：416-417.

[2] Dalla Valle R，Mazzoni MP，Bignardi L，et al. Renal vein extension in right kidney transplantation [J]. Transplant Proc，2004，36（3）：509-510.

[3] Feuillu B，Cormier L，Frimat L，et al. Kidney warming during transplantation [J]. Transpl Int，2003，16（5）：307-312.

[4] Szostek M，Pacholczyk M，Lagiewska B，et al. Effective surface cooling of the kidney during

vascular anastomosis decreases the risk of delayed kidney function after transplantation [J] . Transpl Int, 1996, 9 (1) : S84–85.

[5] Wilson CH, Rix DA, Manas DM. Routine intraoperative ureteric stenting for kidney transplant recipients [J] . Cochrane Database Syst Rev, 2013, 6: CD004925.

[6] Tavakoli A, Surange RS, Pearson RC, et al. Impact of stents on urological complications and health care expenditure in renal transplant recipients: results of a prospective, randomized clinical trial [J] . J Urol, 2007, 177 (6): 2260–2264.

[7] Krol R, Cierpka L, Ziaja J, et al. Surgically treated early complications after kidney transplantation [J] . Transplant Proc, 2003, 35 (6): 2241–2242.

[8] Benedetti E, Troppmann C, Gillingham K, et al. Short–term and long–term outcomes of kidney transplants with multiple renal arteries [J] . Ann Surg, 1995, 221 (4): 406–414.

[9] Haferkamp A, Dorsam J, Mohring K, et al. Ureteral complications in renal transplantation with more than one donor ureter [J] . Nephrol Dial Transplant, 1999, 14 (6): 1521–1524.

[10] Gallentine ML, Wright FH, Jr. Ligation of the native ureter in renal transplantation [J] . J Urol, 2002, 167 (1): 29–30.

[11] Lapointe SP, Charbit M, Jan D, et al. Urological complications after renal transplantation using ureteroureteral anastomosis in children [J] . J Urol, 2001, 166 (3): 1046–1048.

[12] Galazka Z, Szmidt J, Nazarewski S, et al. Kidney transplantation in recipients with atherosclerotic iliac vessels [J] . Ann Transplant, 1999, 4 (2): 43–44.

[13] Gao W. Progress in surgical techniques in renal graft plantation. Anastomosis with titanium staplers [J] . Chin Med J (Engl) , 1996, 109 (2): 130–131.

[14] Humar A, Johnson EM, Payne WD, et al. The acutely ischemic extremity after kidney transplant: an approach to management [J] . Surgery, 1998, 123 (3): 344–350.

[15] Masson D, Hefty T. A technique for the transplantation of 2 adult cadaver kidney grafts into 1 recipient [J] . J Urol, 1998, 160 (5): 1779–1780.

[16] Ekser B, Furian L, Broggiato A, et al. Technical aspects of unilateral dual kidney transplantation from expanded criteria donors: experience of 100 patients [J] . Am J Transplant, 2010, 10 (9): 2000–2007.

第十七章
DCD肾移植的围手术期处理

手术后的问题在很大程度上取决于术前、术中有关的因素。尿毒症患者本身抵抗力差，加之手术和麻醉创伤、大剂量激素及免疫抑制药物的应用，术后容易并发感染和其他的并发症。供体因长时间在重症监护病房住院，经常出现院内感染，容易通过移植肾传递给受体。因此，术后第1周的患者需要在相对隔离的监护病房内进行严密监测。

第一节　供体感染评估和受体抗菌药物选择

与我国传统供体肾移植不同，DCD供体由于长时间在ICU病房住院治疗，通常合并不同病原体感染。肾移植受体的围手术期处理应该前置到供体的处理。肾功能状态的评估参考本书第五至第七章。供体感染状况评估是非常重要的环节，从供体至受体的感染性疾病的转移可以导致严重的致命性的后果[1]，但是多数独立的感染性疾病并不是器官移植的禁忌证。器官捐献禁忌证的供体感染性疾病见表17-1[2]。对已经存在的感染的治疗可以使移植手术成功进行，比如慢性病毒性感染供体的肾脏可以移植给具有相同病毒感染病史的受体。对院内感染（主要为肺炎、导管相关性感染和尿路感染）的预防性治疗是重症监护治疗的标准措施，即使治疗的焦点转移为器官功能维护之后，这些措施仍应该继续进行。

表17-1　供体器官捐献的禁忌证（感染性疾病）

· 活动性的真菌性、寄生虫性、病毒性或细菌性脑膜炎或脑炎
· 细菌感染 　· 结核 　· 肠管坏疽或穿孔，腹腔内脓毒症
· 病毒感染 　· 活动性乙型或丙型肝炎病毒感染 　· 狂犬病 　· 反转录病毒感染，包括HIV、人类嗜T细胞病毒（HTLV）Ⅰ型和Ⅱ型 　· 活动性单纯疱疹病毒、Epstein-Barr病毒、水痘病毒或巨细胞病毒等病毒血症或肺炎 　· 西尼罗河病毒感染

续表

· 真菌感染 · 隐球菌、曲霉菌、组织胞浆菌和球孢菌活动性感染 · 活动性念珠菌血症或侵袭性酵母菌感染
· 原虫感染 · 克鲁斯锥虫、利什曼原虫、类圆线虫、疟原虫活动性感染
· 朊蛋白 · Creutzfeldt-Jakob病

出现发热、血白细胞升高、血浆降钙素原（procalcitonin，PCT）重度升高的患者，是存在感染的高危患者。但是有许多原因导致患者不会出现对感染的标准反应。如脑外伤导致体温控制功能丧失、外伤之前已经存在白细胞增多和使用皮质激素引起的免疫抑制。因此，应该对潜在供体进行全面的检查，如皮肤检查、痰培养、X线胸片检查和尿液分析。必要时可以行血培养和尿培养。对初始标本行Gram氏染色有助于选择抗菌药物。获得细菌药物敏感试验结果后应该尽量减少广谱经验性抗菌药物的使用，选用敏感药物。

供体最常见的感染是肺部感染、导管相关性感染和尿路感染。可以根据不同的感染类型选择不同的处理策略：

（1）痰培养阳性，但是血培养阴性，一般不影响受体预防性使用抗生素的选择。

（2）导管尖端培养阳性，血培养阴性，为安全起见，受体建议根据药物敏感试验结果选择抗生素。

（3）供体血细菌培养阳性，受体应常规根据药物敏感试验预防性使用抗生素。

（4）预防性使用敏感抗生素的时间一般为4～5天即可[3]。

（5）供体尿真菌培养阳性，受体应该预防性使用经尿路排泄的抗真菌药物，如氟康唑和两性霉素B脂质体。氟康唑一般使用4周，两性霉素B脂质体一般使用2周。

第二节　肾移植术后早期处理

一、恢复室评价

患者手术被送回监护病房后，给予常规处理：监测体温、脉搏、呼吸和血压；行心脏和肺部听诊、腹部触诊，了解心肺和腹部情况；抽血检测电解质、肾功能和血常规，必要时复查凝血功能；记录出入水量，监测引流量和尿量；监测中心静脉压（CVP）。术后监护的初期应当特别注意以下几个问题：血压、血容量、血浆渗透压与尿量的变化。肾移植术后的尿量与血压、血容量、血浆渗透压关系密切。患者术后回到监护室，应尽快将上述指标调整到正常范围。过程顺利时，术后可见移植肾立即泌尿。受低血压和肾动脉痉挛等因素影响，移植肾泌尿延迟，但一般均可在术后4h内逐渐增多。

1. 血压

肾移植术后对血压的要求是收缩压>130 mmHg或平均动脉压>100 mmHg，此时移植肾灌注良好。如果患者术前有高血压，应注意术前一天停用长效降血压药物。如果患者术前为低血压，应及早给予升压药物。如果术后CVP和渗透压正常而血压低，应尽早应用升压药物，可静脉泵入多巴胺和间羟胺，后者的副作用小，患者容易耐受。在术中开放动脉血流及术后明显低血压时，予肌苷2g静脉注射，对保护肾小管、预防急性肾小管坏死可能有益。若收缩压>180 mmHg，易发生吻合口漏血和脑血管意外，可给予硝苯地平或卡托普利，无效时可静脉泵入硝普钠或酚妥拉明。

2. 血容量

术后CVP维持在8～15 cm H_2O较理想，如果中心静脉压太低，特别是血浆渗透压也低，可能出现无尿或少尿。此时在心功能允许范围内，应适当加快速度补充晶体液和胶体液，如给予静脉滴注20%白蛋白50～100mL。如果补液试验过程中心率明显加快而仍然无尿，可能是容量足够但心功能差，要暂时控制补液，给予多巴酚丁胺等正性肌力药物，或与多巴胺合用，血压升高后再给予利尿剂。如果患者术前容量偏多，术中又由于某种原因输液、输血过多，导致术后容量负荷过重，此时应严格控制液体，预防急性左心力衰竭的发生。如果尿量多，用呋塞米加强利尿，CVP能较快回到安全范围。如果出现突发性呼吸困难、焦躁不安、咳粉红色泡沫样痰、两肺满布啰音、心率加快等急性左心力衰竭和急性肺水肿症状，应积极而迅速地抢救。如果药物治疗难以奏效，应尽快考虑机械方法排除液体，如单纯超滤等。

3. 血浆渗透压

术后应注意避免出现低渗情况，在监护室可常规每天用10～20g白蛋白。对于多囊肾的患者，应增加白蛋白的用量，以提高血浆胶体渗透压。

对于术后早期血压、血容量、血浆渗透压都正常，但尿量少或无尿的患者，可能是血管痉挛引起，可以采用普鲁卡因0.5～0.8 g、氨茶碱0.5 g和前列腺素E_1 20 μg等药物静脉持续泵入。

二、血流动力学评估

术后血流动力学评估的目的是保证移植肾有足够的血流灌注。改善移植肾灌注的主要途径有：提高心输出量、提高血压和维持充足的血管内容量。查看患者术前心脏检查的射血分数（EF）可初步了解心泵功能。尿毒症患者心功能障碍很常见，一般EF>40%即可维持移植肾足够的血流灌注。对血压的要求一般是维持平均动脉压在100 mmHg以上。血容量的评估并不容易，肾移植后一般采用CVP、体重和皮肤黏膜干燥程度综合评价患者的容量情况。一定程度上讲，连续监测的体重和皮肤黏膜情况可以提供更有价值的信息。若少尿和CVP偏低，可快速输注5% GNS后静脉注射呋塞米100 mg，尿量增加满意说明血容量不足。上述措施无效，CVP正常，表明肾功能欠佳，应分析原因。患者术后第1天平卧休息，第2天应在床上活动，第3天起床活动并测定体重，连续监测体重可准确判断容量变化。

经右颈内静脉置入Swan-Ganz导管可以测定血流动力学参数，监测心排血量、右心室舒张末期容量、平均肺动脉和肺动脉楔压（PAWP）等参数，为准确进行容量治疗提供参考。心室的舒张末期容积（EDV）是反映心脏容量状态的金标准。实际上，CVP/PAWP只是间接反映右/左心室舒张末期压力，影响因素过多使CVP/PAWP难以准确反映EDV。研究表明，无论在健康志愿者或是危重患者，CVP/PAWP均难以反映容量状态。除在个别慢性充血性心力衰竭患者中应用外，肾移植中很少需要用到肺动脉导管。

三、静脉液体替代

术后早期强调充分水化，应按量出为入的原则补充葡萄糖液和晶体溶液。一般尿量在200～500mL/h时，可以按林格氏液与5%葡萄糖液比例为2：1输入；尿量>500mL/h，比例可改为3：1。此外，每天补充10%氯化钾40～100mL，可预防低钾血症。当排尿量<500mL/h时，给予与尿量相等的补液量，尿量>500mL/h时，补液量控制在排尿量的80%。多尿期也可以按循环补液表依次输入各种液体，可以简化程序，提高效率。

四、尿量

1. 无尿和少尿

如果患者术后尿量<30 mL/h，首先考虑血容量不足，其原因可能是术前透析过度脱水、术中渗血较多而又未能及时补足。待容量补足后再予以利尿剂，尿量即可明显增加。若经以上处理后尿量仍不增加，则应进一步查找少尿或无尿的原因。在此期间应注意以下几点：①输液速度不宜过快，输液量不宜过多。②保持出入平衡，准确记录24h出入液体量，防止心功能衰竭、急性肺水肿的发生。

2. 多尿

多数肾移植患者术后早期会出现多尿期，一般在术后1～3天，尿量可达500～1 500 mL/h。5～7天后尿量开始逐渐减少到正常范围，肾功能也迅速恢复正常。出现多尿期的原因可能有：①移植肾的缺血-再灌注损伤，导致肾小管重吸收功能下降，原尿浓缩不足，尿生成增多；②蓄积于体内的尿素氮等代谢产物大量排出并随之产生渗透性利尿作用；③术中使用利尿药物。

在多尿期，排出的尿液内含有高浓度的钠离子（98～127 mmol/L）和钾离子（12～29 mmol/L），氯离子含量则较少（40～110 mmol/L）。此期如处理不当，容易引起低血钾、低血钠和严重脱水等并发症。有些患者的尿量特别多（>800 mL/h），按循环输液表快速补液，都很难维持液体平衡，CVP也难以维持在8 cm H_2O以上，可同时给予胶体溶液，如白蛋白和贺斯等。

五、围手术期抗凝和术后透析

肾移植围手术期不需要常规抗凝治疗。对于糖尿病血管硬化患者、冠心病患者或其他有高凝状态的患者应行抗凝治疗。术后早期可采用低分子肝素钙皮下注射，以后改用波立维（75 mg/d）或阿司匹林（50～100 mg/d）口服。术后因各种原因无尿的患者须采用透析治疗过渡，一般采用血液透析。为避免加重手术创面的渗血，一般术后第1天尽量避免透析。透析时可采用无肝素透析或低剂量肝素。有腹膜透析管的患者也可以采用腹膜透析，但是容易造成腹水从手术切口溢出，影响切口愈合。

（袁小鹏　周　健）

参考文献

［1］Powner DJ，Allison TA．Bacterial infection during adult donor care［J］．Prog Transplant，2007，17（4）：266-274.

［2］Dominguez-Gil B，Delmonico FL，Shaheen FA，et al．The critical pathway for deceased donation：reportable uniformity in the approach to deceased donation［J］．Transpl Int，2011，24（4）：373-378.

［3］Zuckerman JM，Singh RP，Farney AC，et al．Successful kidney transplantation from a donation after cardiac death donor with acute renal failure and bowel infarction using extracorporeal support［J］．Transpl Int，2009，22（8）：798-804.

第十八章
免疫抑制治疗

第一节　免疫抑制药物概述

肾移植术后治疗的首要目标是获得受者和移植肾的长期存活。近年来，移植肾的近期存活率已经得到显著提高，这主要归功于对人体免疫系统更好的理解、外科技术的改进、器官获取和保存技术的进展、免疫抑制治疗和术后处理的进步。但是，移植肾的远期失功、长期免疫抑制治疗的副作用和并发症仍是有待解决的问题。

免疫抑制剂是器官移植进展最快的领域。1960年首次证实6-巯基嘌呤在狗肾脏移植中的效果。1978年Calne等首次将环孢素A（cyclosprine，CsA）用于临床。1988年Starzl等首次将他克莫司（tacrolimus，FK506）用于临床，自此掀开了开发新型免疫抑制剂的高潮，陆续出现了吗替麦考酚酯（mycophenolate mofetil，MMF）、咪唑立宾、来氟米特及其衍生物FK778、西罗莫司（雷帕霉素）及其衍生物依维莫司、布累喹那、15-脱氧精胍素、FTY720和贝拉西普等多种新型免疫抑制剂。20世纪90年代第一个人源化单克隆抗体达利珠单抗（daclizumab，Zenapax®）应用于临床，同时出现了多个新型抗体：嵌合性抗CD25单克隆抗体巴利昔单抗（basiliximab，Simulect®）、抗CD52抗体阿仑单抗（alemtuzumab，Campath®）、抗CD20抗体利妥昔单抗（rituximab）以及其他众多的单克隆抗体如抗CD3人源化单克隆抗体HuM291、抗淋巴细胞功能相关抗原-1抗体odulimomab、抗细胞间黏附分子-1抗体enlimomab等。有些药物因副作用（如布累喹那、FTY720）或没有效果（如odulimomab、enlimomab）已经退出了临床试验；有些药物则因为用量太少和制造成本高而退出市场（如达利珠单抗）；有些药物则成为临床应用的主要药物，如巴利昔单抗、阿仑单抗、MMF和FK506等。目前肾移植临床常用的免疫抑制剂见表18-1。

为改善肾移植的效果，移植医师应熟练掌握有关免疫抑制治疗的相关知识，包括各种药物的优点、缺点、可能的副作用和药物之间的相互作用，以及每一种免疫抑制药物具体的药理作用、剂量、副作用和临床效果。

肾移植术后免疫抑制治疗的基本原则是采用多种药物联合治疗。一方面，多种药物作用于不同的免疫靶点，针对T细胞激活和增生的多个关键步骤，联合用药可以增强免疫抑制效果；另一方面，联合用药可以降低各种药物的剂量，从而减少药物毒性作用。钙神经素抑制剂（calcineuri inhibitor，CNI）仍旧是肾移植术后免疫抑制治疗的基石。常用的维持性免疫抑制方案是CNI + 抗增

殖药物 + 激素，或CNI + 哺乳动物雷帕霉素靶蛋白抑制剂（mammalian target of rapamycin inhibitor，mTORI） + 激素，或采用mTORI + 抗增殖药物 + 激素。由于CNI和激素的副作用，近年来的临床试验致力于早期撤减或不采用这两种药物。

表18-1　肾移植常用免疫抑制

诱导治疗

- 巴利昔单抗（Simulect®），20mg，静脉注射，手术当天及术后第4天各1次
- 抗胸腺细胞球蛋白（Thymoglobulin®），1.5mg/（kg·d），静脉注射3～14天
- 抗胸腺细胞球蛋白（ATG-Fresenius®），2～3mg/（kg·d），静脉注射3～14天
- 阿仑单抗（Campath®），30mg，静脉注射1～2剂（手术当天及术后4天内各1次）

维持免疫抑制治疗

① 钙神经素抑制剂

- 他克莫司（Prograf®），0.05～0.15mg/（kg·d），分2次口服
- 环孢素A（Neoral®），5～8mg/（kg·d），分2次口服

② 抗增殖药物

- 吗替麦考酚酯（CellCept®），1～2g/d，分2次口服
- 麦考酚钠肠溶片（Myfortic®），1 440mg/d，分2次口服
- 咪唑立宾（Bredinin®），1～3mg/（kg·d），分2次口服
- 硫唑嘌呤（Imuran®），1～2.5mg/kg，每天1次，口服

③ 哺乳动物雷帕霉素靶蛋白抑制剂

- 西罗莫司（Rapamune®），首剂6mg，维持2mg/d，每天1次，口服
- 依维莫司（Zortress®），1.5mg/d，分2次口服

④ T细胞共刺激信号阻断剂

- 贝拉西普（Nulojix®），10mg/kg，静脉注射，术后1天，5天及2周，4周，8周和12周末；5mg/kg，静脉注射，每4周1次（术后16周末开始）

⑤ 皮质激素

- 泼尼松，2.5～10mg，每天1次，口服

第二节　免疫诱导治疗

肾移植术后早期发生急性排斥反应（acute rejection，AR）的风险最高，针对这一风险，诱导治疗的目的就是为术后早期这一关键时间段提供高强度的免疫抑制。诱导治疗通常在术中开始或术后立即开始，在术后数天内结束。诱导治疗并不是受者免疫抑制治疗必不可少的部分。但是，AR是受者治疗时的一个主要关心的问题，它对慢性排斥的发生和移植肾存活有确切的影响。因此，诱导治疗通常被认为是移植效果最佳化的重要组成部分。按药理学上分类，诱导治疗药物可以分为单克隆抗体和多克隆抗体；按作用机制分类，诱导治疗药物可以分为消耗性蛋白（如OKT3、ATG、阿仑单抗）和非消耗性蛋白（如巴利昔单抗和达利珠单抗）。

使用诱导治疗的理由包括[1]：

（1）诱导治疗药物免疫抑制强度高，可以降低AR发生率，改善移植肾1年存活率。

（2）由于其独特的药理作用，诱导治疗药物被认为对肾移植近期效果较差的高危患者是必需的，这些高危患者包括：预存HLA抗体的患者、有器官移植病史的患者、HLA多个错配的受者、冷缺血时间长的供肾、扩大标准供体和DCD供体来源的供肾。

（3）预防早期应用CNI类药物导致的肾毒性：采用诱导治疗时，CNI类药物的使用可以推迟，至移植肾功能恢复到一定程度时再开始使用。

诱导治疗改善近期移植肾存活的作用已经被证实，但是有关诱导治疗对远期移植肾功能和移植肾存活的影响的研究仍较少。另外，使用诱导治疗这类高强度的免疫抑制剂，尤其是消耗性蛋白类药物时，受者防御功能损害严重，增加了机会菌感染和恶性肿瘤的发生率。

由于世界范围内的应用减少和制造成本高，OKT3和达利珠单抗已经停产。目前国内广泛应用的诱导治疗药物包括：巴利昔单抗、抗胸腺细胞球蛋白（Thymoglobulin®和ATG-Fresenius®）和阿仑单抗。

一、巴利昔单抗

白细胞介素-2（interleukin-2，IL-2）是免疫应答过程中重要的细胞因子。同种异体移植物进入受者体内后，由于供受者的MHC抗原不同，受者TCR可直接识别供者MHC抗原，启动信号转导通路，导致成熟、静止的T细胞活化、增殖，表达IL-2及其受体，并通过自分泌途径，进一步促进T细胞增殖。高亲和力IL-2受体（IL-2R）由非共价结合的3条链组成：55kd的α链（Tac，CD25）、75kd的β链（CD122）和64kd的γ链（CD132）。静止T细胞检测不到IL-2受体α链（IL-2Rα）及IL-2基因表达，IL-2Rα主要表达于被抗原激活的CD45RO T细胞亚群，CD25并不转导信号，而是负责IL-2与IL-2受体β链、γ链的快速结合，由此启动抗原激活的T细胞进入有丝分裂和克隆扩增，即构成高亲和力IL-2受体有赖于α链的参与。IL-2Rα单克隆抗体通过使高亲和力受体失活，阻断T细胞的活化和增殖，产生免疫抑制作用。

巴利昔单抗为嵌合型单克隆抗体，由转染有重组抗CD25抗体基因的鼠骨髓瘤细胞系产生，此基因编码鼠源性抗IL-2Rα单克隆抗体（RFT5）的V区和人IgG1κ抗体重链和轻链的C区，其鼠源性成分占25%。巴利昔单抗的终末半衰期为（6.5 ± 2.1）天[2]，其分布容积和药物清除率均与体重呈分散的弱相关，因而临床用药剂量不必按体重调节。血清浓度超过0.2 μg/mL时即可饱和循环T细胞的IL-2Rα。当一次给药40 mg时，血清浓度超过0.2 μg/mL的时间为（26 ± 8）天，60 mg时为（31 ± 11）天。优化的给药剂量（40 mg，手术当天20 mg，术后第4天20 mg）能够发挥4～6周的免疫抑制效应。

IL-2Rα单克隆抗体诱导治疗可以获得以下效果[3-4]：①可以显著降低AR的发生率；②不会增加感染性并发症的发生率，不会导致淋巴细胞异常增殖；③抗体的耐受性良好，无类似OKT3的首剂反应；④可以减少激素的用量，减少其他抗排斥反应药物（如抗淋巴细胞制剂）的应用；⑤更快速地改善移植肾的功能（更高的移植术中排尿率，降低术后第一个月内血肌酐≥5 mg/mL患者的比例）；⑥对移植肾功能有长期改善作用（更高的肌酐清除率，降低术后1年内血肌酐≥3 mg/mL患者的比例）。

Webster等[5]所做的Meta分析中，综合了有关IL-2Rα单克隆抗体诱导治疗的38个临床试验（117份报告），包括4 893名受试者。IL-2Rα单克隆抗体与空白对照比较，术后1年移植肾失功发生率无显著差异（14个临床试验，相对危险度［relative risk，RR］= 0.84，95%可信区间［confidence interval，CI］0.64 ~ 1.10），3年移植肾失功发生率亦无差异（4个临床试验，RR = 1.08，CI 0.71 ~ 1.64）。术后6个月内（12个临床试验，RR = 0.66，CI 0.59 ~ 0.74）和1年内（10个临床试验，RR = 0.67，CI 0.60 ~ 0.75）AR发生率均显著降低。术后1年巨细胞病毒（CMV）感染发生率（7个临床试验，RR = 0.82，CI 0.65 ~ 1.03）和恶性肿瘤发生率（9个临床试验，RR = 0.67，CI 0.33 ~ 1.36）无显著差异。巴利昔单抗与达利珠单抗比较效果无显著差异。

Adu等[6]对1996—2003年发表的IL-2Rα单克隆抗体诱导治疗的临床试验（总共1 858例受者，以CsA为基础免疫抑制剂）作了Meta分析，显示IL-2Rα单克隆抗体可以将术后6个月内的AR发生率降低49%，各种IL-2R抗体（抗-Tac、BT563、巴利昔单抗与达利珠单抗）的效果没有差异。IL-2Rα单克隆抗体对移植物失功、受者死亡率、感染、CMV和肿瘤的发生率均无显著影响。

尽管巴利昔单抗被认为是安全的，首次或再次应用该药物后均有发生急性超敏反应的报道[7-8]，表现为低血压、心动过速、心力衰竭、呼吸困难、喘鸣、支气管痉挛、肺水肿、呼吸衰竭、荨麻疹、皮疹和瘙痒，可能是由于患者产生抗巴利昔单抗的IgE抗体所致。

二、抗胸腺细胞球蛋白

抗胸腺细胞球蛋白（antithymocyte globulin，ATG）由人体胸腺细胞免疫动物获得，目前国内常用的两种ATG（Thymoglobulin和ATG-Fresenius）均为兔血清。ATG作用于T细胞表面的不同分子，主要是抗CD2、CD3、CD4、CD28和TCR抗体，有些制剂含有抗CD20、CD40、CD16和抗黏附分子（LFA-1、ICAM-1）抗体。ATG引起免疫抑制的体内机制包括：循环中T淋巴细胞清除、T细胞激活的调节、归巢和细胞毒活性。在体外，ATG可以抑制有丝分裂原引起的增生反应。ATG通过多种途径引起T细胞耗竭和发生免疫调节作用，包括Fc受体介导补体依赖的细胞溶解、调理作用、巨噬细胞的吞噬作用以及通过细胞凋亡和抗体依赖细胞介导的细胞毒作用（antibody-dependent cell-mediated cytotoxicity，ADCC）产生免疫调节作用导致长期T细胞耗竭。在应用一个疗程ATG之后，免疫重构（immune reconstitution）可能需要数月时间[9-10]。T淋巴细胞耗竭后的恢复伴随抑制性功能相关的T细胞亚群扩增，这种现象可能与ATG治疗后的远期免疫调节作用有关[11]。

ATG诱导治疗的一般剂量为1 ~ 4 mg/（kg·d），连用3 ~ 10天。Thymoglobulin（即复宁）常用剂量是1.5 mg/（kg·d）× 4剂，以达到总剂量6 mg/kg[9-10]，即复宁诱导治疗的最佳累积剂量被认为是6 ~ 7.5mg/kg[12]。ATG-Fresenius应用剂量稍大，可达2 ~ 3mg/（kg·d）。在使用ATG过程中，监测$CD2^+$ T细胞数量降至50个/mm^3时，提示ATG剂量已足够[13]。

与IL-2受体单克隆抗体比较，ATG由于可以耗竭T淋巴细胞，导致副作用发生率升高。Brennan等[14]比较了ATG和巴利昔单抗诱导治疗的差异。无病生存率（event-free survival）被定义为未发生任何复合终点事件（包括活检证实的AR、移植肾功能延迟恢复、移植肾失功或患者死亡）的存活。患者随机接受即复宁（1.5 mg/（kg · d），术中至术后4天；n = 141）或巴利昔单抗（20mg，术中及术后4天；n = 137）诱导治疗，维持性免疫抑制治疗均采用环孢素A、MMF和激素。术后12个月两组复合终点事件发生率无显著差异（ATG组50.4%，巴利昔单抗组56.2%，$P = 0.34$）。然而，ATG组活检证实的AR发生率（15.6%）显著低于巴利昔单抗组（25.5%，$P = 0.02$），两组患者中接近99%的患者发生至少1次副作用事件。ATG组感染发生率和骨髓抑制发生率显著升高。ATG组中5例发生恶性肿瘤，巴利昔单抗组仅1例发生恶性肿瘤。

Webster等[15]最近完成了IL-2受体抗体诱导治疗的Meta分析，与ATG诱导治疗比较移植肾失功无显著差异。与IL-2受体抗体诱导治疗比较，ATG治疗可以降低术后1年内活检证实的AR发生率，但是恶性肿瘤发生率升高75%，CMV病发生率升高32%。ATG组副作用（如发热、细胞因子释放综合征和骨髓抑制）发生率显著升高。

ATG的副作用包括：①寒战发热，首次注射时发生率为75% ~ 80%，再次注射时发生率为5% ~ 10%；②红斑和瘙痒：15% ~ 20%；③血小板减少：30% ~ 50%；④注射部位静脉炎：1% ~ 20%；⑤血清病：0 ~ 20%；⑥过敏反应：0 ~ 1%。

三、阿仑单抗

阿仑单抗（alemtuzumab）是抗CD52的人源化单克隆抗体。CD52是一种21 ~ 28kd细胞表面糖蛋白，表达于几乎所有T、B淋巴细胞表面；在一些巨噬细胞、NK细胞和部分粒细胞亚群表面也有表达。阿仑单抗可以导致深度的T细胞耗竭，短暂的B细胞和单核细胞耗竭。阿仑单抗的作用机制被认为是与细胞表面CD52结合后发生抗体依赖的细胞溶解。阿仑单抗导致快速和广泛的淋巴细胞耗竭后，患者需要数月时间淋巴细胞才能恢复到用药前水平[16]。

有关阿仑单抗诱导治疗的最佳剂量目前仍无共识。有些研究证实（20 ~ 30mg ）× 2次（静脉注射或皮下注射，首剂在手术当天，第2剂在术后第1天或第4天）可以有效预防移植肾AR[17]。最近的研究多采用30mg手术当天单次注射的方案，预测与2剂方案效果相同，但更容易耐受[16]。

1998年Calne等[18]首次报道应用阿仑单抗可以诱导肾移植受者的“几乎”耐受（almost or prope tolerance）。1999年Calne等[19]报道了31例肾移植受者接受阿仑单抗诱导治疗（20mg，手术当天和术后第2天各1次）和低剂量CsA单一药物维持性免疫抑制治疗的效果，平均随访21个月，30例受者存活，29例移植肾功能良好。总共出现6例次对激素敏感的AR，2例发生机会感染，治疗后痊愈，1例因缺血性心脏病死亡。阿仑单抗诱导治疗允许不用激素，并使用低剂量的CsA（单一药物）维持免疫抑制治疗，其效果与传统的三联免疫抑制治疗相当。

在动物试验中，同种移植之前的T细胞耗竭和移植术后T细胞的逐步再群体化（repopulation）可以诱导供者特异性的免疫低反应状态或免疫耐受。Kirk等[20]验证了该理论在人体肾移植中的作用。7例未致敏的活体肾移植受者接受阿仑单抗诱导治疗，在外周及次级淋巴组织中均可引起深度T细胞耗竭。但所有受者在术后第1个月均发生可逆性的AR，其特点是移植肾的单核细胞浸润，而在外周血和移植物中仅有极少量的T淋巴细胞。所有AR均对激素和/或西罗莫司敏感。经治疗后，所有患者均采用西罗莫司单一药物治疗，尽管淋巴细胞数逐渐回到正常水平，但未再次发生AR。该项研究证实T细胞耗竭在人体的同种移植中不足以引起免疫耐受，并提示早期反应性的单核细胞在人类同种移植物排斥中的作用。

目前有关阿仑单抗诱导治疗的研究多数为观察性研究，随机双盲对照的临床研究很少。这些资料证实，与其他药物诱导治疗比较，阿仑单抗诱导联合低剂量CNI类药物维持治疗可以获得可接受的AR发生率和感染发生率，并且可以降低治疗费用。Farney等[21]报道了比较阿仑单抗诱导治疗（n = 113）和ATG诱导治疗（n = 109）效果差异的随机临床试验，受者接受肾脏或胰肾联合移植，两组人/肾存活率无显著差异，阿仑单抗诱导治疗组活检证实的AR发生率更低（14% vs. 26%，P = 0.02）。感染和恶性肿瘤的发生率两组相似。一个重要的问题是阿仑单抗诱导治疗导致免疫耗竭（immne depletion）后的免疫系统重构（immune reconstitution），目前有关肾移植受者这方面的资料缺乏。

阿仑单抗诱导治疗可能出现严重的副作用，包括贫血（47%）、中性粒细胞缺乏症（70%）、血小板减少症（52%）、头痛（24%）、烦躁（15%）、眩晕（12%）、恶心（54%）、呕吐（41%）、腹泻（22%）、自身免疫性溶血性贫血（罕见）、输注相关的并发症（15%~89%）、感染（37%；15%患者出现CMV病毒血症）。推荐用药前使用对乙酰氨基酚和抗组胺药物以降低输注相关反应。

第三节　维持性免疫抑制治疗

维持性免疫抑制治疗的目的是预防AR，并获得最佳的人/肾存活。仔细选择免疫抑制药物和药物的逐步减量有助于在预防排斥反应和减轻药物毒性之间取得平衡。移植术后严重并发症的发生（如感染和恶性肿瘤）与患者的免疫抑制程度有明确的相关性，因此，免疫抑制的程度应该随着时间的推移而逐渐降低。

在开展肾脏移植工作的初期，可供选择的免疫抑制药物种类很少，硫唑嘌呤（azathioprine，AZA）和激素是免疫抑制治疗的基石。20世纪80年代初，CsA的应用使肾移植的效果发生了革命性的变化，CsA戏剧性地降低了AR发生率，改善了移植肾1年存活率。20世纪90年代出现的免疫抑制药物使AR发生率进一步降低，改善了移植肾存活率。这些药物的联合应用与抗体诱导治疗相结合，使得肾移植术后AR发生率降至10%以下，1年移植肾存活率超过90%。

目前常用的维持性免疫抑制治疗药物主要有5类：

（1）CNI类（CsA和他克莫司）。

（2）抗增殖药物（霉酚酸衍生物、咪唑立宾和AZA）。

（3）mTORI（西罗莫司和依维莫司）。

（4）共刺激阻断剂（贝拉西普）。

（5）皮质激素。

维持性免疫抑制治疗的基本方法是联用2种或多种不同作用机制的药物，多药联用的目的是使免疫抑制效果最大化和使副作用最小化。各个移植中心选择的免疫抑制方案不同，最常用的免疫抑制方案以CNI类为基石，联用其他辅助药物，用或不用激素。患者药物的选择应该个体化，移植医师应该评估各种免疫抑制方案的效果、副作用和可能的药物相互作用，同时也应该评估患者的合并症及其药物治疗。

一、钙神经素抑制剂（CNI）

CNI类药物包括CsA和FK506。钙神经素具有类似磷酸酯酶活性，能使活化T细胞核因子及其他核因子去磷酸化，去磷酸化后，活化T细胞核因子及其他核因子就可以进入细胞核，启动IL-2等细胞因子的转录。CsA与淋巴细胞的环孢素A亲和素（cyclophilin，CYP）结合，FK506与FK506结合蛋白（FK506 binding protein，FKBP）结合，CsA-CYP和FK506-FKBP均可以抑制钙神经素的活性，破坏在T细胞活化方面有重要作用的细胞因子如IL-2、IL-4、干扰素（interferon，IFN）-γ和肿瘤坏死因子（tumor necrosis factor，TNF）-α等基因的表达，从而阻断T细胞活化。

CsA用法一般为6～15 mg/（kg·d），分2次口服。根据患者的免疫危险程度不同和移植术后的时间不同，目标谷值浓度（C_0）为50～400 ng/mL。术后前3个月内C_0为200～300 ng/mL，3个月后C_0为50～150 ng/mL[22]。服药后2h的CsA浓度（C_2）与CsA曲线下面积（area under the curve，AUC）和AR发生率有更好的相关性。C_2目标值（术后前6个月）为800～1 500 ng/mL。CsA浓度在口服3～4天后达到稳态。Hardinger等[23]报道了低剂量的C_2监测方案（术后0～3个月为1 000～1 200 ng/mL，3个月后为600～1 000 ng/mL）与标准剂量C_0监测方案（术后0～3个月为250～350 ng/mL，3个月后为100～250 ng/mL）比较，两组术后6个月移植物存活率、AR发生率、移植物功能和副作用等方面均无显著差异。

CsA的主要副作用有：①肾脏：肾毒性、溶血性尿毒综合征；②肝脏：肝毒性；③牙齿：牙龈增生；④代谢：高血钾、高血糖、高尿酸血症、低血镁；⑤皮肤改变：皮肤增厚、痤疮、多毛症；⑥神经系统：震颤、痉挛、肢体烧灼感、不适感、抑郁；⑦胃肠道：厌食、恶心、体重下降；⑧心血管系统：体液潴留、高血压、高胆固醇血症、雷诺综合征、血管内凝血；⑨肿瘤：淋巴瘤、乳腺纤维腺瘤、鳞状细胞癌；⑩血液学：溶血性贫血。

FK506的推荐剂量为0.1～0.3 mg/（kg·d），分2次给药。FK506的C_0与AUC相关性良好，抗体诱导治疗后的目标谷值浓度为5～10 ng/mL[22]。FK506浓度通常在口服3～4天后达到稳态，但是由于个体之间代谢变异性很大，应该在开始治疗后监测浓度，以尽可能早地达到目标浓度。ELITE-Symphony研究中[24]，免疫学低危患者采用达利珠单抗诱导治疗和FK506维持治疗，FK506靶浓度为3～7 ng/mL，临床效果良好。

FK506的主要副作用有：①肾毒性：肾脏血流减少、肾小球灌注减少、肾小管和血管毒性、溶血性尿毒综合征；②肝毒性；③神经毒性：震颤、癫痫发作、周围神经病变、感觉异常；④代谢异常：高血钾、高氯性酸中毒、低镁血症、糖尿病、高尿酸血症、高胆固醇血症；⑤高血压；⑥胃肠道反应：腹泻、厌食、恶心、呕吐、上腹部痉挛；⑦美容副作用：脱发。

对CNI类代谢或肾毒性有影响的药物有：①升高CNI类浓度：西咪替丁、酮康唑、氟康唑、伊曲康唑、伏立康唑、红霉素、克拉霉素、西罗莫司、地尔硫卓、维拉帕米、尼卡地平；②降低CNI类浓度：异烟肼、利福平、苯巴比妥、苯妥英钠、卡马西平；③导致叠加的肾毒性：氨基糖苷类、二性霉素B、非激素类抗炎药物、磺胺类药物。

在肾移植术后的早期，CsA和FK506的肾毒性是经常遇见的问题。主要表现是：①血肌酐升高：一般为轻度升高（每天约10 μmol/L），或者开始血肌酐下降迅速，出现CNI肾毒性后表现为血肌酐不下降；②尿量：一般不会明显减少或仅轻度减少；③药物浓度：复查CsA C_0一般>300 ng/mL，FK506 C_0一般>10 ng/mL，但个体差异很大，有些患者正常范围的血浓度亦可能发生中毒；④全身症状：震颤和头痛，CsA和FK506都可以出现，但以FK506更明显，C_2过高时主要表现为头痛和脸红；⑤对药物减量的反应：CsA肾中毒在减量后24～48h内缓解，FK506需要更长时间。

许多中心选择FK506作为一线CNI药物。ELITE-Symphony临床试验将1 645例患者随机接受MMF和激素，以及下列其中一种：FK506、西罗莫司、标准剂量CsA或低剂量CsA。术后12个月，FK506组移植肾存活率更高，肾小球滤过率更高，AR发生率更低[24]。Webster等[25]对比较CsA和FK506效果的30个随机对照临床试验做了Meta分析，发现肾移植术后3年应用FK506的患者移植肾存活率更高，AR发生率更低。尽管感染和恶性肿瘤发生率无显著差异，但是应用FK506的患者糖尿病发生率更高。

可以根据CsA和FK506的副作用不同选择其中的一种，高免疫学危险（ABO不相容、预致敏、移植肾功能延迟恢复、黑色人种）、高血压、高血脂的受者首选FK506；对于妇女，考虑到美容副作用，应首选FK506；对于儿童，由于FK506的方案可以更早地停用皮质激素，首选FK506。对于具有FK506相关并发症（如严重的胸痛、震颤、胃肠道反应或脑病）的受者，可改为CsA。

二、抗增殖药物

1. 霉酚酸衍生物

MMF在体内转变成霉酚酸（mycophenolic acid，MPA），MPA是次黄嘌呤核苷酸磷酸脱氢酶（inosine-5'-monophosphate dehydrogenase，IMPDH）的高效、可逆、选择性抑制剂。在嘌呤合成和鸟嘌呤核苷酸形成过程中，IMPDH是重要的限速酶。MPA抑制IMPDH，从而抑制鸟嘌呤核苷酸的经典合成途径，选择性抑制淋巴细胞增生。淋巴细胞对嘌呤合成的依赖性比其他类型的细胞更强，其他细胞还可以通过“补救”途径合成鸟嘌呤核苷酸。

与AZA相比，MPA的优点在于可选择性地作用于淋巴细胞。体外试验中，MPA可以抑制T、B淋巴细胞的增殖和抗体形成，还可以抑制细胞毒性T淋巴细胞的增殖。MPA可以通过抑制淋巴细胞表面黏附分子的表达，抑制淋巴细胞与血管内皮细胞的结合。

MMF标准剂量是每次1g，每天2次。在与FK506合用时，MMF 2g/d的剂量可能难于耐受；而与CsA合用时，1.5g/d所对应的MPA AUC与2g/d所对应的AUC基本相同。因而在维持免疫抑制治疗中，与FK506合用时，MMF 1g/d的剂量可能更合适；而与CsA合用时，MMF 1.5g/d的剂量可能更合适。Kiberd等[26]报道术后早期MPA（术后第3天）的足够暴露与低AR发生率相关，而与毒性反应无关。根据这些发现，术后第1周MMF的剂量可以稍大，但应该在出院时将剂量减少至上述范围。霉酚酸钠（米芙）每次720mg的免疫抑制效力相当于MMF 1g。

MPA药物代谢动力学很复杂，对其治疗浓度的解释也很困难，监测患者MPA浓度的真实作用也不明确，因为有关监测MPA浓度对改善治疗效果和安全性的报道结果并不一致。在采用非耗竭性抗体诱导治疗和CsA维持性免疫抑制治疗的患者，MPA AUC与治疗效果有良好的相关性[27]。与MPA AUC <30 mg·h/L的受者比较，MPA AUC 30～60 mg·h/L的受者AR发生率更低[28]。

由于MPA衍生物与其他免疫抑制剂合用时效果良好，不需要监测药物浓度而且没有肾毒性，MMF和MPA已经完全替代硫唑嘌呤。多中心临床试验证实与硫唑嘌呤比较，MMF可以显著降低AR发生率[29]。尽管有些比较MMF和硫唑嘌呤的临床试验并没有使用目前常用的免疫抑制方案（例如多采用第一代CsA制剂而不是改良CsA制剂或FK506），但这并没有改变MPA衍生物的主导地位。

MMF和MPA的主要副作用有：白细胞减少和贫血、恶性肿瘤、感染和胃肠道反应（如腹泻、便秘、恶心、消化不良和呕吐）。

2. 咪唑立宾

咪唑立宾（mizoribine）为咪唑类核苷，为嘌呤类似物，与MMF类似，咪唑立宾竞争性地抑制IMPDH，选择性地抑制淋巴细胞的增生。其推荐剂量为1.5～3 mg/（kg·d）。咪唑立宾主要在日本和我国应用，欧美国家极少临床研究报告。与硫唑嘌呤比较，咪唑立宾的优势是骨髓抑制和肝脏损害程度较轻。

咪唑立宾的主要副作用有：骨髓抑制（2.42%）、感染（1.28%）、间质性肺炎、急性肾功能衰竭（0.04%）和肝功能异常。

3. 硫唑嘌呤

硫唑嘌呤（azathioprine，AZA）在体内转化为6-巯基嘌呤（6-MP），6-MP在细胞内转化成硫代次黄嘌呤核苷酸，后者假性反馈抑制次黄嘌呤核苷酸的合成，从而抑制嘌呤代谢，抑制DNA和RNA的合成，导致细胞死亡。AZA的主要作用是阻滞S晚期或G_2早期的进展，减低细胞增殖速度。AZA是广谱的骨髓抑制剂，它能抑制骨髓干细胞的增殖，并减少循环中单个核细胞转化为巨噬细胞的数量。AZA只能在免疫应答的早期感应阶段起抑制作用，能预防AR的发生，但对已经发生AR的治疗无确切效果。与CsA和激素合用时，AZA的剂量为1～2 mg/（kg·d）。AZA经黄嘌呤氧化酶转化为无活性的6-硫尿酸，别嘌呤醇可抑制这种酶，所以在使用AZA时，应尽量避免使用别嘌呤醇；如果确需应用，AZA的药量应减少至初始剂量的25%～50%，而且需要经常监测血中白细胞和血小板的数量。目前AZA基本上已被MPA衍生物取代。

AZA的主要副作用有：骨髓抑制、感染、肝功能损害、致癌作用、肠道与口腔溃疡、脱发和精子缺乏症。

三、哺乳动物雷帕霉素靶蛋白抑制剂（mTORI）

西罗莫司（sirolimus，SRL）及其衍生物依维莫司（everolimus，ERL）属于mTORI类。哺乳动物雷帕霉素靶蛋白（mammalian target of rapamycin，mTOR）是一个关键性的调节激酶，其受抑制会减少细胞分裂周期中G_1期和S期细胞因子依赖性的细胞增殖。mTORI允许细胞活化，但能够限制细胞存活，阻止细胞分裂。

SRL口服生物利用度约为15%，平均终末半衰期为57～62 h，单次口服后的峰值浓度在服药后1h。SRL推荐剂量是首剂6mg，维持剂量2mg/d，单次口服[30]。SRL与CsA同时服用时，SRL峰值浓度和AUC分别增加116%和230%，2 mg/d的全血谷值浓度平均为9 ng/mL（4.5～14 ng/mL）。SRL在口服第4天后即达到稳态，术后第1个月应每周测定血浓度1次，第2个月每2周1次，以后按临床需要监测血药浓度。对于高免疫学危险的受者，SRL剂量可采用首剂15mg/d，维持剂量5mg/d[30]。ERL仅推荐用于低度到中度免疫学危险的受者，与巴利昔单抗诱导治疗、低剂量CsA和激素联合应用，推荐剂量是0.75mg，每天2次，首剂不需要增加剂量[31]。

SRL C_0与AUC相关性良好，根据各个单位免疫抑制方案的不同，SRL C_0目标值为5～24 ng/mL。在低度到中度免疫学危险的患者，术后0～6个月C_0目标值为8～12 ng/mL，6个月后为6～10 ng/mL。由于SRL剂量依赖性的副作用常见，不提倡采用高浓度治疗。应在调整SRL剂量5～7天后复查C_0。ERL的C_0目标值为3～8 ng/mL，由于ERL半衰期短，可在服药后90～150 h达稳态浓度。

有关肾移植术后应用SRL的研究很多，早期研究主要与CsA合用，近来的研究主要是将其作为首要免疫抑制剂替代CNI类。有关SRL/ERL的Meta分析汇总了33个临床试验，评估了4种以mTOR为基础的免疫抑制方案的效果[30]：

（1）用mTOR替代CNI类：术后2年人/肾存活率、AR发生率均无显著差异。使用mTOR的受者血肌酐水平更低，肾小球滤过率（glomerular filtration rate，GFR）改善。恶性肿瘤发生率无显著差异，但是使用mTOR者骨髓抑制更加严重。

（2）用mTOR替代抗代谢药物：使用mTOR者AR发生率和CMV感染发生率降低。人/肾存活率无显著差异，恶性肿瘤发生率相似。但是mTOR使用者血肌酐水平更高，高胆固醇血症和血小板减少症发生率更高。

（3）比较低剂量mTOR或高剂量mTOR与标准剂量CNI类和激素联合应用：低剂量mTOR组AR发生率升高；高剂量mTOR组计算的GFR更低，高胆固醇血症和骨髓抑制发生率更高。

（4）比较低剂量mTOR联合标准剂量CNI类与高剂量mTOR联合低剂量CNI类的效果：低剂量mTOR受者AR发生率更低，但是GFR也更低；两组安全性类似。

由于与mTOR联合应用的免疫抑制剂种类众多，准确评估mTOR的危险和益处很困难。在ELITE-Symphony临床试验中，使用SRL的受者与使用CsA或FK506的受者（均与MMF和激素联用）比较，AR发生率更高，GFR更低[24]。SRL在以下患者中有其潜在的应用价值：①CNI类发生严重副作用的患者；②恶性肿瘤患者，尤其是皮肤癌、淋巴瘤和肾细胞癌患者。

SRL的主要副作用有：①代谢异常：高脂血症/高胆固醇血症，低钾血症；②血液系统毒性：贫血、血小板减少、粒细胞减少；③影响切口愈合；④影响肾小管上皮细胞再生，使移植肾功能延迟恢复（delayed graft function，DGF）的时间延长；⑤关节疼痛；⑥高血压；⑦胃肠道反应：腹泻；⑧美容副作用：痤疮。

四、贝拉西普

贝拉西普（belatacept）是最近批准的维持性免疫抑制治疗的静脉注射药物。它与抗原提呈细胞表面CD80和CD86结合，阻断CD28介导的T细胞共刺激信号通路，后者是T细胞激活的关键部分[32]。

贝拉西普是美国食品和药物管理局批准的第1个静脉应用的维持性免疫抑制药物。贝拉西普治疗分2个阶段：初始阶段和维持阶段。初始阶段：贝拉西普用量为10 mg/kg，于术后第1天、第5天，术后第2、4、8、12个周末静脉注射。维持阶段，术后第16个周末，贝拉西普用量为5 mg/kg；以后每4周1次。剂量应该根据患者移植时的体重计算，治疗过程中不应该调整剂量，除非体重的变化超过10%。每次药物输注时间应在30min以上[33-34]。

贝拉西普不需要监测药物浓度。在临床试验中，术后3 ~ 36个月贝拉西普浓度保持稳定。此外，贝拉西普无需根据年龄、性别、种族、肝肾功能或有无糖尿病调节剂量。

在2个Ⅲ期临床试验中，贝拉西普与CsA比较，其中一个试验为标准供体和活体供肾，另一个临床试验为扩大标准供体。2个试验中，患者均接受巴利昔单抗、MMF和激素。第1个试验中，贝拉西普组AR发生率更高，第2个试验中（扩大标准供体供肾），两组AR发生率相似。2个试验中，贝拉西普组测定的GFR更高，慢性移植性肾病的发生率也更低。即使发生AR，接受贝拉西普治疗的患者GFR仍更高。此外，贝拉西普组代谢并发症和心血管并发症发生率更低[33-34]。

贝拉西普治疗患者具有更好的肾功能和更轻的移植肾慢性损伤，提示无肾毒性的免疫抑制治疗可以改善移植肾的长期效果。此外，改善的心血管指标预示心血管并发症的减少和受者存活的改善。但是，上述临床试验采用CsA作为对照，而不是更常用的FK506，上述试验也未探讨ATG诱导治疗和激素撤除方案。除了AR发生率较高外，贝拉西普治疗组移植术后淋巴增生性疾病（post-transplantation lymphoproliferative disorders，PTLD）发生率也更高。贝拉西普免疫抑制治疗的长期效果仍有待观察。

贝拉西普治疗的一个特殊并发症是PTLD，主要侵犯中枢神经系统。在未感染过Epstein-Barr（EB）病毒的肾移植患者，更易发生PTLD。制造商推荐只有EB病毒血清学阳性的患者才能接受贝拉西普治疗。其他常见的并发症（>20%）包括：贫血、白细胞减少、腹泻、便秘、恶心、呕吐、尿路感染、外周水肿、头痛及高血钾。输注相关的并发症少见。有发生进行性多灶性白质脑病（progressive multifocal leukoencephalopathy，PML）的罕见病例，见于接受远高于目前推荐剂量贝拉西普治疗的患者[33-34]。

五、糖皮质激素

在器官移植中激素主要采用泼尼松和泼尼松龙，静脉用药采用甲基泼尼松龙。激素同时具有抗炎和免疫抑制作用。在采用甲基泼尼松龙冲击疗法治疗AR时，立刻导致的治疗反应的作用可能是抗炎作用，大剂量用药可以引起外周血淋巴细胞重新分布，外周血淋巴细胞一过性减少，说明这些细胞重新回到淋巴结。而长期预防性治疗中，起作用的可能是激素的免疫抑制作用。激素主要通过阻滞T细胞和抗原递呈细胞来源的细胞因子以及细胞因子受体的基因表达，而发挥其免疫抑制作用，它可以抑制最主要的抗原递呈细胞树突状细胞的功能。它的抗炎作用可能由抑制单核细胞向炎症区域迁移而介导。

激素的主要副作用有柯兴氏面容、影响伤口愈合、生长迟钝、糖尿病、高脂血症、骨病、肥胖、高血压、精神异常、白内障、胰腺炎、皮肤改变和消化性溃疡。临床学家已经探讨了多种肾移植术后早期停用激素的免疫抑制方案。

第四节 DCD肾移植免疫抑制方案

DCD肾移植术后可以取得与脑死亡后器官捐献（donation after brain death，DBD）供体肾移植相同的移植肾存活率和移植肾功能[35-36]。在美国，DCD肾移植占所有肾移植的11%[37]，在欧洲国家，该比例为30%~50%[38]。2000—2008年，欧洲共行4 261例DCD肾移植，其中可控型2 343例，不可控型649例，移植肾原发性无功能（primary non-function，PNF）发生率分别为5%和6.4%，1年移植肾存活率分别为85.1%和86.7%，均无显著差异；但是可控型DGF发生率显著低于不可控型（50.2% vs. 75.7%）[38]。DGF并不影响DCD移植肾的功能和存活率[39-41]。

与DBD肾移植比较，DCD肾移植有以下特点：①DGF发生率显著升高；②DCD供肾对冷缺血耐受性更差[40]，冷缺血时间>12h时移植肾存活率显著降低[39]；③对CNI类毒性更加敏感；④再次移植患者接受DCD肾移植效果不佳[39]；⑤供体>45岁时移植肾功能较差[40-41]。

针对以上特点，行DCD肾移植时应该尽量缩短供肾冷缺血时间，并选择低免疫学危险的受者。DCD肾移植免疫抑制药物的使用原则包括[42]：①为覆盖DGF时间段，可采用抗体诱导治疗，以减少临床难以识别的AR；②推迟CNI类的使用时间；③降低CNI类药物剂量：ELITE-Symphony临床试验发现低剂量他克莫司方案的免疫抑制效果良好[24]，可采用FK506 + MMF + 激素方案；④因mTORI类药物影响移植肾急性肾小管坏死的修复，一般不选用SRL或ERL。但是，目前尚无确实的证据证实任何一种免疫抑制方案对DCD肾移植有优势[42]。

本院采用的免疫移植方案如下：

（1）ATG诱导治疗：常规采用ATG（即复宁）诱导治疗，剂量为50~75 mg/d，首剂于术中注射，未发生DGF时诱导治疗至术后第3天（共4次）；发生DGF时诱导治疗至术后第6天（共7次），总剂量一般控制在6~7.5 mg/kg[12]。

（2）维持性免疫抑制治疗：常规采用FK506 + MMF + 激素方案。FK506在最后一剂ATG前1天开始，初始剂量为0.1mg/（kg·d），分2次口服。每天监测FK506浓度，目标治疗浓度为3~7 ng/mL。MMF术后第1天开始，2g/d，分2次口服，未常规监测MPA浓度。激素前3天采用甲基泼尼松龙500mg/d静脉滴注，以后改用泼尼松20mg/d口服，至术后3个月减量至5mg/d。

第五节 肾移植免疫抑制治疗方案进展

一、激素撤减和无激素免疫抑制方案

对2000年以前完成的临床试验的荟萃分析不支持撤除激素[43]，但是随着新型免疫抑制剂（如

诱导治疗的各种抗体、FK506、MMF和SRL等）的应用，有关撤除激素的免疫抑制方案一直是研究的热点。近年的研究改变了以前的观点。

Kasiske等[43]2000年对发表的激素撤除方案作了荟萃分析，在9个撤除激素的临床试验中（n = 1 461），急性排斥（AR）发生率升高了14%（$P<0.001$），在另外9个临床试验中（n = 1 899），撤除激素导致移植物失功的危险性升高（RR = 1.40，$P = 0.012$）。Pascual等[44]对所有采用CNI + MMF + 激素方案并行激素撤除的随机对照临床试验（RCT）作了Meta分析，发现激素撤除后AR发生率显著升高（RR = 2.28，$P<0.000\ 01$），但是激素撤除对移植肾失功率无影响（RR = 0.73，$P = 0.27$）。Pascual等[45]2009年完成的Cochrane系统评价也肯定了肾移植后撤除激素或采用无激素方案的效果。该系统评价包括30个RCT和5 949例患者，其结果主要包括：激素撤减方案对受者死亡率和未删除死亡病例的移植肾存活率无影响；删除死亡病例后激素撤减可使移植肾存活率下降（RR = 1.23），尤其是未采用MMF/霉酚酸或依维莫司治疗的受者（RR = 1.7）。激素撤减方案AR发生率升高（RR = 1.27）。撤减方案的益处包括：减少降血压药物和降血脂药物的剂量、降低血胆固醇、减少需要治疗的移植后新发糖尿病和白内障。无激素方案并不改变胆固醇水平，但可减少需要治疗的移植后新发糖尿病和心血管意外。其结论是尽管AR发生率升高，无激素方案和激素撤减方案并不增加死亡率和移植肾失功。如果采用抗体诱导治疗，可采用无激素方案或在术后数天内撤除激素；未采用抗体诱导治疗时可在术后3～6个月撤除激素[45]。

尽管越来越多学者倾向于撤除激素方案，但由于激素在治疗AR中的特殊地位以及缺乏大样本长期临床研究结果，因此，是否撤除激素尚需综合考虑。

二、CNI撤减和无CNI免疫抑制方案

如果要取得移植肾的长期存活，必须考虑到导致移植物失功的病因学问题。慢性移植物肾病（CAN）、CNI肾毒性、复发和新发肾小球疾病等问题是导致移植肾失功的主要原因。在CNI应用于临床并取得良好效果之后，临床学家也逐渐认识到CNI肾毒性并在积极寻找减轻这些药物毒性的免疫抑制方案。

1. CNI撤除或转换为SRL

在使用AZA作为辅助治疗的免疫抑制方案中，撤除CNI的方案只在部分患者中可行。Kasiske等[43]对1983—1998年发表的相关文献作了荟萃分析，显示在采用AZA的方案中，撤除CNI后移植物存活不良。在以MMF替代AZA后，撤除CNI的方案变得可行，但是仍然有11%的受者会发生AR。在各个报道中，CNI撤除后其副作用如高血压、高血脂的改善情况也不一致。CNI撤除后肾功能的改善在RCT中也不如早期的非随机临床试验明显，但是肾小球滤过率的改善得到了几个临床报告的证实。在10个撤除CsA的临床试验中（n = 1 049），发生AR的比例升高了11%（$P<0.001$）。在12个临床试验中（n = 1 151），CsA撤除致移植物失功的RR为1.06（$P = 0.646$），但统计学分析提示研究存在异质性[43]。Moore等[46]的Meta分析（3 312例受者，平均随访12个月）表明，撤减CNI可以提高GFR（平均提高4.4 mL/min，$P<0.001$），改善移植肾存活率（优势比为0.72，$P = 0.06$），AR发生率在择期撤减CNI的受者明显升高（优势比为2.23，$P<0.001$）；撤减CNI对受者死亡率、恶性肿瘤

发病率和感染发病率无明显影响。

在临床情况需要停用CNI时，如CAN、CNI肾毒性、血栓性微血管病/溶血性尿毒综合征、糖耐量异常或移植术后糖尿病、多瘤病毒间质性肾炎等情况，用SRL替代CNI能够改善移植肾功能。Webster等[47]所做的荟萃分析显示，用SRL/ERL替代CNI后（8个临床试验共750例受者），对AR发生率无影响，血肌酐平均下降18.31 μmol/L，但骨髓抑制更严重。对受者死亡率、移植物丢失和恶性肿瘤发生率均无影响。转换为SRL后可能出现血清胆固醇和甘油三酯水平显著升高，血红蛋白、白细胞数和血小板显著下降。对于CAN患者，当血肌酐已经>3.5 mg/dL（310 μmol/L），将CNI转换成SRL没有任何作用。Mulay等[48]报道了CAN患者中将CNI转换为SRL的荟萃分析，共包括5个RCT（1 040例受者）和25个非随机试验（977例受者），在RCT中，转换后肌酐清除率平均升高6.4 mL/min，有28%的患者中断SRL治疗；非随机试验中，66%的患者肾功能改善或稳定，肌酐清除率平均升高5.7 mL/min，有17%的患者中断SRL治疗。

2. 无CNI免疫抑制方案

无CNI免疫抑制方案中，有些临床试验的结果是MMF/AZA + Pred方案的移植物存活率与CsA + MMF/AZA + Pred方案基本相似，主要的差别是二联治疗的排斥反应发生率升高，或者由于必须采用抗淋巴细胞制剂诱导治疗，并发症发生率较高。Flechner等[49-50]报道了肾移植术后采用SRL + MMF + Pred方案和CsA + MMF + Pred方案的临床效果比较。术后2年[49]，SRL组具有更低的血肌酐值、更高的GFR和更高的Banff 0级（正常）比例。术后5年[50]，两组人存活率、AR发生率、总胆固醇水平、尿蛋白/肌酐比值、总体内科和外科并发症均无显著差异。SRL组移植肾存活率（删除受体死亡）显著高于CsA组，GFR（简化MDRD公式计算）更高，因慢性移植性肾病失功的移植肾更少。两组恶性肿瘤发生率无显著差异，但是多中心随机对照临床试验的结果并不支持上述结论，如在ELITE-Symphony临床试验中，与FK506 + MMF + Pred组比较，SRL + MMF + Pred组受者AR发生率更高，GFR更低，1年移植肾存活率也更低[24]。贝拉西普的出现使得无CNI免疫抑制方案重现曙光（见本章第三节），其长期效果仍有待观察。

（袁小鹏）

参考文献

[1] Nashan B. Antibody induction therapy in renal transplant patients receiving calcineurin-inhibitor immunosuppressive regimens: a comparative review [J]. Biodrugs, 2005, 19 (1): 39-46.

[2] Kovarik JM, Kahan BD, Rajagopalan PR, et al. Population pharmacokinetics and exposure-response relationships for basiliximab in kidney transplantation. The U.S. Simulect Renal Transplant Study Group [J]. Transplantation, 1999, 68 (9): 1288-1294.

[3] Kahan BD, Rajagopalan PR, Hall M. Reduction of the occurrence of acute cellular rejection among

renal allograft recipients treated with basiliximab, a chimeric anti-interleukin-2-receptor monoclonal antibody. United States Simulect Renal Study Group [J] . Transplantation, 1999, 67 (2): 276-284.

[4] Nashan B, Moore R, Amlot P, et al. Randomised trial of basiliximab versus placebo for control of acute cellular rejection in renal allograft recipients. CHIB 201 International Study Group [J] . Lancet, 1997, 350 (9086): 1193-1198.

[5] Webster AC, Playford EG, Higgins G, et al. Interleukin 2 receptor antagonists for renal transplant recipients: a meta-analysis of randomized trials [J] . Transplantation, 2004, 77 (2): 166-176.

[6] Adu D, Cockwell P, Ives NJ, et al. Interleukin-2 receptor monoclonal antibodies in renal transplantation: meta-analysis of randomised trials [J] . BMJ, 2003, 326 (7393): 789.

[7] Ramirez CB, Marino IR. The role of basiliximab induction therapy in organ transplantation [J] . Expert Opin Biol Ther, 2007, 7 (1): 137-148.

[8] Leonard PA, Woodside KJ, Gugliuzza KK, et al. Safe administration of a humanized murine antibody after anaphylaxis to a chimeric murine antibody [J] . Transplantation, 2002, 74 (12): 1697-1700.

[9] Hardinger KL. Rabbit antithymocyte globulin induction therapy in adult renal transplantation [J] . Pharmacotherapy, 2006, 26 (12): 1771-1783.

[10] Beiras-Fernandez A, Thein E, Hammer C. Induction of immunosuppression with polyclonal antithymocyte globulins: an overview [J] . Exp Clin Transplant, 2003, 1 (2): 79-84.

[11] Lopez M, Clarkson MR, Albin M, et al. A novel mechanism of action for anti-thymocyte globulin: induction of CD4+CD25+Foxp3+ regulatory T cells [J] . J Am Soc Nephrol, 2006, 17 (10): 2844-2853.

[12] Mourad G, Morelon E, Noel C, et al. The role of Thymoglobulin induction in kidney transplantation: an update [J] . Clin Transplant, 2012, 26 (5): 450-464.

[13] Midtvedt K, Fauchald P, Lien B, et al. Individualized T cell monitored administration of ATG versus OKT3 in steroid-resistant kidney graft rejection [J] . Clin Transplant, 2003, 17 (1): 69-74.

[14] Brennan DC, Daller JA, Lake KD, et al. Rabbit antithymocyte globulin versus basiliximab in renal transplantation [J] . N Engl J Med, 2006, 355 (19): 1967-1977.

[15] Webster AC, Ruster LP, McGee R, et al. Interleukin 2 receptor antagonists for kidney transplant recipients [J] . Cochrane Database Syst Rev, 2010 (1): CD003897.

[16] Morris PJ, Russell NK. Alemtuzumab (Campath-1H): a systematic review in organ transplantation [J] . Transplantation, 2006, 81 (10): 1361-1367.

[17] Ciancio G, Burke GW 3rd. Alemtuzumab (Campath-1H) in kidney transplantation [J] . Am J Transplant, 2008, 8 (1): 15-20.

[18] Calne R, Friend P, Moffatt S, et al. Prope tolerance, perioperative campath 1H, and low-

dose cyclosporin monotherapy in renal allograft recipients［J］. Lancet, 1998, 351（9117）: 1701–1702.

［19］Calne R, Moffatt SD, Friend PJ, et al. Campath IH allows low–dose cyclosporine monotherapy in 31 cadaveric renal allograft recipients［J］. Transplantation, 1999, 68（10）: 1613–1616.

［20］Kirk AD, Hale DA, Mannon RB, et al. Results from a human renal allograft tolerance trial evaluating the humanized CD52–specific monoclonal antibody alemtuzumab（CAMPATH–1H）［J］. Transplantation, 2003, 76（1）: 120–129.

［21］Farney AC, Doares W, Rogers J, et al. A randomized trial of alemtuzumab versus antithymocyte globulin induction in renal and pancreas transplantation［J］. Transplantation, 2009, 88（6）: 810–819.

［22］Schiff J, Cole E, Cantarovich M. Therapeutic monitoring of calcineurin inhibitors for the nephrologist［J］. Clin J Am Soc Nephrol, 2007, 2（2）: 374–384.

［23］Hardinger KL, Schnitzler MA, Koch MJ, et al. Cyclosporine minimization and cost reduction in renal transplant recipients receiving a C2–monitored, cyclosporine–based quadruple immunosuppressive regimen［J］. Transplantation, 2004, 78（8）: 1198–1203.

［24］Ekberg H, Tedesco–Silva H, Demirbas A, et al. Reduced exposure to calcineurin inhibitors in renal transplantation［J］. N Engl J Med, 2007, 357（25）: 2562–2575.

［25］Webster AC, Woodroffe RC, Taylor RS, et al. Tacrolimus versus ciclosporin as primary immunosuppression for kidney transplant recipients: meta–analysis and meta–regression of randomised trial data［J］. BMJ, 2005, 331（7520）: 810.

［26］Kiberd BA, Lawen J, Fraser AD, et al. Early adequate mycophenolic acid exposure is associated with less rejection in kidney transplantation［J］. Am J Transplant, 2004, 4（7）: 1079–1083.

［27］Shaw LM, Figurski M, Milone MC, et al. Therapeutic drug monitoring of mycophenolic acid［J］. Clin J Am Soc Nephrol, 2007, 2（5）: 1062–1072.

［28］van Gelder T, Hilbrands LB, Vanrenterghem Y, et al. A randomized double–blind, multicenter plasma concentration controlled study of the safety and efficacy of oral mycophenolate mofetil for the prevention of acute rejection after kidney transplantation［J］. Transplantation, 1999, 68（2）: 261–266.

［29］Knight SR, Russell NK, Barcena L, et al. Mycophenolate mofetil decreases acute rejection and may improve graft survival in renal transplant recipients when compared with azathioprine: a systematic review［J］. Transplantation, 2009, 87（6）: 785–794.

［30］Morath C, Arns W, Schwenger V, et al. Sirolimus in renal transplantation［J］. Nephrol Dial Transplant, 2007, 22（8）: viii61–viii65.

［31］Gabardi S, Baroletti SA. Everolimus: a proliferation signal inhibitor with clinical applications in organ transplantation, oncology, and cardiology［J］. Pharmacotherapy, 2010, 30（10）: 1044–1056.

[32] Martin ST, Tichy EM, Gabardi S. Belatacept: a novel biologic for maintenance immunosuppression after renal transplantation [J] . Pharmacotherapy, 2011, 31 (4): 394–407.

[33] Vincenti F, Charpentier B, Vanrenterghem Y, et al. A phase Ⅲ study of belatacept-based immunosuppression regimens versus cyclosporine in renal transplant recipients (BENEFIT study) [J] . Am J Transplant, 2010, 10 (3): 535–546.

[34] Durrbach A, Pestana JM, Pearson T, et al. A phase Ⅲ study of belatacept versus cyclosporine in kidney transplants from extended criteria donors (BENEFIT-EXT study) [J] . Am J Transplant, 2010, 10 (3): 547–557.

[35] Weber M, Dindo D, Demartines N, et al. Kidney transplantation from donors without a heartbeat [J] . N Engl J Med, 2002, 347 (4): 248–255.

[36] Snoeijs MG, Schaubel DE, Hene R, et al. Kidneys from donors after cardiac death provide survival benefit [J] . J Am Soc Nephrol, 2010, 21 (6): 1015–1021.

[37] Matas AJ, Smith JM, Skeans MA, et al. OPTN/SRTR 2011 Annual Data Report: kidney [J] . Am J Transplant, 2013, 13 (Suppl 1): 11–46.

[38] Dominguez-Gil B, Haase-Kromwijk B, Van Leiden H, et al. Current situation of donation after circulatory death in European countries [J] . Transpl Int, 2011, 24 (7): 676–686.

[39] Summers DM, Johnson RJ, Allen J, et al. Analysis of factors that affect outcome after transplantation of kidneys donated after cardiac death in the UK: a cohort study [J] . Lancet, 2010, 376 (9749): 1303–1311.

[40] Summers DM, Johnson RJ, Hudson A, et al. Effect of donor age and cold storage time on outcome in recipients of kidneys donated after circulatory death in the UK: a cohort study [J] . Lancet, 2013, 381 (9868): 727–734.

[41] Wadei HM, Heckman MG, Rawal B, et al. Comparison of kidney function between donation after cardiac death and donation after brain death kidney transplantation [J] . Transplantation, 2013, 96 (3): 274–281.

[42] Andrews PA, Burnapp L, Manas D. Summary of the british transplantation society guidelines for transplantation from donors after deceased circulatory death [J] . Transplantation, 2014, 97 (3): 265–270.

[43] Kasiske BL, Chakkera HA, Louis TA, et al. A meta-analysis of immunosuppression withdrawal trials in renal transplantation [J] . J Am Soc Nephrol, 2000, 11 (10): 1910–1917.

[44] Pascual J, Quereda C, Zamora J, et al. Steroid withdrawal in renal transplant patients on triple therapy with a calcineurin inhibitor and mycophenolate mofetil: a meta-analysis of randomized, controlled trials [J] . Transplantation, 2004, 78 (10): 1548–1556.

[45] Pascual J, Zamora J, Galeano C, et al. Steroid avoidance or withdrawal for kidney transplant recipients [J] . Cochrane Database Syst Rev, 2009 (1): CD005632.

[46] Moore J, Middleton L, Cockwell P, et al. Calcineurin inhibitor sparing with mycophenolate in

kidney transplantation: a systematic review and meta–analysis [J]. Transplantation, 2009, 87 (4): 591–605.

[47] Webster AC, Lee VW, Chapman JR, et al. Target of rapamycin inhibitors (sirolimus and everolimus) for primary immunosuppression of kidney transplant recipients: a systematic review and meta–analysis of randomized trials [J]. Transplantation, 2006, 81 (9): 1234–1248.

[48] Mulay AV, Cockfield S, Stryker R, et al. Conversion from calcineurin inhibitors to sirolimus for chronic renal allograft dysfunction: a systematic review of the evidence [J]. Transplantation, 2006, 82 (9): 1153–1162.

[49] Flechner SM, Kurian SM, Solez K, et al. De novo kidney transplantation without use of calcineurin inhibitors preserves renal structure and function at two years [J]. Am J Transplant, 2004, 4 (11): 1776–1785.

[50] Flechner SM, Goldfarb D, Solez K, et al. Kidney transplantation with sirolimus and mycophenolate mofetil–based immunosuppression: 5–year results of a randomized prospective trial compared to calcineurin inhibitor drugs [J]. Transplantation, 2007, 83 (7): 883–892.

第十九章
肾移植术后外科并发症

第一节　近期外科并发症

一、术后早期出血

出血是肾移植术后最常见的外科并发症，小量渗血通过应用止血药物和补充凝血因子后可自行终止，大量出血需要立即手术治疗。

（一）发病原因

出血原因可以为：①肾动脉、静脉吻合口漏血。②肾门部、肾表面、输尿管周围血管漏扎出血。③腹膜后脂肪组织内血管出血。④髂内动脉远端或腹壁下动脉结扎线松脱。⑤皮下、肌肉小血管出血。⑥移植肾破裂。⑦凝血功能严重异常所致创面广泛渗血。慢性肾功能衰竭患者术前常以血液透析维持，应用肝素抗凝，尤其是当日做过血液透析者，其渗血情况更为严重。

（二）临床表现

凝血功能严重异常时主要表现为术中切口、皮下、肌肉和腹膜后创面的弥漫性渗血，不易找到出血点，为此常常颇费周折予以止血。术后出血往往发生于手术后24～48h，主要表现为：①切口渗血或血肿形成。②移植肾周引流管引出大量血性液体。③腹肌紧张，压痛和反跳痛明显。④移植肾区局部隆起并感局部胀痛。⑤发生大量活动性出血时，患者可出现冷汗、面色苍白、脉搏细速、血压下降等急性出血性休克征象。⑥体温升高，常为低热。

（三）诊断

体检发现局部隆起，明显触痛、包块进行性增大，有时伴有腹膜刺激症状，引流管引流液增多，颜色较红，血压下降出现出血性休克表现，复查血常规显示血红蛋白进行性下降，B超、CT发现移植肾周血肿，均有助于肾移植后出血的诊断。

（四）治疗

一般切缘、皮下渗血只需要适当应用止血药物，局部适当加压压迫，渗血即可停止。严重出血时，在输血补液纠正低血容量的同时，应立即手术探查彻底止血并清除血块，以免引起出血性休克和血肿压迫肾血管和输尿管，造成移植肾功能延迟恢复或血肿继发感染。大量出血时可因凝血因子消耗而继发凝血功能紊乱，应注意补充凝血因子。

（五）预防

1. 术前注意

纠正贫血和凝血功能障碍，移植前停用阿司匹林和抗血小板药物。为完全恢复血小板功能，抗血小板药物一般需停用7～10天。

2. 加强修肾技术

减少肾门部出血。

3. 术中妥善止血

分离髂内动脉、静脉与髂外动脉、静脉时要防止漏扎其分支小血管，尤其是对髂静脉背侧的一些静脉分支更应注意彻底结扎止血。血管吻合时应注意血管吻合技术，开放血流灌注后吻合口应无明显渗血，对于肾蒂周围、肾表面、输尿管表面的小血管要仔细辨认，严密止血。

4. 改进手术操作

为减少渗血、出血，建议采用腹直肌旁切口作为肾移植手术切口。因为该径路切开腹直肌前鞘后，将腹直肌向内推开，再将后鞘切开，推开腹膜，即可暴露髂外动脉、静脉，比下腹弧形切口要切开腹部肌层引起的渗血、出血要少得多，对于手术操作没什么影响。第三、四次肾移植手术如果采用髂窝腹膜外切口，手术难度很大，渗血、出血的机会更多，要特别注意。采用经腹切口可以降低手术难度和减少出血。应用髂内动脉作吻合者，对髂内动脉远端应双重结扎，结扎一次，缝扎一次[1]。

5. 减少后腹膜剥离创面

采用移植肾动脉与髂外动脉吻合的手术方式可缩小后腹膜剥离创面，简化操作，减少渗血。

二、肾动脉栓塞和血栓形成

一般发生在术后1～2周，也可长达数周者，发生率为0.1%～1%。

（一）发病原因

危险因素有：①取肾时，暴力牵拉引起动脉内膜撕脱。②取肾灌注时，肾动脉插管不当致使动脉内膜受损。③血管吻合口狭窄，血流不畅。④患者动脉硬化，将动脉内膜斑块切除或剥离，斑块有残留，未完全清除而进入肾动脉内。⑤吻合血管有扭曲、成角，或安放移植肾时位置欠佳。⑥严重排斥反应，尤其是抗体介导的急性排斥反应。⑦患者有高凝状态。⑧分支动脉被结扎或分支动脉吻合口狭窄、阻塞。

（二）临床表现

分支动脉栓塞可见肾部分缺血，可根据其范围决定取舍。主干栓塞临床表现为术后移植肾利尿恢复后，于术后1～2周时突然出现无尿。移植肾可表现缩小、变软。

（三）诊断

彩色多普勒超声检查可测量移植肾体积、血流情况等，予以确诊。明确诊断可行移植肾动脉造影，如发现有血栓则可试行溶栓治疗。移植肾超声造影对诊断肾动脉栓塞也很敏感，简便而且无创，有条件时可以采用。

（四）治疗

诊断明确后，可行手术治疗，手术时可观察栓塞范围，取栓术亦偶有成功者，但一般移植肾功能恢复机会不大，均应考虑行移植肾切除术。

三、肾静脉血栓形成

主要见于术后近期，发生率1%～2%。

（一）发病原因

主要有：①血管吻合技术欠佳。②静脉过长，吻合后血管扭曲。③内皮损伤，包括手术创伤、灌注损伤和排斥反应造成的免疫损伤。④环孢素A的作用，可使血小板聚集性增强，增加血栓形成的危险。⑤血液高凝状态。⑥移植术后红细胞增多症。⑦淋巴囊肿压迫。

（二）临床表现

移植肾静脉血栓形成的患者往往发病比较突然，发病前一般病情比较平稳，一旦发生静脉血栓，则尿量迅速下降，血肌酐快速上升，移植肾肿大，局部疼痛和明显触痛。

（三）诊断

移植肾静脉血栓形成的诊断比较困难，诊断明确时，移植肾往往已不可保留，故早期诊断非常重要。移植肾彩色超声多普勒检查是首选的检查方法，表现为移植肾体积增大，肾动脉收缩期频谱陡直上升，舒张期出现负向血流，阻力指数明显增大，肾静脉内血流信号消失。

（四）治疗

移植肾静脉血栓形成、肾静脉栓塞是严重并发症，往往使移植肾丧失功能，并常因栓子脱落导致肺梗死。肾静脉血栓形成一旦发生，肾动脉栓塞相伴发生，移植肾即丧失功能。早期诊断是挽救移植肾的先决条件，如能获得早期诊断，可行血栓取出术，挽救移植肾是可能的。一般溶栓治疗效果欠佳，应行移植肾切除，手术中应先探查并阻断髂外静脉或髂总静脉，以防血栓脱落造成危害。

四、切口感染

尿毒症患者经一段时间血液透析，抵抗力低下、低蛋白血症、贫血、营养状况不良等因素使患者容易发生切口感染，严重者可发生败血症，如有严重感染亦可损害移植肾功能。发生率2%～10%，如在术前、术中、术后精心处理，各手术步骤均能严格无菌操作，发生率可降至0.5%以下。

（一）发病原因

影响因素较多，主要包括：①患者因素：长期存在低蛋白血症、贫血、营养不良、心肺功能障碍、骨髓抑制、肝功能减退等合并症，可使机体抵抗力下降。②供肾切取、运输、整修时受到污染。③切口有渗血、出血、尿液浸泡、血肿、淋巴液漏出、原腹膜透析者有腹膜损伤，或有腹水外漏等。④术后引流（管）不畅或引流管从切口引出，或置管时间过长导致切口延期愈合或感染。⑤切口敷料有渗出（血、尿、腹水、淋巴液等），未及时更换，致外界污染引发切口感染。⑥术后应用大剂量免疫抑制剂致免疫功能低下等。

（二）临床表现

切口有缝线反应或有红、肿、痛等炎症现象。少数患者有发热、畏寒等中毒症状。局部引流液增多，或有脓性分泌物，或有混浊液体。如有尿瘘、淋巴液漏发生，则局部引流液量明显增多，且较混浊。如伤口愈合可表现移植肾区肿胀、疼痛、发热、疲乏、无力等。

（三）诊断

根据病史，局部检查一般不难诊断。局部有分泌物、引流液可行细菌涂片、培养等，确定细菌种类。如伤口已“愈合”，局部有炎症表现者可行穿刺，如怀疑较大者可在B超下穿刺。

（四）治疗

如为浅表感染即可将局部切开引流。如为较深处感染应切开达腔内，作充分引流，必要时充分冲洗。根据感染细菌种类和药物敏感性试验结果选用相应抗生素，改善全身状况，必要时输血、输白蛋白等。如肾周感染已影响移植肾功能，或有肾感染、肾坏死时应行移植肾切除，以防败血症发生而危及患者生命。

（五）预防

术前应调整患者体质，纠正贫血，使血红蛋白维持在10g以上，纠正低蛋白血症，术前、术中适量输入白蛋白，充分透析改善全身状态。严格遵守无菌操作原则，尽可能改善取肾环境及运输等环节的“无污染”通道。移植肾手术应操作轻巧、细致、完善止血、结扎淋巴管，减少损伤和术中尿液污染。术毕应放置密闭式引流管，保持引流通畅，引流物应从切口旁另戳孔引出。

五、淋巴漏和淋巴囊肿

肾移植术后淋巴系并发症主要有淋巴漏和淋巴囊肿两种，为淋巴液从被切断的淋巴管和淋巴结处漏出、积聚形成。我国肾移植早期时此并发症常有报道，后由于受到重视，此并发症现已较少发生。

（一）发病原因

主要原因有：①修整供肾时肾门脂肪组织修剪过多，造成供肾肾门淋巴管未被结扎。②术中分离髂血管时，将切断的淋巴管未行结扎或漏扎。术后淋巴液可从引流管中引出，拔除引流管后在髂窝处积液或形成淋巴囊肿。③术后肾周渗液引流不全导致积液，尤其伴有感染时，易导致术中已经被扎的淋巴管重新出现渗漏。④急性排斥反应时，移植肾淋巴液量增加，由于修肾时肾门淋巴管多被结扎，导致淋巴引流不畅，致微小淋巴管因压力增大而破裂。

（二）临床表现

术后早期引流液较多，导致引流管迟迟不能拔除。引流液呈透明或乳糜色或淡黄色。切口或移植肾区肿胀，或局部出现囊性肿块。淋巴囊肿压迫移植肾、输尿管，发生少尿、高血压、移植肾功能不全等；压迫髂静脉可造成术侧下肢水肿，继发下肢深静脉血栓形成。部分患者可见外生殖器水肿。

（三）诊断

切口处漏液或有局部囊性肿物；穿刺可抽到透明液体或乳糜样液体。淋巴囊肿液钾离子、钠离子、肌酐、尿素水平与血清相同，总蛋白和胆固醇水平明显低于血清值。高脂饮食后漏出液可呈乳糜状，乳糜试验阳性可确定诊断。但是临床上漏出液乳糜试验结果常为阴性，可能与此处淋巴液并不含来自小肠黏膜上皮吸收的乳糜微粒有关。B超检查移植肾周有局限性积液，典型表现为圆形、发光、孤立的肿物。尿路造影检查可显示肾盂积水、移植肾受压移位。经足背淋巴管或腹股沟淋巴结造影，可见造影剂在髂部破裂的淋巴管处外溢。

（四）治疗

对于手术后近期内（1周左右）出现的淋巴漏，经充分引流后渗漏的淋巴管有可能随着手术创面的粘连而自愈。如果淋巴囊肿体积较大，压迫移植肾血管、输尿管或髂血管产生症状，可行以下治疗。

1. 体外引流

包括穿刺置管引流和手术切开引流，总有效率在80%左右。B超辅助定位穿刺置管引流在大多数患者均可施行。

2. 体内引流

主要适用于淋巴漏时间长且已形成淋巴囊肿者。囊腔靠近腹膜者可直接行囊肿壁开窗使之与腹腔相通，漏出的淋巴液可经腹膜吸收，有效率可达90%以上。需注意的是开窗必须尽量大，以防在开窗处形成内疝。目前主张在腹腔镜下行腹膜开窗治疗。

3．注射治疗

对于单纯穿刺置管引流效果欠佳的患者可考虑经引流管注入硬化剂或药物以促进淋巴管粘连闭合，达到治愈目的。常用的硬化剂有：聚维酮碘、无水酒精、多西环素等。在注入硬化剂前必须明确积液已形成包裹（即淋巴囊肿）且属单纯淋巴漏，而不伴有尿瘘。如囊肿未形成完整包裹，注入的硬化剂可能对周围组织或器官造成损害。

（五）预防

修剪供肾时要仔细结扎肾门淋巴管和脂肪组织。术中应避免广泛分离腹膜后组织和髂血管，对髂血管仅作“有限的分离”，应仔细分束结扎髂血管上的细小淋巴管，避免用电刀切断而不结扎。

六、尿瘘

早年肾移植术后尿瘘的发生率甚高，可高达10%～19.2%，随着外科技术的不断改进，尿瘘的发生率已大大降低，一般的移植中心不到1%。

（一）发病原因

绝大多数尿瘘出现在术后3周以内，原因包括：①取肾或修肾时损伤输尿管血供。②取肾或修肾时钳夹肾盂、输尿管，或剪破肾盂、输尿管未被发现。③结扎供肾的副肾动脉，造成肾实质缺血性坏死引起肾盏漏。④输尿管-膀胱吻合技术不佳。⑤输尿管过短，强行与膀胱吻合，致吻合口张力过大。⑥肾周血肿压迫膀胱使吻合口裂开或愈合不良，血肿清除后继发尿瘘。⑦输尿管被引流管或肾周血肿压迫坏死致尿瘘。⑧排斥反应，有急性排斥反应后发生输尿管全长坏死的报道。

（二）临床表现

移植肾周引流管引流量突然增加，尿量减少。发热、局部包块、肿胀、疼痛，有时尿液从创口渗出，阴囊肿大或大阴唇水肿。

（三）诊断

尿瘘发生时，应与淋巴漏区别。漏出液的肌酐水平与尿近似，可依此确定诊断。经尿道注入亚甲蓝到膀胱内，保留30min，若为低位漏，伤口纱布蓝染即可确诊。B超检查可发现移植肾周积液，并可测量部位和大小，穿刺可抽出尿液。如肾功能好，可行静脉尿路造影，观察是否有造影剂外溢。亦可行膀胱造影，注入造影剂（250 mL）后可见造影剂外溢。

（四）治疗

1．保守治疗

术后早期，如双J管仍在输尿管内时，则可继续保守治疗，有的可以愈合。在尿液漏出不多的情况下（漏尿尿量不到24h总尿量的1/5），如果仅为输尿管膀胱吻合口漏尿，可先行留置导尿持续引流尿液，伤口置引流管，确保两管通畅，若伤口引流逐渐减少，则有可能治愈。若经上述处理5～7天仍有漏尿，则应积极手术治疗[2]。

2. 手术治疗

如果移植肾输尿管内未放置双J管或双J管已经拔除，则建议经输尿管镜逆行置入双J管，如不成功则行开放手术治疗；或者直接行开放手术治疗。手术方式取决于漏尿的部位和病变程度。如果仅是输尿管远端漏或输尿管远端坏死，应切除坏死段，将有活力的输尿管重新植入膀胱。若输尿管长段坏死，手术方式取决于正常输尿管的残留长度、自身输尿管情况以及伤口内有无合并感染，可采用移植肾肾盂或输尿管与膀胱瓣（Boari瓣）吻合，或与受者同侧输尿管吻合。若为肾盂漏，可采用单纯修补加带蒂大网膜包裹。尿瘘无法修补者，应果断切除移植肾，确保患者安全。

此外，还要应用抗生素防治感染，补充白蛋白，加强营养支持治疗。

（五）预防

提高取肾与修肾时对输尿管的保护和手术中输尿管的保护。对于所谓的“金三角”区（左肾位于肾下极与结扎的性腺静脉之间，右肾位于肾下极与右肾静脉和下腔静脉汇合处之间）的脂肪结缔组织不可过度修剪，因离体后输尿管的血液供应主要来自肾动脉分支，存在肾下极副肾动脉时应尽量保留。供肾输尿管长短适宜，一般将供肾置入髂窝后输尿管至膀胱长出2 cm即可。手术中常规放置双J管，双J管可与导尿管相连或末端带线置入膀胱内。

保持尿管引流通畅，适当延长留置时间。

七、移植肾尿石症

（一）发病原因

少数因手术缝线吸收不良而成异物，其上有结石形成。亦有供肾有结石，手术时未能发现而在术后发生症状。

（二）临床表现

移植肾发生结石者时有报道，症状与普通结石症相似，可经腹部平片或B超予以确诊。如腹平片未发现阳性结石，而有血尿、疼痛等症状，行B超检查发现结石，而尿液镜检发现尿酸结晶，血尿酸值增高者，可诊断为尿酸结石。

（三）治疗

较小结石可应用中药排石，较大结石可行体外震波碎石或输尿管镜取石。发生结石者应查明是否有代谢问题或输尿管末端狭窄等原因。

（四）预防

防治方法有：①手术尽量在膀胱外进行，在膀胱黏膜处应用可吸收缝线。②术后注意饮食，少食动物内脏等高尿酸食物，多吃水果，多饮水。③血尿酸增高的患者应给予对症治疗。

第二节　远期外科并发症

一、肾动脉狭窄

术后患者有新发生的高血压者，应高度警惕肾动脉狭窄可能，其发病率在3%～16%。肾动脉狭窄可分为3种类型：吻合口狭窄型、吻合口近端或远端局限狭窄型、弥漫或多发狭窄型。假性移植肾动脉狭窄是指吻合口近端受者髂动脉狭窄，多由动脉粥样硬化引起，临床表现与肾动脉狭窄相似。

（一）发病原因

发生动脉狭窄的原因包括：①动脉吻合技术欠佳，动脉组织缝合过多，或因漏血修补致使吻合口狭窄。②动脉过长，吻合后形成角度或安放移植肾时形成角度。③血管内膜受损，在肾灌注时插管粗暴。④受者髂内动脉有动脉粥样硬化斑块，管腔较窄，吻合口不对称，术后易致吻合口狭窄。⑤免疫因素，如反复发作的排斥反应所致动脉内膜增生，多见于多发狭窄。⑥冷缺血时间较长。⑦供肾动脉本身存在动脉粥样硬化。⑧其他一些罕见因素，如移植肾动脉肌纤维性发育不良。

（二）临床表现

主要表现为：①逐渐发生药物不易控制的高血压。②尿量减少，肾功能减退。③移植肾区血管杂音。

（三）诊断

彩色多普勒超声简便无创，可用于术后移植肾动脉狭窄的筛查。表现为狭窄处彩色血流束变细变窄，亮度增强，动脉收缩期和舒张末期血流速度明显增加，收缩期峰值流速＞2 m/s，但其远端血流速度慢，叶间动脉和弓形动脉的阻力指数和搏动指数均明显下降；移植肾血供不丰富，严重者出现移植肾萎缩。CT和MR血管成像的效果越来越好，也可用于移植肾动脉狭窄的诊断。选择性移植肾动脉造影仍是目前诊断移植肾动脉狭窄的金标准，可明确狭窄的部位、程度和范围，但为有创性检查，可能会发生造影剂性移植肾急性肾功能肾衰、穿刺部位血肿、假性动脉瘤和创伤性动静脉瘘等并发症。

（四）治疗

1．经皮血管腔内成形术

包括球囊导管扩张术和内支架植入术。目前认为其安全、有效、耐受性良好，是首选的治疗方法。可有效维持和改善患者的肾功能，特别是在患者肾功能损害严重而时间较短时。球囊导管扩张术的近、中期效果较好，疗效可达80%～100%，缺点是复发率较高，约30%。内支架置入可持久维持狭窄处的通畅，其适应证为：①球囊导管扩张术失败，血管狭窄仍>30%；②术后狭窄复发。

2. 手术修复

适用于移植肾动脉严重狭窄，或经过经皮血管腔内成形术治疗后复发的病例。常用术式有狭窄段切除再吻合、血管片移植、局限性动脉内膜切除术等。手术成功率仅为60%左右，移植肾丢失的发生率较高，为15%～20%。

3. 移植肾切除

上述方法治疗均失败，应用有效抗高血压药物效果不佳，血压持续升高危及患者生命，应将移植肾切除或行移植肾动脉栓塞术。

（五）预防

移植肾插管灌注时应采用软质硅胶管，避免损伤血管。改进肾动脉吻合技术，与髂内动脉吻合时吻合口应剪成斜面。术中不要过度牵拉动脉，安放移植肾时避免血管扭曲成角。缩短移植肾冷缺血时间，积极防治急性排斥反应。控制血糖和血脂，可减缓动脉粥样硬化斑块形成。

二、输尿管梗阻

输尿管梗阻是肾移植术后的常见并发症之一，发病率为4.5%～16.6%。

（一）发病原因

移植肾输尿管梗阻可分为急性和慢性两种，其原因常有：①输尿管受压，如血肿、脓肿、淋巴囊肿、移植肾、原位精索、腹膜后纤维化。②输尿管腔内梗阻，如结石、血凝块及真菌团。③输尿管膀胱吻合口狭窄。④输尿管过长，扭曲成角。⑤输尿管远端坏死或纤维化。⑥肾盂输尿管连接处扭曲。

（二）临床表现

尿路梗阻可使肾功能减退、尿量减少、尿素氮和肌酐值上升。由于移植肾无神经支配，通常无疼痛和绞痛。

（三）诊断

输尿管梗阻多伴有尿量减少和血肌酐升高等临床表现。首选检查方法为B超，如发现移植肾集合部扩张积水>2.0 cm和/或见输尿管扩张，应考虑输尿管梗阻可能。排泄性尿路造影可明确梗阻的部位和程度，当血肌酐>300 μmol/L时可进行磁共振尿路水成像。诊断不明确时，利尿性肾图也有助于确定有无梗阻。必要时可在B超引导下行经皮移植肾肾盂穿刺造影。

（四）治疗

1. 早期输尿管梗阻

术后早期的输尿管不完全梗阻，可根据病因和对保守治疗的反应决定对策，若梗阻进行性加重，应采取手术治疗。术后早期的输尿管完全梗阻，不论病因如何，应尽早行开放手术治疗，否则很容易发生尿瘘和移植肾功能严重损伤。

2. 远期输尿管梗阻

（1）保守治疗：对于较轻的输尿管梗阻，如肾功能良好且无并发症，可进行密切观察。过于积极地手术干预造成的损害更大。

（2）内镜治疗：肾移植术后远期移植肾周围严重粘连，解剖困难，一经诊断输尿管膀胱吻合口狭窄，宜首选腔内处理。由于移植肾输尿管膀胱吻合口一般位于膀胱顶部，采用经尿道输尿管镜很难找到输尿管口，即使找到输尿管口也很难逆行插入导丝。一般采用经皮肾穿刺法，在B超引导下穿刺移植肾集合系统，置入输尿管镜，直视下观察与处理病变部位，使用输尿管针状电切刀或钬激光切开，再用气囊扩张，放置输尿管内支架管内引流。对于输尿管狭窄长度>1 cm或闭锁的患者，腔内治疗效果较差，应采取开放手术治疗。

（3）开放手术治疗：对于腔内治疗失败者，可行开放探查手术。尿路重建的方式根据手术探查的具体情况，可行移植肾输尿管膀胱再植、移植肾输尿管与自体输尿管吻合、移植肾肾盂与膀胱瓣（Boari 瓣）吻合、移植肾肾盂与自体输尿管吻合。开放手术时尽可能先切开膀胱，找到移植肾输尿管开口插管标记输尿管，再分离远段输尿管切断重新吻合，否则极易因周围粘连及解剖紊乱导致大出血丢失移植肾。

（五）预防

在行输尿管膀胱吻合时，应注意以下几个环节：①输尿管不易保留过长，保护好输尿管的血液供应。②暴露膀胱时忌暴力，减少剥离面。③吻合口尽量选择在膀胱近顶部。④隧道段膀胱肌层应分离至黏膜表面，以避免肌层隧道包埋时残留部分肌纤维于输尿管后壁，当肌纤维收缩时造成输尿管狭窄。⑤抗反流隧道宁短勿长。⑥吻合口表面应行浆膜化处理，但不宜缝合过紧，以免造成对输尿管的挤压而形成狭窄。

三、胃肠道并发症

有关术后消化道并发症发生率的报道相差甚大，在5%～22.5%之间。

（一）感染

急性阑尾炎、急性胃肠炎、急性胰腺炎、结肠炎、腹膜炎等均可发生。

1. 原因

①患者原有潜在病变，手术后应用免疫抑制药物，特别是应用皮质激素而激发。②机会感染发生率明显增加。③术后食欲改善，饮食不当诱发。④原行腹膜透析患者易引起腹膜炎。

2. 诊断和治疗

根据患者发病情况、症状、确定诊断予以对症治疗，必要时手术治疗。

3. 预防

①术后要高度警惕急腹症的发生。②术后应饮食节制，避免不洁、生冷食品或过量饮食。

（二）消化道出血

1. 原因

可因手术、麻醉、出凝血功能障碍，特别是应用大剂量皮质激素，原有胃十二指肠溃疡病，或发生应激性溃疡均可导致消化道出血。

2. 临床表现

上消化道出血可有呕血、黑便等；下消化道出血可有便血等。特别是在术后消化道出血，严重时可出现失血性休克征象，使病情转为复杂。

3. 治疗

如有条件可经胃十二指肠镜、结肠镜检查确诊，如能窥及出血部位可予以电凝止血或予以钳夹止血，或注入凝血剂、粘堵剂等。下消化道出血不易明确出血部位，但出血常可自愈。

4. 预防

①术前应详细询问有无胃十二指肠溃疡病史。②术后应用H_2受体阻断剂或质子泵抑制剂。

（三）消化道穿孔

1. 原因

原有胃十二指肠溃疡者，或有肠道憩室（结肠憩室）等均易致穿孔。应用大剂量皮质激素、营养不良和组织缺血，容易导致坏死、穿孔。

2. 临床表现

一旦发生即为急腹症，突然发生腹痛，如发生在上消化道则有剑突下突发疼痛，可有腹膜炎，表现板状腹、膈下有游离气体等。如发生在下消化道则有腹痛、腹膜炎等临床表现。

3. 诊断

应根据病史及临床表现，必要时行腹部B超、腹部X线平片、腹腔穿刺等检查以确定诊断。

4. 治疗

一旦确定诊断应手术探查，切除病变或行部分肠切除吻合术。

5. 预防

术前应详细询问有无胃十二指肠溃疡病史，尤其是多囊肾患者容易合并肠道憩室。术后应密切观察病情，及时发现急腹症情况。

（袁小鹏）

参考文献

[1] 袁小鹏. 肾移植理论与实践 [M]. 长沙：中南大学出版社，2006：189-206.
[2] 陈实. 移植学 [M]. 北京：人民卫生出版社，2011：851-860.

第二十章
肾移植术后感染性并发症

第一节　肾移植术后感染概述

肾移植受者的长期存活有赖于免疫抑制水平和抗感染能力之间取得平衡，既要避免排斥反应，又要避免免疫力过度下降导致的机会菌感染。排斥反应与感染谁更可怕的问题一直是移植学界讨论的热点，由于致敏程度和细胞因子基因多态性等方面的差异，免疫抑制剂的目标浓度可能需要个体化，使得难以在所有的患者都取得完美的平衡。尽管肾移植受者的大多数感染仍旧是普通的病原体，但是致死性的机会菌感染经常发生，要求临床医师的多学科合作共同处理所面临的问题。

一、发病率

由于采用不同的感染定义，如根据微生物学、血清学、组织学的标准或根据临床表现而确诊，肾移植术后准确的感染发生率并不清楚。用感染后的死亡率评价问题同样不可靠，因为感染可能是其他原因致死的最后表现，而多数感染可以被成功治愈。各个单位之间的比较也很难取得一致的结果，因为不同单位的人员处理排斥反应的方法不同，选择受者的标准也不相同。

尽管存在以上问题，总体上讲严重或致死性的感染发生率已经明显下降。但感染仍旧是肾移植术后受者死亡的重要原因。感染发生率下降的原因包括：经验的积累和常规临床诊疗工作的改进、器官切取技术、外科技术和受者选择的改进以及对感染类型和感染时间的了解。

组织配型技术的改进使术后排斥反应发生率降低和使用更少的免疫抑制药物。人们越来越倾向于使用保守的免疫抑制治疗方案可能是临床实践中一个巨大的转变。放弃挽救不能避免失功的移植肾和使用低剂量的激素可以降低感染的发生率，且不会影响移植肾的存活率。目前一般都倾向于使用最小化剂量的免疫抑制剂，中国人的药物剂量有其特殊性，一般明显的低于白种人所需要的剂量。

移植术后的感染一般按病原体、感染系统或时间分类。细菌感染主要发生于早期（1个月内），主要是泌尿道、呼吸道、手术切口和血管通路的感染，早期的细菌感染很常见，并可能导致败血症。对于病毒感染，单纯疱疹病毒（herpes simplex virus，HSV）感染发生较早。而巨细胞病毒（cytomegalovirus，CMV）感染一般发生在术后1～4个月。带状疱疹病毒感染可能发生在任何时间。真菌感染的好发时间与CMV基本相同。诺卡放线菌、原虫和蠕虫的感染相对少见，主要发生在术后的早期。

二、发病原因

肾移植受者发生感染的主要原因有：

（1）患者接受了涉及血管和泌尿系操作的相对较大的外科手术。移植肾在切取时可能已经污染。患者的表面防御系统被尿道插管、静脉插管或腹膜透析管等管道破坏。

（2）患者术前处于尿毒症状态，免疫功能已被抑制，而且通常存在贫血、低蛋白血症和凝血功能异常等合并症。

（3）患者接受免疫抑制治疗，抑制了特异性和非特异性的防御机制。泼尼松具有抗炎症作用，能延误切口愈合。硫唑嘌呤和雷帕霉素也能影响切口的愈合。

（4）其他的危险因素包括年龄（老年受者的感染发生率显著高于年轻人）、糖尿病、移植物功能差、中性粒细胞减少、肝炎和移植术前的脾切除术。

三、术后的发热和败血症

感染是移植受者术后发热的最常见原因。Rubin等[1]确定了各种感染的时间表，对于协助判断感染的种类很有帮助。根据感染的发生情况可将术后分为3个阶段：①0～6周；②6周～6个月；③6～12个月以后。在第一阶段，多数感染是外科操作的并发症，手术切口和泌尿道是常规的感染部位，常见的病原菌是金黄色葡萄球菌和大肠杆菌及其他常见的肠杆菌。在第二阶段，主要为细菌和经典的机会致病菌，如CMV、真菌、结核杆菌和卡氏肺囊虫感染。在第三阶段，免疫抑制剂用量已经明显减少，主要是社区的获得性感染，如肺炎球菌肺炎和流感。

对发热患者的评估包括全面的临床表现的汇总及排除非感染原因的可能性（如排斥反应、血肿、肺部或外周静脉栓塞）。如果感染的可能性大，临床和流行病学特点有助于缩小鉴别诊断的范围及指出进一步调查的方向，根据疾病进展的速度可以形成初步的判断。比如，术后6个月的患者已经低热3～4周，X线胸片显示局部的异常和可能的空洞形成，很可能是结核病。没有必要立刻开始治疗，可以先安排诊断性的支气管镜检查和实验室检查。与此相对的是，如果移植术后3周的患者已有血细胞减少，突然发生高热，X线胸片显示片状浸润，则需要紧急处理。在这种情况下，未治疗的革兰阴性菌肺炎能在数小时内导致致死性的脓毒血症，必须首先经验性地使用抗生素。

在发热的肾移植患者，临床表现及一项或两项简单的调查通常可以指出感染的部位。感染性休克患者的临床表现对预测可能的致病菌没有帮助，因为金黄色葡萄球菌和念珠菌导致的败血症与革兰阴性细菌导致的经典的感染性休克无法鉴别，对某个单位致病菌的流行病学及对致病菌的药物敏感试验结果的了解可能更有帮助。

第二节　肾移植术后肺部感染概述

肺部感染是肾移植术后的常见并发症，如果未得到及时处理，发展至急性肺损伤（acute lung injury，ALI）和急性呼吸窘迫综合征（acute respiratory distress syndrome，ARDS）时，死亡率高达46.2%～78.3%。

一、发病率和发病原因

肾移植术后肺部感染的发病率为9.8%～27.3%。肺部感染的好发时间是术后的1～6个月，因该阶段的免疫抑制程度最为严重。肾移植术后的严重感染，主要发生于呼吸系统，其中约50%发生在术后3个月内，大部分发生在术后6个月内。肾移植术后的肺部感染被认为与使用霉酚酸衍生物（吗替霉酚酸酯和霉酚酸钠）有关。过度免疫抑制无疑与术后肺部感染发生有关。术后使用低剂量免疫抑制剂与常规剂量免疫抑制剂比较，可以显著降低术后肺部感染的发生率，尤其是重症肺部感染发生率，而对急性排斥反应和亚临床排斥反应的发生率无显著影响[2]。

二、病原体的种类

在所有的肺部感染中，主要病原体是细菌、CMV、真菌、卡氏肺囊虫和结核杆菌（表20–1）。普通的肺部感染以细菌的单独感染（48.5%～63.3%）为主，而在重症肺部感染中，主要的病原体是以细菌为主的混合感染：如细菌+CMV（25%～35%）、细菌+真菌（14%～32%）、细菌+CMV+真菌（23%～32%）；细菌+结核杆菌（6%～17%）和细菌+支原体/衣原体（15%）的混合感染亦有报道。

肾移植患者的常见细菌感染菌种类依次是：铜绿假单胞菌（15.5%）、肺炎克雷伯杆菌（15%）、大肠杆菌（12.4%）、表皮葡萄球菌（10.3%）、金黄色葡萄球菌（8.3%）、阴沟杆菌（8.1%）、醋酸钙不动杆菌（5.2%）、粪链球菌（2.8%）、嗜麦芽窄食单胞菌（1.8%）和费劳地枸橼酸杆菌（1.7%）。

三、症状和体征

患者起病隐匿，一般开始为低热，呈弛张热，出汗后体温正常，无咳嗽、咳痰，容易忽略患者已经发生肺部感染，从症状出现到发现肺部浸润的时间平均为（3.3 ± 4.3）天[3]。经过3～7天后，逐渐出现高热，发热时间亦延长，呈现稽留热型，并出现呼吸急促、胸闷、口唇紫绀和乏力等缺氧症状，卧床呼吸频率＞30次/min，症状进展迅速。部分患者可出现咳嗽和咳痰，但是多数患者一直无咳嗽和咳痰。发病初期常无明显体征，随病情进展，肺部听诊可出现呼吸音粗糙或肺泡呼吸音减弱，少数患者闻及干性啰音和湿性啰音。

表20-1　肾移植受者肺部浸润的病原菌和鉴别诊断

感染病原体种类	鉴别诊断
细菌	肺栓塞
肺炎球菌属	心源性肺水肿
葡萄球菌属	肺血管炎
革兰阴性菌	药物性肺炎
军团菌属	肿瘤
诺卡尔菌属	
分枝杆菌属	
真菌	
肺孢子虫属	
曲霉菌属	
念珠菌属	
毛霉菌属	
隐球菌属	
病毒	
疱疹病毒（特别是CMV）	
寄生虫	
类圆线虫属	
弓形体属	

四、辅助检查的方法

肾移植术后的肺部感染可根据需要采用不同的检查方法，常规采用X线胸片连续监测肺部变化，可根据情况选择CT扫描、支气管镜行支气管肺泡灌洗或活检、穿刺活检、胸腔镜活检甚至开放活检。

1. 病原体检查

病原体的检查应该包括细菌、真菌、CMV、结核杆菌、支原体、衣原体和必要时的卡氏肺囊虫。常规进行血、痰、咽拭子及中段尿的细菌和真菌的培养。由于混合感染的可能性大，一般培养检出率低，故要反复进行培养。采用酶联免疫法检测血CMV抗体IgG和IgM，单克隆抗体法检测CMV-pp65抗原。用PCR法检测痰、血、尿中的抗酸杆菌，检测红细胞沉降率，可疑者作结核菌素纯化蛋白衍生物（PPD）试验。痰标本亦可作分枝杆菌荧光染色和肺囊虫PCR检查，对检测到的细菌行药敏试验。

2. X线胸片

发热初期胸片正常，逐渐出现肺纹理增粗等间质性炎症表现；随病情进展，逐渐发展为斑片状阴影、双肺弥漫间质性病变或毛玻璃样改变，严重者肺实变。大多数为非典型胸片，可能与免疫抑制剂的使用和混合感染有关。少数患者可出现典型的胸片：如真菌感染表现为局限于一个肺叶的球状或团块状阴影，CMV感染表现为双肺弥漫性云雾状阴影，肺部结核可表现为双上肺的粟粒状阴影。发热患者早期胸片未发现异常时，应该每天摄胸片，观察连续的变化。

3．肺部CT检查

CT扫描诊断肺部浸润的效果优于X线胸片。CT发现肺部浸润时，55%的患者除发热外无任何其他症状，64%的患者发现胸片异常[3]。

4．支气管镜检查

如果未获得痰标本或痰标本无诊断价值，应采取侵入性方法获取痰标本。当X线胸片或CT扫描显示弥漫性的病变，支气管肺泡灌洗是合适的检查方法。有些移植中心选择同时做支气管镜的活检，但是活检有导致气胸和出血的危险。肺灌注的诊断有效率超过75%。获取的样本可以做进一步的检查，如组织学检查、荧光染色、微生物抗原的酶联免疫吸附测定（ELISA）和病原微生物特异性的PCR。

5．穿刺活检

当CT显示局限性、结节样病灶（有空洞形成时诊断的阳性率更高），经胸细针穿刺活检更合适。最好在CT扫描引导下穿刺，获得组织样本与肺灌洗获得组织一样处理。使用中等的22号或23号针头能将气胸和出血危险降至最低。

6．开放肺活检

当患者的肺炎继续恶化，而仍旧没有可靠的病原学诊断时，可行肺活检。开放性肺活检的诊断效用良好，但属有创伤检查，且术后需要机械通气。胸腔镜活检创伤性更小，适合弥漫性的或外周性的肺部病灶。

五、鉴别诊断

肾移植患者的肺部感染是以细菌为主的混合感染，由于免疫抑制剂的使用，使得多数患者的症状、体征和X线胸片表现均不典型，但是少数典型的CMV和真菌感染仍可以见到。可为病原体检测提供线索的鉴别诊断要点见表20-2。

表20-2　不同病原体感染的临床和放射学特点

	起病速度	
突然	——————→	隐袭
细菌	卡氏肺囊虫 CMV 曲霉菌属	结核 诺卡尔菌属
	X线表现	
局限于肺叶	播散性的结节状/肺段	弥漫性
细菌 曲霉菌属	结核 诺卡尔菌属	CMV 卡氏肺囊虫

六、治疗

（一）超早期治疗

超早期治疗指患者怀疑已发生肺部感染，但是除发热外无其他任何症状或体征。此时应做血生化检查和移植肾彩超检查，排除急性排斥反应。移植医师如果有足够的警惕性，多数能在此阶段发现可能存在的肺部感染。但是往往由于患者误认为是普通感冒而延迟就医，因而移植术后健康教育显得非常重要。在发生明显肺部浸润之前采取治疗措施效果良好，一般能避免发展至重度肺部感染或ARDS。此期治疗主要是口服抗生素、抗真菌药物和抗病毒药物。

（二）确诊肺部感染后的治疗

1. 抗病原体治疗

抗病原体治疗的原则是：早期足量联合用药、抗细菌、真菌、CMV的三联用药或抗细菌、真菌、CMV、支原体/衣原体的四联用药。发热患者应该连续摄胸片（每天1次），检测肺部情况的变化，一般在发热后3～5天内，很少在X线胸片上见到肺部浸润，此时行螺旋CT扫描可能会早期发现病灶。对发热患者的早期治疗涉及伦理学问题，因为抗生素、抗病毒药物和抗真菌药物价格昂贵，在患者一般情况尚好时使用昂贵药物难以得到患者及其家属理解，应做好耐心细致的解释工作。肾移植术后重症肺部感染是细菌＋真菌/CMV或细菌＋真菌＋CMV的混合感染，在病原体尚未明确时使用三联或四联用药已经得到多数移植医师的共识。

（1）抗生素使用：抗生素使用原则是及时给予足量广谱抗生素及联合用药。但是在具体选用抗生素时有两种方案：抗生素效力递增方案和递减方案。

1）抗生素效力递增方案：第一阶段（开始阶段）是病原体未查获之前，可选用红霉素0.5g加环丙沙星200mg，12h／1次静脉滴注，观察72h，无效者或病原体仍不明者进入第二阶段，可选用阿米卡星和头孢哌酮-舒巴坦等；观察28～72h，无效者进入第三阶段（病情严重者直接进入第三阶段），用泰能（亚胺培南-西司他丁钠盐）1.0g或头孢他定2.0g，8～12h／1次。查明病原体者按药敏试验调整用药。该方案可操作性强。

2）抗生素效力递减方案：一开始即使用效力最强的抗生素，如美罗培南＋替考拉宁，3～5天；换用敏感抗生素或哌拉西林-他唑巴坦，5～7天。免疫抑制状态下的患者病情发展迅猛，很容易发展成为ARDS，抗生素的初始选择极为关键。经验性抗生素治疗不足或覆盖不够，将使重症感染患者死亡率增加，即使以后根据药敏试验调整用药，仍难以降低病死率[4]。

各个医院的细菌流行病学和耐药情况均不相同。由于头孢菌素类抗生素的广泛应用，耐药比例很高。如果患者入院时即表现为ALI或ARDS，应立即使用敏感性最好的抗生素，如泰能，怀疑革兰氏阳性球菌感染时使用万古霉素、替考拉宁或利奈唑胺。

（2）抗真菌药物：肾移植术后真菌感染主要为白色念珠菌和曲霉菌感染。如为白色念珠菌，可采用氟康唑200mg，12h／1次静脉注射，3天后改口服剂型，疗效良好。若为曲霉菌或高度怀疑时使用两性霉素B脂质体，0.8～1mg/（kg·d）静脉注射。

（3）抗病毒药物：可选用更昔洛韦（250mg，12h／1次）或膦甲酸钠（8mg/（kg·d）。

（4）支原体/衣原体感染：通常选用红霉素和阿奇霉素。红霉素对肺炎支原体、衣原体及军团菌有较强抗菌作用。红霉素的用法为：300～600mg，6～8h / 1次。红霉素能升高环孢素A和他克莫司血药浓度，应注意监测。

（5）结核杆菌感染的治疗：一般采用异烟肼、利福平及乙胺丁醇三联治疗，并可加用环丙沙星或左氧氟沙星。

（6）卡氏肺囊虫感染：通常采用复方新诺明静脉滴注或口服，用药期间必须严密监测血常规变化。

2. 调整免疫抑制剂用量

肺部感染的主要诱因之一是免疫抑制过度，及时调整免疫抑制剂方案和药物用量甚为重要。一般的做法是确诊肺部感染时立即停用抗增殖药物如吗替霉酚酸酯/霉酚酸钠，将环孢素A或他克莫司的剂量减至起病前剂量的1/3～1/4。如果抗感染治疗3天后无效果，或入院时即表现为重症肺炎或病情进展迅速，应立即停用除激素外的所有免疫抑制剂。

3. 纠正低蛋白血症

重症肺部感染的发病规律提示，肺间质渗出逐渐加重，血浆白蛋白呈现骤降趋势，若未及时给予纠正，肺湿变进程将会加速，呼吸困难程度将逐渐加重。因此救治肺部感染过程应注意补充白蛋白，应该在充分补足能量的情况下补充白蛋白。血浆蛋白水平维持在40～50 g/L，有利于控制肺湿变的进程和延缓辅助呼吸措施的应用。应每2～3天检查肝功能及血浆蛋白水平。

4. 给予免疫增强药物

可选用免疫球蛋白和胸腺肽。丙种球蛋白可使用5～10 g/d，静脉注射大剂量的丙种球蛋白兼有治疗感染和防治急性排斥反应的作用。胸腺肽（日达仙）1.6 mg，皮下注射，每天或隔天1次，至体温正常和症状好转。

5. 全身支持治疗

包括纠正电解质紊乱，维持酸碱平衡和充分营养支持（35 kcal/kg），补充维生素和氨基酸。每天监测电解质与酸碱平衡情况，行血气分析，了解血氧饱和度和肺泡弥散功能。

6. 使用小剂量糖皮质激素

糖皮质激素被称为各种无法治疗严重肺部病变的“终结者”。在ALI/ARDS患者使用糖皮质激素是一个有争议的问题，临床试验证实糖皮质激素对ARDS的治疗没有效果，对肺顺应性、肺氧合功能和X线胸片表现上均无帮助[5]。但是也有报道激素对肺结核和卡氏肺囊虫肺炎有一定的效果[6]。

对于免疫抑制状态下的重症肺部感染（ALI/ARDS），小剂量糖皮质激素可能有其特殊价值。小剂量激素能明显改善重症肺部感染患者的中毒症状，针对免疫抑制剂药量不足或感染可能诱发的急性排斥反应，小剂量激素有预防作用。肺部严重损伤与炎症因子大量释放有关，糖皮质激素可控制细胞因子释放，减轻肺组织损伤，减轻中毒症状和缺氧症状。在改善高热等毒血症状时，甲基泼尼松龙剂量宜偏小（40 mg/d），体温控制2天后逐渐减量；在休克型肺炎或ARDS时，甲基泼尼松龙用量可稍大（80 mg/d）。

7. 呼吸机的使用

呼吸机治疗在肾移植术后严重肺部感染救治中有特殊价值，尤其是无创正压通气具有无创、简便、能保护患者语言和咳嗽功能等优点。对于ARDS患者，一般先采用面罩吸氧与经面（鼻）罩无创双水平正压通气（BiPAP）交替的方法改善氧合。如氧合不满意，则改用经口或鼻气管插管，进行有创辅助通气。带机3～5天后可按需要给予气管切开。

肾移植术后严重肺部感染使用呼吸机指征是：

（1）鼻导管或面罩吸氧不能缓解呼吸困难症状；呼吸困难呈进行性加重趋势。

（2）PO_2＜60mmHg。

（3）SO_2＜90%。

（4）有明显发绀者。

（5）呼吸性酸碱平衡失调。

（6）肺水肿。

针对ARDS的呼吸支持，近年来较为一致的看法是采用“肺保护性通气策略”（lung protection strategies），可根据压力-容量曲线的低位折点（low inflection point）选择最佳呼气末正压（PEEP）。通常选用压力控制通气模式，将气道压限制在35 cmH_2O以下；选用小潮气量（5～8 mL/kg），在一定范围内接受可能引起的高碳酸血症；根据氧合与血流动力学情况调整PEEP在5～15 cm H_2O，PEEP的主要作用在于降低吸氧浓度，改善动脉血氧分压。选用压力调节容量控制模式（PRVC），可以减少机械通气引起的肺损伤。

给予适当镇静和/或肌松药物，可以减轻因气管插管和机械通气所致的焦虑和不安，避免人机对抗，降低氧耗与能量消耗，改善通气和降低气压伤危险，使机械通气的顺应性提高，改善呼吸支持效果。

（三）ALI/ARDS的诊断标准

肾移植术后肺部感染伴ARDS的死亡率在46.2%～93%。

中华医学会呼吸病分会提出ALI/ARDS诊断标准是：

（1）有发病的高危因素。

（2）急性起病，呼吸频数和/或呼吸窘迫。

（3）低氧血症：ALI时动脉血氧分压（PaO_2）/吸氧浓度（FiO_2）≤300 mmHg；ARDS时PaO_2/FiO_2≤200 mmHg。

（4）胸部X线检查两肺浸润阴影。

（5）肺毛细血管楔压（PCWP）≤18 mmHg或临床上能除外心源性肺水肿。

凡符合以上5项可诊断为ALI或ARDS。

第三节　巨细胞病毒感染

人类巨细胞病毒（cytomegalovirus，CMV）是一种β疱疹病毒科的双链DNA病毒，又称为人类疱疹病毒5型。CMV病毒颗粒完整但有缺陷，复制速度慢。CMV在多种易感细胞中能够复制，包括多形核白细胞、单核细胞、巨噬细胞、淋巴细胞、上皮细胞和内皮细胞。

一、CMV感染发病率

肾移植术后CMV感染总体发生率为50%～80%，而CMV病发病率在30%～60%[7]。原发性CMV感染发生在CMV（-）受者（CMV IgG抗体滴度<1∶64）接受CMV（+）供肾，属于一种术后早期感染，通常在术后平均第5周检测到CMV原发感染。继发性感染发生于CMV（+）受者使用免疫抑制剂后潜伏病毒再激活或新病毒株感染，通常发生在肾移植术后3～4个月。CMV病指CMV感染伴随明显症状或体征，最常见症状是发热（>38.0℃）。白细胞减少、血小板减少和ALT升高也是常见表现。最严重表现是CMV肺炎，死亡率高。

CMV病是肾移植术后早期患者的主要死亡原因之一。CMV（+）供肾能将病毒传染给受者，CMV（-）的受者术后发生CMV原发感染危险性高。最危险组合是CMV（+）供肾给CMV（-）受者，术后CMV感染机会为60%～80%，发生CMV病的机会亦为60%～80%。

二、CMV感染的诊断

CMV感染诊断方法有：病毒分离、特异性CMV抗原检测或检测CMV基因组序列。在多种体液中均可分离到CMV病毒，通常使用的样本是血白细胞和尿液。

1. 病毒分离和鉴定

经典培养方法采用成纤维细胞培养CMV至少需要7天，CMV感染具有特异性细胞病理变化。采用成纤维细胞快速培养法仅需2天，病毒可由特异性IE抗原的单克隆抗体鉴定。

2. CMV抗原血症检测

pp65检测是目前检测血液中CMV最有效的方法。将白细胞分离并固定于载玻片，针对晚期抗原pp65的特异性单克隆抗体用于显示并计算感染的细胞（阳性细胞核）。该技术速度快，敏感性为89%，特异性为100%[8]。

3. 检测CMV核酸

白细胞CMV-DNA检测：采用特异性引物，简单PCR法即可检测CMV-DNA。敏感性高（95%～100%），但特异性较差（33%）。阳性预测值为54%，而阴性预测值达100%。在原发CMV感染时，CMV病发作之前11天可以检测到CMV感染。

4. 检测CMV抗体

通过经典ELISA技术，可以使用病毒壳蛋白、基质或核蛋白的特异性抗体检测CMV。CMV-IgM型抗体提示原发性感染或新病毒株再感染。CMV-IgG滴度升高4倍提示CMV感染，但发生较晚。

三、CMV感染和CMV病预防

CMV（+）的血制品有传播CMV风险。疱疹病毒科所有病毒的潜伏感染都比较常见。CMV潜伏于外周血单个核细胞（peripheral blood mononuclear cell，PBMC）中，通常不复制或复制水平相当低，免疫抑制剂可使CMV复制加速。血液或红细胞洗涤可以过滤绝大部分PBMC。

所有CMV（-）的受者术后发生CMV病风险升高，并可能发生CMV肺炎导致死亡。由于预防措施非常有效，CMV（-）的受者须接受预防性治疗。D-/R-（供-受体均阴性）组合的患者不需要特殊处理，但是供-受者须采用相同的检测方法，而且受者所接受的所有血制品都必须保证没有CMV感染。CMV（+）受者接受抗胸腺细胞球蛋白或OKT3治疗（无论是诱导治疗还是抗排斥治疗）后发生CMV病危险性升高。

CMV感染和CMV病的主要预防方法有：

1. 缬更昔洛韦（valganciclovir）

缬更昔洛韦是更昔洛韦（ganciclovir）的缬氨酸酯。口服更昔洛韦生物利用度很差（6%），在国外已经完全被口服缬更昔洛韦（生物利用度约60%）取代。如果供体或受体任何一个CMV抗体阳性，应采用缬更昔洛韦预防治疗。具体方案是：缬更昔洛韦900mg/d，单次口服，受者采用T淋巴细胞耗竭性抗体诱导治疗时用药6个月，未采用T淋巴细胞耗竭性抗体诱导治疗时用药3个月。缬更昔洛韦应根据GFR调整剂量（表20-3）。

表20-3　缬更昔洛韦用药剂量

GFR	治疗剂量	预防剂量
＞60 mL/min	900mg，每天2次	900mg，每天1次
40 ~ 59 mL/min	900mg，每天1次	450mg，每天1次
25 ~ 39 mL/min	450mg，每天1次	450mg，每2天1次
10 ~ 24 mL/min	450mg，每2天1次	450mg，每周2次
＜10 mL/min	静脉使用更昔洛韦	

2. 静脉注射或口服更昔洛韦

因口服更昔洛韦生物利用度很差，常用静脉注射给药。Couchoud等[9]报道了预防性治疗的Meta分析结果，预防性治疗患者发生CMV感染的相对危险性（risk ratio，RR）为0.74（CI 0.62 ~ 0.88，$P<0.001$），发生CMV病的RR为0.50（CI 0.40 ~ 0.62，$P<0.001$）。静脉使用更昔洛韦方案为5mg/kg，12h / 1次，连用14天，应根据GFR调整剂量。在国内，口服更昔洛韦也用于CMV感染/CMV病的预防，用法是1g，每天3次，连用3 ~ 6个月，根据GFR调整剂量（表20-4）。

表20-4　更昔洛韦用药剂量（静脉注射）

GFR	治疗和预防剂量
＞70 mL/min	5 mg/kg，每天2次
50 ~ 69 mL/min	2.5 mg/kg，每天2次
25 ~ 49 mL/min	2.5 mg/kg，每天1次
10 ~ 24 mL/min	1.25 mg/kg，每天2次
＜10 mL/min	1.25 mg/kg，每周3次（透析后给药）

3. 口服伐昔洛韦（valacyclovir）

伐昔洛韦是阿昔洛韦（acyclovir）的缬氨酸酯，生物利用度升高了5倍。在一个随机对照临床试验中[10]，肾移植患者（D+/R-）接受伐昔洛韦预防性治疗，术后3个月内CMV病发生率从45%下降至3%，6个月内从45%下降至16%（P= 0.001）。在CMV（+）受者，术后3个月内CMV病发生率从6%下降至0，6个月内从6%下降至1%（P= 0.03）。此外，急性排斥反应发生率亦显著下降（52% vs. 26%，P= 0.001）。伐昔洛韦推荐剂量是2g，每天4次，连用90天。

4. 口服阿昔洛韦

Balfour等[11]报道104例肾移植受者从术前6h至术后12周接受阿昔洛韦治疗，剂量为800mg，每天4次，根据GFR调整剂量。最大剂量为3 200 mg/d，CMV感染从61%降至31%（P= 0.01），CMV病从29%降至7.5%（P= 0.002）。

四、CMV病的治疗

静脉应用更昔洛韦被认为是抗CMV特异性治疗，更昔洛韦至少应该使用14天，在持续CMV病或CMV感染时须使用更长的时间。口服缬更昔洛韦较方便，可以用来完成后续治疗（1～3个月）。CMV病时应减少或停用免疫抑制剂，病毒对更昔洛韦耐药时可使用膦甲酸钠，但该药有肾毒性。膦甲酸钠的推荐用法是60 mg/kg静脉注射，8h/1次，连用2周，根据GFR调整剂量。

术后早期（0～6个月）CMV感染可能诱发急性排斥反应，急性排斥发生又导致抗胸腺细胞球蛋白或甲基泼尼松龙的使用，以致CMV病恶化或扩散。6个月后发生的感染属于持续性慢性感染。在心脏移植中已经证实CMV慢性感染与移植物的慢性排斥反应有关，但在肾移植中尚未观察到这种联系。在持续或慢性CMV感染时，可能需要预防性使用缬更昔洛韦口服，时间须>2周（1～3个月）。

如果在CMV病的同时发生急性排斥，应静脉使用更昔洛韦至少2周，并以口服缬更昔洛韦维持。如果更昔洛韦治疗3天后排斥反应仍不缓解，应行甲基泼尼松龙冲击治疗。除非移植肾功能严重损害，一般不使用抗胸腺细胞球蛋白。

第四节　水痘-带状疱疹病毒感染

一、发病率

水痘-带状疱疹病毒（varicella zoster virus，VZV）感染引起水痘和带状疱疹。器官移植受者水痘感染少见，但亚临床VZV病毒血症较常见。Wilson等[12]采用PCR技术发现37例骨髓移植患者有7例外周血单个核细胞中存在VZV，其中2例在发现病毒后60～130天发生带状疱疹，但是其余5例从未发生临床症状或体征。另一个报告中[13]，VZV感染占所有肾移植术后病毒感染的29%，仅次于CMV感染；561例肾移植受者中VZV感染发生率为10%。北美儿童肾移植协作组（North American Pediatric Renal Transplant Cooperative Study，NAPRTCS）的2 320例儿童肾移植受者，术后第1年水痘发病率为1.9%[14]。带状疱疹发病率在肝、肾、肺和心脏移植受者中分别为5.7%、7.4%、15.1%和16.8%，平均发生时间为术后9个月[15]。发病的危险因素包括抗体诱导治疗和CMV预防治疗以外的其他抗病毒治疗。肾移植术后水痘感染的发生可能与使用MMF有关[16-17]，有报道在使用MMF之前水痘发病率为1.4%（1/74），而使用MMF后为15.8%（3/19）[17]。环孢素A并不增加水痘感染的发病率[18]。

二、临床特点

带状疱疹出疹前常有前驱症状，即烧灼针刺感。簇集丘疹和水疱排列成带状、单侧，沿周围神经分布，伴明显的神经痛。皮疹包括寻常型和特殊类型（大疱型、出血型和坏疽型），可伴有低热，绝大多数皮疹位于胸腹部。病毒侵犯三叉神经可引起头痛和眼痛，侵犯三叉神经眼支可累及角膜，侵犯膝状神经节可引起面瘫、耳痛和听力减退。

移植患者的带状疱疹出疹可能更加严重及持续更长时间，病毒播散可导致卫星病灶或全身水痘样出疹。脑膜脑炎和运动神经带状疱疹罕见。如果运动神经根受病毒感染，可导致肌肉无力或瘫痪。VZV抗体水平升高但是无明显临床症状是有明显症状患者的2倍，偶尔可发生某一皮区的疼痛而无皮疹，但血中VZV抗体水平升高，即所谓无疹性带状疱疹。没有证据显示带状疱疹与移植物排斥有关。带状疱疹愈合后后遗症发生率较高，皮肤遗留瘢痕的比例为18.7%，而遗留神经痛的比例为42.7%[15]。

水痘表现为典型的皮疹，散发或者密集分布于头皮、面部、躯干或四肢，部分皮疹有出血，可伴有高热。器官移植受者的水痘比较严重，皮疹可以融合成大疱状、出血及坏疽。病毒性肺炎、脑炎或脑膜炎可以接着发生并可致命。播散性水痘感染可以累及多个脏器，导致肝炎、肺炎、心肌炎和弥漫性血管内凝血（DIC）[16]，亦有报道播散性水痘感染可引起肝炎、肝坏死、DIC、纤维蛋白溶解和肾小球肾炎[19]，或导致胰腺炎[20]。亦有报告水痘感染引起暴发性肝炎[21]以及原发性纤维蛋白溶解合并肝坏死[22]。播散性水痘累及肝脏时常导致患者死亡。

Fehr等[23]总结了文献中的34例成人肾移植术后播散性水痘感染，其死亡率高达34%。Lynfield等[24]报道肾移植术后水痘感染死亡率为25%。但是其他的报告死亡率较低，如NAPRTCS的44例水痘感染无1例死亡[14]。水痘感染对急性排斥反应发生率、急性排斥反应发生时间、5年移植物存活率均无显著影响[14]。

三、诊断

从典型皮疹容易得出临床诊断，从水疱中分离到VZV病毒即可确定诊断，更快速的方法是VZV-DNA的PCR扩增或病灶刮出物的特异性免疫荧光法。通过电镜可在水疱的渗出物发现病毒颗粒，但VZV与HSV病毒无法鉴别。由于VZV病毒很不稳定，从细胞培养物中分离病毒经常失败。肾移植术后多数带状疱疹患者抗体水平升高，无血清学反应的患者通常是复发、持续出疹或全身性感染。

四、治疗

水痘和带状疱疹在免疫抑制患者有发展为全身感染的倾向，需要静脉应用阿昔洛韦。阿昔洛韦治疗对阻止感染扩散很有效[25]，治疗应尽快开始，一般疗程为5天，当无血清学反应时应连续用药14天。阿昔洛韦用法为10 mg/kg，静脉滴注，8h/1次[26]。有条件时可给予VZV免疫球蛋白注射。播散性水痘感染时应减少免疫抑制剂用量，暂时撤除硫唑嘌呤[18，26]和吗替霉酚酸酯/霉酚酸钠。大剂量阿昔洛韦治疗和减少免疫抑制剂的剂量可使患者死亡率从53%（1990年之前）降至22%（1990年之后）[23]。水痘结痂痊愈时间为7～16天，平均10天。阿昔洛韦治疗后，带状疱疹的痊愈时间为8～19天。

如果感染累及三叉神经的眼神经支，除全身用药外，应局部使用抗病毒眼药水。充分止痛、专业的眼部病灶处理和预防继发性感染是影响预后的主要因素。

五、预防

肾移植术前应了解患者对VZV的免疫状态，通过敏感方法如ELISA或间接免疫荧光法检测到VZV抗体即证实患者已对VZV免疫。易感患者可以考虑在术后接种减毒活疫苗。在一组透析的儿童患者，接种疫苗后血清学阳性转换率为87%[27]。在白血病缓解期儿童，1剂疫苗接种后血清学阳性转换率为88%，2剂疫苗接种后为98%，免疫能力可保持10年以上[28]。疫苗对发生水痘有预防作用，在慢性肾功能衰竭的儿童，接种VZV疫苗安全有效，接受2剂疫苗后，98%的儿童产生抗体[29]。在儿童肾移植患者术前常规接种VZV疫苗已达成共识[23，29-30]，其效价比良好[31]，术前常规接种VZV疫苗可能也应推荐用于成人[23]。慢性肾功能衰竭儿童在肾移植术前都应该接受2剂方案的水痘疫苗接种，并规律地监测VZV抗体水平，当保护性抗体滴度丧失，应给予第3剂疫苗[32]。

在肾移植术前常规接种VZV疫苗的儿童和青少年，术后水痘发病率为12%（26/212），未接种疫苗且无水痘病史的患者，术后发病率为45%（22/49）；在发病的患者中，已接种组病情较轻，26例中无1例死亡，未接种且无水痘病史组死亡率为13.6%（3/22）。在接种疫苗的患者，水痘的发生仅见于未产生抗体或抗体消失的患者。同一组肾移植受者中（n = 704），带状疱疹的发病率为10.8%，在各个亚组中发病率分别为有水痘病史者13%、接种疫苗者为7%、移植时无水痘病史且未接种疫苗者为38%[33]。

对于免疫损害患者，如果无水痘病史和接种史，外周血亦无VZV抗体，当与水痘或带状疱疹感染者密切接触时，应尽早给予VZV免疫球蛋白。免疫球蛋白不能阻止水痘发展但可缓解病情。对于接受免疫抑制治疗患者，与水痘感染患者接触后，使用VZV免疫球蛋白或静脉注射大剂量阿昔洛韦都不能完全预防严重水痘感染发作[24]。

患者水痘感染可引起其他住院肾移植患者的院内感染，应注意加强水痘患者的隔离，对水痘患者使用过的病室、衣被和用具，可采用紫外线照射、通风、曝晒和煮沸等措施消毒。

第五节　真菌感染

真菌感染是肾移植术后患者的主要机会菌感染之一。因早期诊断困难，易发展成侵袭性的全身感染，导致真菌败血症，死亡率高。

一、发病率

国内肾移植术后真菌感染的发病率为10%～25%。国外文献报道肾移植术后真菌感染发生率为2%～14%，肝移植术后为2%～42%，心脏移植术后为5%～17%，心肺联合移植术后为22%[34]。发病时间大多在术后2～3个月。

二、病原体种类

器官移植患者发生真菌侵袭和感染的菌种较多，常见的致病菌种有白色念珠菌、黄曲霉菌、烟曲霉菌、新型隐球菌、毛霉菌、热带念珠菌、光滑球拟酵母菌等，其次有类星型念珠菌、克柔氏念珠菌、组织胞浆菌、白地霉、构缫曲菌、黑曲霉、日本曲霉、杂色曲霉、根霉属、红酵母属、青霉属及奴卡氏菌等。同一患者可以为单一真菌感染，亦可为两种或两种以上真菌感染，亦可合并病毒或/和寄生虫感染。综合国内报道资料，真菌感染多数合并细菌感染，或为细菌+真菌+CMV的混合感染，真菌的检出率依次为念珠菌（白色念珠菌为主，少数为热带念珠菌）、曲霉菌、青霉菌和酵母样菌，80%以上为念珠菌和曲霉菌。

三、临床特点

1. 症状和体征

真菌性肺炎患者一般低热开始，呈弛张热，大多在上午发热，午后体温在发汗后下降。随着病情加重，发热时间延长，逐渐呈稽留热并伴有明显胸闷和呼吸急促、皮肤口唇逐渐出现紫绀。肺部症状和体征一般无特异性。其他可能出现的症状包括舌和颊黏膜霉菌斑（23%）、舌苔发黑（81%）。

2. X线胸片

X线胸片检查早期多为肺纹理增粗等间质性炎表现，逐渐发展成为新月形、片状、结节状乃至于满肺白色阴影，X线胸片极少见球形霉菌团表现。

3. CT扫描

肺曲霉菌CT表现具有一定程度的特异性。CT表现多样，可以表现为肺段以下肺病变（如磨砂玻璃样密度，密度均匀或不均匀，边缘模糊），单发肿块或结节，多发肿块或结节，或肿块合并多发结节，肿块或结节周缘可见“晕征”，肿块或结节内可形成空洞或“月牙征”。病灶主要分布于肺野外周带。侵袭性肺曲霉菌病的“晕征”有助于早期诊断，而“月牙征”或空洞形成是诊断肺曲霉菌的主要CT征象，但不是早期征象。侵袭性肺曲霉菌病与毛霉菌病CT表现相似，曲霉菌与毛霉菌都可以形成肺部真菌球，两者很难鉴别。

四、诊断

1. 真菌培养

镜检和培养是基础和经典方法，要提高镜检和培养阳性率，应用正确方法采集足量标本十分重要。一般在任何无菌体液中检出真菌均有诊断意义。但对于来自开放部位的样本，如取自咽部，则要结合临床，并多次检测才可做出真菌感染的诊断。应做血、痰、咽拭子及中段尿的培养及涂片镜检。

2. 血清学检查

常用检测抗原方法，如检测新生隐球菌荚膜抗原的乳胶凝集试验，检测念珠菌和曲霉菌抗原的酶联免疫吸附试验及用荧光抗体法检测念珠菌。临床常用抗原检测是曲霉菌半乳甘露聚糖检测和真菌1，3-β-D葡聚糖检测。

3. 组织病理学检查

组织病理学检查对于确定真菌在组织中内寄生并了解宿主反应十分重要，一旦在组织切片中发现真菌菌丝和/或孢子，即为诊断有力证据。由于常规HE染色真菌不易着色，需要采用特殊染色方法。

组织病理学检查可以通过两个方向提高敏感性，其一是提高取材准确性，如在CT扫描的导向下做细针穿刺活检；其二是结合分子生物学技术，如使用原位杂交技术作真菌检测。开放性肺活检术被认为是较为安全的肺组织取材方法，与支气管肺泡灌洗法取材比较，敏感性更高。

4. 分子生物学诊断方法

PCR检测敏感性好，但较高的假阳性率限制了应用。目前深部真菌感染早期特异性分子诊断方案是：将临床标本经过一定处理（目的是释放其内的真菌DNA）后，先用真菌通用引物进行扩增，明确标本中是否有真菌存在，再用重要且常见致病真菌特异性引物进行再次扩增。

五、真菌感染的治疗

（一）经验性治疗

真菌感染早期诊断十分困难，而全身真菌感染一旦形成，进展快且抗真菌药物有效控制需要较长时间，故早期诊断和及时治疗十分重要。系统性真菌感染防治策略以预防为主，主张经验性治疗，强调广谱强效，注意支持治疗和加强原发病处理。氟康唑是目前一线抗真菌药物，由于主要致病真菌为念珠菌，使用氟康唑可以覆盖主要感染源。一般采用200mg静脉滴注，12h / 1次，治疗3天，有效则维持10天，无效者改用两性霉素B脂质体，首次应用25mg静脉滴注，第2天起改用50mg，连续10天，用药前应用地塞米松5mg。长期维持治疗可以采用氟康唑或伊曲康唑口服。

（二）抗真菌药物

1. 氟康唑

氟康唑主要用于治疗念珠菌感染，一般用法为200mg，12h／1次，静脉滴注。用于预防念珠菌感染时为150mg，每天1次，口服。

2. 伊曲康唑

伊曲康唑对念珠菌属、曲霉菌属、新生隐球菌、表皮癣菌、粗球孢子菌、荚膜组织胞浆菌、皮炎芽生菌等真菌均有抑制作用。Caillot等[35]应用伊曲康唑治疗31例肺侵袭性曲霉病取得肯定效果。全部患者注射伊曲康唑400 mg/d，2天后改为200 mg/d，共12天，以后用伊曲康唑口服维持治疗平均达78.5天，完全反应率达48%，部分反应率达19%，且对两性霉素B无效病例仍然有效。在肝移植患者预防性应用伊曲康唑（200mg口服，每天2次），也能取得与氟康唑（400 mg/d）相似的效果[36]。

3. 伏立康唑

伏立康唑（voriconazole）是氟康唑的结构修饰后的抗真菌药，对念珠菌、曲霉菌和新生隐球菌均有杀菌作用，对氟康唑、两性霉素B耐药的组织胞浆菌、球孢子菌有效，常用于侵袭性肺曲霉菌病、两性霉素B或伊曲康唑治疗失败患者。其用法为6 mg/kg，12h／1次，静脉滴注，连用2天；然后3 mg/kg，12h/1次，静脉滴注，连用6～27天；继以200mg，每天2次，口服，连用4～24周。

伏立康唑抗曲霉菌活性良好且副作用小，在骨髓移植中被认为是治疗曲霉菌感染的一线药物[37]。Walsh等[38]报道了一个多中心临床试验，比较伏立康唑和脂质体两性霉素B在白细胞减少和发热患者中预防真菌感染的作用，结果发现伏立康唑和脂质体两性霉素B的总体有效率分别为26%和30%（$P>0.05$），伏立康唑治疗组突破性真菌感染发生率较低（1.9% vs. 5%，$P=0.02$），输注相关并发症较少，肾毒性发生率更低，但一过性视觉变化发生率更高（22% vs. 1%，$P<0.001$），幻觉发生率也更高（4.3% vs. 0.5%，$P<0.001$），两组肝毒性发生率相似。伏立康唑应用静脉注射一段时间后，22%患者使用口服剂型维持。该临床试验结论认为对于经验性抗真菌治疗，伏立康唑可以替代脂质体两性霉素B。伏立康唑可以导致患者周围神经脱髓鞘病变，临床表现为疼痛性周围神经病，主要症状是难以忍受的肢体疼痛[39]。

4. 卡泊芬净

卡泊芬净（caspofunjin）属于新一类的抗真菌药–棘白霉素类，是葡聚糖合成酶抑制剂，能特异性地抑制β–D–葡聚糖合成酶复合物，阻止真菌细胞壁主要成分葡聚糖的合成。人类细胞没有细胞壁，故此类药物毒性较低。卡泊芬净具有广谱杀真菌作用，包括念珠菌属（对耐氟康唑白色念珠菌亦有效）、曲霉属、组织胞浆菌属；但是对隐球菌和皮肤癣菌无效。卡泊芬净比两性霉素B毒性更低，比氟康唑抗菌谱更广，常用剂量为50～70 mg/d，静脉滴注，主要用于经其他药物治疗无效或不能耐受两性霉素B的患者。卡泊芬净可以单独使用，与伏立康唑或与脂质体两性霉素B联合使用。

5. 5–氟胞嘧啶

5–氟胞嘧啶的抗真菌谱窄，仅对酵母菌（新型隐球菌）和酵母样菌有较高的活性。主要用于与其他抗真菌药物联合应用，提高疗效，减少不良反应。5–氟胞嘧啶可通过血脑屏障进入脑脊液，炎症时脑脊液浓度可达同期血浓度的50%～90%，常用于与两性霉素B联合应用治疗隐球菌性脑膜炎。常用剂量为75～100 mg/（kg·d），分4次口服。

6. 两性霉素B

两性霉素B是肺念珠菌病、侵袭性肺曲霉菌病、肺隐球菌病、肺球孢子菌病和毛霉菌病的首选药物，包括普通两性霉素B和脂质体两性霉素B。

（1）普通两性霉素B：两性霉素B初始剂量为1～5mg/d，以后逐渐增加剂量，于1～2周内增至20～40 mg/d，最多不超过50 mg/d。两性霉素B的肾毒性较大，不能耐受者可用脂质体两性霉素B。

（2）脂质体两性霉素B：脂质体两性霉素B能减少两性霉素B毒性，尤其是肾毒性明显减低。与输液有关的毒性反应如发热、寒颤、恶心等仍可发生，但发生率比传统两性霉素B低。脂质体两性霉素B用量为3～5 mg/（kg·d），甚至可以增加至7 mg/（kg·d），而副作用仍较轻。转氨酶升高、嗜睡、呼吸困难、低血钾等副作用发生率＜5%。

（三）手术治疗

肺部的曲霉球或毛霉球对抗真菌药物的疗效差，手术切除是理想的治疗方法。

六、真菌感染的预防

真菌感染的治疗效果较差，预防显得非常重要。在肾移植术后因急性排斥反应使用抗胸腺细胞球蛋白的患者、规律性复诊患者，尤其是发热患者应常规检查有无口腔霉菌斑或舌苔发黑，如果发现以上异常，应该预防性使用氟康唑或伊曲康唑口服，并用碳酸氢钠溶液漱口。肝移植术后早期一般使用抗真菌药物预防性治疗，但在肾移植术后早期通常不采用常规预防性治疗。

第六节　卡氏肺囊虫感染

一、发病原因或易患因素

卡氏肺囊虫肺炎（pneumocystis carinii pneumonia，PCP）是器官移植患者常见的机会感染之一。认识到卡氏肺囊虫（PC）可以导致肾移植术后的肺炎已经超过20年。PC在世界各地的人群中分布广泛，在多种动物体内亦有发现。血清学研究显示多数健康儿童在3～4岁时已经接触了PC[40]。过去认为PCP发病原因是体内潜伏的PC再激活所致，最近资料证实更可能的发病原因是外源性感染。在免疫功能正常的个体，肺组织免疫组织化学检查和肺泡灌洗液DNA扩增都未能发现PC，而在感染了PC的患者身上检查很容易发现病原体[41-42]。PC感染可能来自活动性感染患者或外周环境[43]。

排斥反应无疑是PCP发病的最重要因素[44-46]。Arend等[46]报道的病例对照研究显示，与未曾治疗急性排斥反应的患者比较，治疗1次、2次和≥3次急性排斥反应患者的PCP发病率分别升高1.7倍、4.8倍和9.5倍。同样，回顾性分析发现PCP发病率随免疫抑制强度增加而升高。Hardy等[47]报道使用硫唑嘌呤作免疫抑制剂时PCP发病率为3%，使用环孢素A时为9%。Lufft等[45]报道使用环孢素A时PCP发病率为1%，使用他克莫司时为14%。有趣的是，与他克莫司和雷帕霉素不同，吗替霉酚酸酯（MMF）对PCP可能有保护作用，其机制可能是MMF抑制PC次黄嘌呤核苷单磷酸脱氢酶（IMPDH）。在有关MMF最初的3个关键性临床试验中，991例使用MMF的患者无1例发生PCP，而对照组（使用硫唑嘌呤或空白对照）PCP发病率为2%（9/492）[48-50]。与MMF相反，雷帕霉素能增加肾移植患者的PCP易感性[51-52]。

CMV病经常与PCP同时发生[44, 46-47, 53-54]，尽管同时感染可能仅反映患者的严重免疫抑制状态。由于CMV本身的免疫抑制效应，有作者认为CMV感染是促进PCP发病的危险因子。Arend等[46]报道受者CMV（-）可使PCP的发病率升高3.2倍，而CMV D+/R-可使PCP发病危险升高5.7倍，可见PCP的发生与CMV感染或CMV病有关。Hennequin等[44]报道7例肾移植术后PCP，6例合并CMV肺炎。

除以上因素之外，许多作者报道肾移植受者中PCP暴发型发病[44, 55-58]，感染来自在同一个医院住院的艾滋病患者[58]或已感染了PC的其他肾移植患者[44, 56, 59]。尽管人传人或环境传人的准确模式仍不清楚，如果某个社区PCP流行，外源性感染PCP危险性升高。

二、病理变化

肾移植术后PCP组织学特点为：肺泡上皮细胞损害、肺泡腔内渗出、炎症细胞浸润及肺间质纤维组织增生。肺泡上皮细胞的变化为：Ⅰ型上皮细胞变性；Ⅱ型上皮细胞增生；Ⅰ型、Ⅱ型上皮细胞脱落，肺泡腔内可见散在的脱落上皮细胞，上皮细胞脱落后其下的基底膜暴露于肺泡腔。肺泡腔内渗出表现为：典型的渗出为大量泡沫样物质，多数患者肺泡腔内见蛋白样渗出，但渗出量不多；肺泡腔内可见大量PC虫体。炎症细胞浸润表现为：间质及肺泡内可见中性粒细胞和淋巴细胞浸润。肺间质纤维化表现为：肺泡间质可见不同程度的胶原纤维增生，肺泡间隔增宽。PCP以肺泡弥漫性损害为特点。

三、发病率

国外对11个报告的Meta分析显示肾移植术后未给予预防性治疗的患者中PCP发病率约为5%[54]，但是各个中心之间发病率差异较大，有些中心发病率高达24%[60]。

四、发病时间

绝大多数移植后PCP好发于术后3～6个月[44-46, 53, 55, 61]，1年以后很少发生PCP。

五、临床表现

1. 症状和体征

临床上常表现为发热、干咳、呼吸困难三联征，少数有咳痰。少有肺部阳性体征，伴有肺部啰音者多见于合并其他细菌感染。早期肺部间质渗出明显，而听诊啰音少，体征与患者呼吸困难不对称是PCP的临床特征。

2. 动脉血氧分压降低

有报道23例PCP，就诊时第1次动脉血氧分压（PaO_2）平均为65 mmHg（45～91mmHg）。

3. 胸部X线和CT检查

典型X线表现为两肺间质纹理增粗，两肺对称的弥漫性密度增高呈磨玻璃样，以双下肺为主，病变晚期呈密度增高实变影。如伴有其他致病原如CMV、真菌、不典型分枝杆菌等混合感染，在胸部平片上表现为混合性实变影。

CT扫描可见两肺不同程度弥漫性肺间质或肺泡渗出病变，早期呈磨玻璃样，后期则呈密度增高的实变影，伴随其他感染可出现密度不均的散在致密影。主要CT征象有3种：①毛玻璃型：表现为肺部多发磨玻璃样不透明区，较特征的是在这些区能辨认肺血管；②斑片型：表现为肺泡实变影；③间质型：表现为肺小叶间隔增厚。

六、诊断

临床怀疑PCP时，应行纤维支气管镜下支气管肺泡灌洗（bronchoalveolar lavage，BAL）和经支气管肺组织活检（transbronchial lung biopsy，TBLB），获取的标本行相关的检查：①PC检查：BAL液经离心后，取沉淀物涂片，与刷检涂片一起作六胺银染色（Jones染色）；②肺组织光镜和电镜检查：将TBLB标本保存于95%酒精中送光镜检查，保存于2.5%戊二醛液中送电镜检查。发现PC即可确定诊断。

七、治疗

PCP治疗应尽早，诊断性检查如支气管肺泡灌洗可以推迟，因为在开始治疗后数周，肺组织或分泌物中仍存在大量PC。一般采用甲氧苄啶-磺胺甲基异噁唑（trimethoprim-sulfamethoxazole，TMP-SMX），根据肾功能调整剂量。如果患者PaO_2一开始即<70 mmHg，应采用静脉给药（5 mg/kg，按甲氧苄啶成分，6～8h/1次），疗程一般为14～21天。对于较轻的PCP病例，TMP-SMX亦可按相同剂量口服[62]。严重PCP可以采用激素治疗（甲泼尼龙40mg，12h/1次，连用1～5天，10～15天内逐渐停用），已证实激素能降低PCP死亡率[63]。

八、预防

尽管存在抗PC的有效药物TMP-SMX，肾移植术后PCP的死亡率仍接近50%[54]，这导致许多移植中心在肾移植术后给予TMP-SMX预防性治疗并取得了良好的效果。汇总多个研究报告的资料，其中回顾性研究5个[47, 53, 55, 57, 64]、非对照前瞻性研究1个[65]、随机对照前瞻性研究2个[66-67]，采用TMP-SMX预防性治疗（TMP/SMX 80/400 ~ 320/1 600 mg/d，疗程4个月 ~ 3年）的1 177例患者中，未发生PCP，未采用预防性治疗的3 002例患者中，64例发生PCP（2.1%）。此外，TMP-SMX预防性治疗（160/800 mg/d）具有防治泌尿系感染的作用[66, 68]。低剂量TMP-SMX（80/400 mg/d）即能有效预防PCP[53, 57, 64, 67]。使用TMP-SMX预防性治疗4个月[55]或6个月[53, 67]的病例中（总病例数353例）均未发生PCP，因此推荐TMP-SMX预防性使用至少4个月比较合理[7]。如果某个社区/医院的PCP流行是一个值得关注的问题，或者患者发生泌尿系感染危险性较高，应予延长预防性治疗的疗程。除术后系统性预防性治疗以外，患者在任何时间接受抗排斥治疗时都应该再给予TMP-SMX预防性治疗3 ~ 4个月。

TMP-SMX总体耐受性良好，在一个随机双盲的前瞻性研究中[69]，采用TMP-SMX（960mg）或空白对照，无1例发生超敏反应（如皮疹、发热）而需要停药。两组之间的肝功能检查无显著差异，未发现TMP-SMX肝毒性，亦无证据显示TMP-SMX与骨髓抑制有关，所有患者都补充叶酸（1 mg/d）和使用低剂量硫唑嘌呤（25 mg/d）。但是其他报告显示TMP-SMX治疗有<5%的皮肤或血液学并发症[53, 55, 68]。

TMP-SMX对肾脏的作用值得强调。首先，TMP能抑制肾小管分泌肌酐[70]，15%健康人和30%肾功能损害患者会发生血肌酐升高[71]。肾移植受者血肌酐亦可能升高[69, 71-72]，常合并肌酐清除率下降，但GFR并不降低，这种效果完全可以逆转[69, 72]。其次，TMP具有与保钾利尿剂阿米洛利（amiloride）相同的效果，可以抑制肾脏分泌钾[73]，偶尔可以导致顽固性高血钾[74]。对于已经使用可以导致高血钾药物（如ACEI类）的患者，应密切观察。

对于不能耐受TMP-SMX的患者可以使用双戊烷（pentamidine）气雾剂，Saukkonen等[75]报道17例肾移植患者每月使用300 mg，平均6个月，无1例发生PCP。Spieker等[76]报道使用OKT_3抗排斥的患者中，71例使用双戊烷气雾剂吸入，1例发生PCP；62例未使用双戊烷气雾剂的患者中，7例发生PCP。双戊烷气雾剂耐受良好，主要的副作用是支气管痉挛。

第七节　结核杆菌感染

一、流行病学

据估计，我国目前有5.5亿人口感染了结核菌，明显高出全球1/3人口感染水平；全国约有活动性肺结核病例约500万例，其中涂片阳性为150万例，细菌阳性200万例，疫情严重程度仅次于印度，位居世界第二。2000年全国第三次结核病流行病学抽样调查显示，我国活动性肺结核患病率为

367/100 000，其中涂片阳性122/100 000，细菌阳性160/100 000。慢性肾功能衰竭患者由于机体免疫机能下降，其结核病患病率远高于普通人群，是普通人群的30倍。肾移植受者活动性结核感染的发病率有地区差异，在北美为0.5%～1%，欧洲为0.7%～5%，印度和巴基斯坦为5%～15%[77-78]。在北美和欧洲，肾移植患者感染结核的危险性是普通人群的20～50倍[79]。

二、发病原因

结核病是肾移植受者的一种严重机会菌感染，可以由供肾传染[80]，但这种情况较少见，据报道占肾移植患者结核感染的5%以下[81-82]。由活动性结核病患者传染亦有可能，但其概率与普通人群一样[83]。多数肾移植术后的活动性结核感染是移植前结核杆菌潜伏感染的再激活所致。非典型分枝杆菌的感染亦可见到，Qunibi等[80]综述的130例肾移植术后的分枝杆菌感染中，非典型分枝杆菌占播散性感染的29%，占肺部感染的8%，占皮肤和关节感染的100%。合并糖尿病或慢性肝病可以增加移植后发病的危险[84]。

三、临床表现

免疫抑制治疗可以阻碍结核的控制，致使移植患者更易发生播散性结核（约30%，远高于普通人群）。移植患者仅存在肺外结核也不少见，多变的临床表现使得一些部位的病灶易被忽视。移植患者的结核诊断比较困难，使得治疗措施的启动经常推迟，有报道从症状发现到确诊的平均时间长达41天[77]。

1. 症状和体征

由于免疫抑制剂的应用，肾移植术后的肺结核症状隐匿或轻微，可缺乏呼吸道症状，也可由于免疫防御机制受损以突发高热起病，病情进展迅速并呈暴发性经过。由于活动性结核感染部位不同，其临床表现差异很大。症状无特异性，肺部结核多以发热、咳嗽、咳痰等为首发症状，肠结核患者常以腹痛为首发症状。肺部体检无阳性体征或仅有少许啰音，部分患者可出现盗汗。

2. 感染部位

肾移植术后的结核病以肺结核居多，合并胸膜炎或肺外结核亦多，播散性肺结核发生比例高。Park等[85]报道78例肾移植术后的结核病，播散性结核占24.4%，胸膜结核占29.5%，肺部结核占33.3%。Qunibi等[80]总结了肾移植术后130例活动性分枝杆菌感染，38.7%为血行播散性肺结核，21.4%为肺外结核。

四、诊断方法

（一）微生物学检查

1. 标本的收集

（1）痰标本：收集晨痰5～10mL，连续3天送检，一般不超过5天。如果用于培养，最好留取下呼吸道咳出的痰。

（2）支气管肺泡灌洗液：至少收集5mL。

（3）血液：采用血培养瓶进行培养。

（4）尿液：晨起第1次尿，留取尿液时应清洗外生殖器，既可导尿也可留取中段尿，标本量不应<40mL。

（5）体液：脑脊液、胸腹水和心包积液应采用无菌方法收集。

2. 结核菌检测

（1）涂片法：涂片法具有简便、快速、价廉、特异性高等优点，尽管阳性率较低（18.7%），但仍具有实用性，对结核病早期诊断起着重要的作用。一般采用Ziehl-Neelsen染色（抗酸染色）和金胺O-石炭酸染色法（荧光染色法）。

（2）分离培养：结核杆菌的分离培养是结核菌检测金标准，存在涂片阴性而培养阳性的问题，涂片也不能鉴别结核菌存活情况。由于进一步鉴定和药敏试验需要，涂片和培养应同时进行。

（3）PCR技术：PCR检测结核菌的阳性率一般在80%以上，可能出现假阳性和假阴性。对于肾移植术后的结核病的诊断，其阳性率仅有40%左右。

（4）免疫学诊断：ELISA方法用于检测患者血清中的抗PPD抗体。快速检测结核特异性抗体的定性试验主要包括检测抗38-KDa抗体和抗LAM抗体。

3. 结核菌鉴定

目前先进的鉴定方法有核酸探针法、PCR法等。

4. 药敏试验

有条件时应该进行结核菌药敏试验，美国临床疾病控制中心（CDC）要求所有患者的初分离株都应进行药敏试验以便证实治疗预期效果。如果患者在治疗3个月后，痰培养仍为阳性，应重复做药敏试验。

（二）影像学检查

胸部X线和CT检查早期多无异常。在发热10～30天后胸部X线检查方出现粟粒型或浸润型病灶等异常改变，所以影像学检查要反复进行，以获早期诊断，并可观察治疗效果。

1. X线胸片

免疫损害患者的肺结核，血行播散性肺结核比例高。X线上“多形性”不明显，可在结核病非好发部位、中下肺叶及上叶前段发生。肾移植术后肺结核的X线胸片主要表现为斑片和大片融合实变影或粟粒型肺结核。

2. CT检查

胸部CT扫描对如下情况有补充诊断价值：①早期发现肺内粟粒阴影；②诊断有困难的肿块阴影、结节和浸润阴影的鉴别；③少量胸腔积液、包裹积液和其他胸膜病变的检出。血行播散型肺结核在高分辨率CT上显示清楚，肺内结节直径多为1～3cm。

（三）PPD皮肤试验

患者接受5个结核菌素单位的PPD皮内注射，2～3天后观察硬结大小。为了提高结核菌素试验特异性，不同人群应选用不同的阳性标准：移植患者硬结≥5mm为阳性，而透析患者硬结≥10mm为阳性[86]。

（四）红细胞沉降率（ESR）

ESR显著加快（尤其是第一个小时＞100 mm）对结核病诊断有辅助价值。

（五）诊断性治疗

肾移植术后出现不明原因发热，都要考虑结核感染的可能，如果抗细菌、真菌、病毒和支原体/衣原体治疗均无效，可给予诊断性抗结核治疗，治疗有效即可做出结核感染诊断。

五、治疗

肾移植患者活动性结核治疗方案与普通人群相同。事实上采用经典抗结核药物治疗至少6个月，＞90%患者可以达到微生物学治愈且没有复发[87-89]。普通人群的结核治疗包括2个月强化期［异烟肼（INH）、利福平（RFP）、乙胺丁醇（EMB）和吡嗪酰胺（PZA）］和4个月巩固期（INH+RFP）。开始2个月应该使用EMB，除非证实该社区结核杆菌对INH耐药率＜4%，或直至获得药敏实验结果[62]。西欧国家对INH的耐药率为1%～10%，对RFP的耐药率为0～3%[90]。我国是结核杆菌耐药发生率较高的国家，根据我国25个省市对1 595例耐药性测定的结果，结核菌初始耐药率为28.1%，继发耐药率为41.1%，耐3种及4种以上药物的占5.7%[91]。

移植患者使用RFP和INH都存在独特的问题。RFP是肝微粒体细胞色素P450 3A4酶诱导剂，可以使钙神经素抑制剂（CNI）、雷帕霉素和激素的血药浓度降低。免疫抑制剂血浓度的降低可以诱发急性排斥反应（发生率30%），并可导致20%的移植物丢失[78]。因此，在临床情况不需要减少免疫抑制的情况下，CNI亦可能包括激素都应该增加剂量，应该更密切地监测CNI血药浓度，以避免发生急性排斥反应。综合国内报道，结核治疗期间急性排斥反应发生率为20.7%。为保持稳定的血药浓度水平，有报道环孢素A剂量必须增加2～5倍[78，88，92]。利福布汀（rifabutin）是RFP替代药物，对细胞色素P450酶的诱导作用较弱。

第二个问题是INH的肝毒性。在普通人群INH相关肝炎发病的危险因子是高龄、饮酒、同时给予RFP和快速INH乙酰化。约20%患者会发生AST或ALT轻度升高（升高至接近正常值上限的3倍），但通常无症状和其他的并发症，转氨酶水平在继续使用INH时能自行下降至正常范围。美国胸科学会推荐在无症状患者，只有当ALT和AST水平升高超过正常值上限的3～5倍时，才停用INH。

有关肾移植患者INH肝毒性的资料较少，多数来自非对照的回顾性分析。在Singh等[78]作的Meta分析中，198例肾移植受者有2.5%因为肝毒性而停用INH。同样在一个多中心的临床回顾性分析中，33例中有4例（11%）因为肝毒性而停用INH[77]。我国作者报道的肝毒性（联合抗结核治疗）发生率平均为40.5%，多数病例有黄疸，并有2例肝功能衰竭的报道。肾移植患者使用多种抗结核药物时，须密切监测肝毒性。如果出现黄疸和转氨酶升高等药物性肝损害表现，可暂停INH和RFP，加强保肝治疗，待肝功能恢复正常后逐渐恢复用量。

对于肾移植术后活动结核感染，我国多数肾移植单位一般采用INH+RFP+PZA三联用药，疗程9～12个月，必要时加用EMB。如患者持续高热或是粟粒性肺结核，则先予INH 0.3 g/d静脉滴注，2周后改为口服。合并胸腔积液的患者行胸腔穿刺，抽出胸水后灌注抗结核药物。

六、预后

移植患者的结核活动性结核感染的严重程度较高，其死亡率为20%～30%[77-78]，是普通人群感染活动性结核死亡率的至少10倍以上[93]，以前的抗排斥治疗以及诊断时的播散性结核是患者死亡的危险因子[77-78]。播散性结核患者的死亡率则高达37%～50%[80，83]。

七、结核菌素皮肤试验在肾移植受者中的作用

等待肾移植患者或肾移植受者是否应该采用结核菌素皮肤试验（tuberculin skin test，TST）来诊断潜伏结核感染仍有争议。采用该方案背后的假设是：与健康人比较，免疫缺陷的结核潜伏感染患者发生活动性结核感染的危险性升高。透析患者、肾移植患者和HIV感染患者发生活动性结核感染的危险性分别为普通人群的10倍、50倍和100倍[79]。已有许多临床研究证实对潜伏结核感染的治疗可以显著降低活动性结核的发病率。Bucher等[94]对7个临床随机对照试验的Meta分析发现，在TST（+）HIV感染患者中，对照组6%的患者发生活动性结核感染，INH预防性治疗可使活动性结核感染发病率降低60%。

肾移植患者TST阳性率仍不清楚，有报道在透析患者中TST阳性率为5%～20%[95-96]。美国胸科学会和CDC发表联合声明推荐所有的器官移植患者和慢性肾功能衰竭患者都应该行TST检查，并在TST（+）时治疗潜伏结核感染[86]。在无结核病患者，TST是确诊分枝杆菌感染的唯一方法。

采用TST必须考虑两个问题。其一是接种BCG疫苗患者可能表现为TST阳性，没有办法可以鉴别BCG导致的阳性和分枝杆菌导致的阳性。然而疫苗导致的阳性反应随时间延长逐渐减弱，且一般不会超过10年[97]。因此，BCG疫苗接种史可以忽略，曾接种BCG疫苗的患者TST阳性应该作为结核潜伏感染的证据。其二是无反应性（anergy）问题。在透析人群中无反应性发生率较高，有报道＞30%～40%[95-96]，而普通人群＜5%。无反应性指对抗原无能力发动迟发型超敏反应（DTH），TST本身也是一种DTH反应。目前没有方法诊断无反应性患者的潜伏结核感染。

八、预防

对于术前TST阳性或潜伏结核感染患者是否应该预防性治疗目前尚无定论。Sayiner等[88]报道36例有结核病史或胸部放射学检查提示潜伏结核感染的肾移植患者，其中23例采用INH预防性治

疗，术后未发生结核病；而未接受预防性治疗的13例患者，1例发生活动性结核病，两组活动性结核发病率无显著差异。Qunibi等[80]报道18例术前TST阳性的患者，未接受抗结核预防性治疗，肾移植术后活动性结核病的发病率为11%，70例TST阴性患者术后活动性结核病发病率为4.3%，两组间亦无显著性差异。

对于有活动性结核感染的透析患者，肾移植术前行2～4个月短期抗结核治疗，术后继续抗结核治疗6个月～1年，即可有效地防止复发。肾移植术后短程疗法可很好地预防结核复发，其原因可能是：①由于机体免疫力低下，结核杆菌难以被纤维包裹，抗结核药物易于发挥作用；②泼尼松的应用使结核杆菌变得脆弱，易于杀死。

欧洲肾移植指南推荐所有等待肾移植患者及肾移植受者都应该行TST试验，阳性患者应接受治疗[62]。肾移植术前应了解有关结核治疗病史或潜伏结核感染以及作胸部X线检查排除活动性结核感染。此外，对于X线胸片提示过去结核感染，有结核感染病史但未得到足够治疗的患者或与活动性结核病人有密切接触的患者，应该给予预防性治疗。预防性治疗首选药物是INH（300 mg/d），连用9个月。INH亦可采用每周2次的治疗方法（15 mg/（kg·次），对于透析患者是非常方便的给药方法[98]。肾功能衰竭时INH不需要调整剂量[99]。9个月是优先选择的疗程，可以缩短至6个月。其他的替代方法包括RFP+PZA（每天口服），连用2个月，或RFP单独治疗4个月[62]。

（袁小鹏）

参考文献

[1] Rubin RH, Wolfson JS, Cosimi AB, et al. Infection in the renal transplant recipient [J]. Am J Med, 1981, 70 (2): 405-411.

[2] Wu JY, Chen JH, Wang YM, et al. Improved clinical outcomes in Chinese renal allograft recipients receiving lower dose immunosuppressants [J]. Transplantation, 2004, 78 (5): 713-718.

[3] Uchida K, Nakayama H, Yoshida K, et al. Opportunistic pneumonia after kidney transplantation [J]. Nihon Kokyuki Gakkai Zasshi, 2001, 39 (3): 166-171.

[4] Kollef MH, Sherman G, Ward S, et al. Inadequate antimicrobial treatment of infections: a risk factor for hospital mortality among critically ill patients [J]. Chest, 1999, 115 (2): 462-474.

[5] Bernard GR, Luce JM, Sprung CL, et al. High-dose corticosteroids in patients with the adult respiratory distress syndrome [J]. N Engl J Med, 1987, 317 (25): 1565-1570.

[6] Smego RA, Ahmed N. A systematic review of the adjunctive use of systemic corticosteroids for pulmonary tuberculosis [J]. Int J Tuberc Lung Dis, 2003, 7 (3): 208-213.

[7] Fishman JA, Rubin RH. Infection in organ-transplant recipients [J]. N Engl J Med, 1998, 338 (24): 1741-1751.

［8］Murray BM，Amsterdam D，Gray V，et al. Monitoring and diagnosis of cytomegalovirus infection in renal transplantation［J］. J Am Soc Nephrol，1997，8（9）：1448–1457.

［9］Couchoud C，Cucherat M，Haugh M，et al. Cytomegalovirus prophylaxis with antiviral agents in solid organ transplantation：a meta–analysis［J］. Transplantation，1998，65（5）：641–647.

［10］Lowance D，Neumayer HH，Legendre CM，et al. Valacyclovir for the prevention of cytomegalovirus disease after renal transplantation. International Valacyclovir Cytomegalovirus Prophylaxis Transplantation Study Group［J］. N Engl J Med，1999，340（19）：1462–1470.

［11］Balfour HH Jr，Chace BA，Stapleton JT，et al. A randomized，placebo–controlled trial of oral acyclovir for the prevention of cytomegalovirus disease in recipients of renal allografts［J］. N Engl J Med，1989，320（21）：1381–1387.

［12］Wilson A，Sharp M，Koropchak CM，et al. Subclinical varicella–zoster virus viremia，herpes zoster，and T lymphocyte immunity to varicella–zoster viral antigens after bone marrow transplantation［J］. J Infect Dis，1992，165（1）：119–126.

［13］Hwang EA，Kang MJ，Han SY，et al. Viral infection following kidney transplantation：long–term follow–up in a single center［J］. Transplant Proc，2004，36（7）：2118–2119.

［14］Furth SL，Sullivan EK，Neu AM，et al. Varicella in the first year after renal transplantation：a report of the North American Pediatric Renal Transplant Cooperative Study（NAPRTCS）［J］. Pediatr Transplant，1997，1（1）：37–42.

［15］Gourishankar S，McDermid JC，Jhangri GS，et al. Herpes zoster infection following solid organ transplantation：incidence，risk factors and outcomes in the current immunosuppressive era［J］. Am J Transplant，2004，4（1）：108–115.

［16］Lauzurica R，Bayes B，Frias C，et al. Disseminated varicella infection in adult renal allograft recipients：role of mycophenolate mofetil［J］. Transplant Proc，2003，35（5）：1758–1759.

［17］Rothwell WS，Gloor JM，Morgenstern BZ，et al. Disseminated varicella infection in pediatric renal transplant recipients treated with mycophenolate mofetil［J］. Transplantation，1999，68（1）：158–161.

［18］Kashtan CE，Cook M，Chavers BM，et al. Outcome of chickenpox in 66 pediatric renal transplant recipients［J］. J Pediatr，1997，131（6）：874–877.

［19］Os I，Strom EH，Stenehjem A，et al. Varicella infection in a renal transplant recipient associated with abdominal pain，hepatitis，and glomerulonephritis［J］. Scand J Urol Nephrol，2001，35（4）：330–333.

［20］Sinha S，Jha R，Lakhtakia S，et al. Acute pancreatitis following kidney transplantation – role of viral infections［J］. Clin Transplant，2003，17（1）：32–36.

［21］Bensousan TA，Moal MC，Vincent F，et al. Fulminant hepatitis revealing primary varicella in a renal graft recipient［J］. Transplant Proc，1995，27（4）：2512.

［22］Franco A，Marco P，Gil C，et al. Fatal varicella with primary fibrinolysis in a renal transplant recipient [J]. Nephrol Dial Transplant, 1999, 14 (5): 1291-1294.

[23] Fehr T, Bossart W, Wahl C, et al. Disseminated varicella infection in adult renal allograft recipients: four cases and a review of the literature [J]. Transplantation, 2002, 73 (4): 608-611.

[24] Lynfield R, Herrin JT, Rubin RH. Varicella in pediatric renal transplant recipients [J]. Pediatrics, 1992, 90 (2 Pt 1): 216-220.

[25] Balfour HH Jr, Bean B, Laskin OL, et al. Acyclovir halts progression of herpes zoster in immunocompromised patients [J]. N Engl J Med, 1983, 308 (24): 1448-1453.

[26] Parnham AP, Flexman JP, Saker BM, et al. Primary varicella in adult renal transplant recipients: a report of three cases plus a review of the literature [J]. Clin Transplant, 1995, 9 (2): 115-118.

[27] Broyer M, Boudailliez B. Varicella vaccine in children with chronic renal insufficiency [J]. Postgrad Med J, 1985, 61 (4): 103-106.

[28] Sparks L, Russell C. The new varicella vaccine: efficacy, safety, and administration [J]. J Pediatr Nurs, 1998, 13 (2): 85-94.

[29] Furth SL, Hogg RJ, Tarver J, et al. Varicella vaccination in children with chronic renal failure. A report of the Southwest Pediatric Nephrology Study Group [J]. Pediatr Nephrol, 2003, 18 (1): 33-38.

[30] Webb NJ, Fitzpatrick MM, Hughes DA, et al. Immunisation against varicella in end stage and pre-end stage renal failure. Trans-Pennine Paediatric Nephrology Study Group [J]. Arch Dis Child, 2000, 82 (2): 141-143.

[31] Olson AD, Shope TC, Flynn JT. Pretransplant varicella vaccination is cost-effective in pediatric renal transplantation [J]. Pediatr Transplant, 2001, 5 (1): 44-50.

[32] Furth SL, Fivush BA. Varicella vaccination in pediatric kidney transplant candidates [J]. Pediatr Transplant, 2002, 6 (2): 97-100.

[33] Broyer M, Tete MJ, Guest G, et al. Varicella and zoster in children after kidney transplantation: long-term results of vaccination [J]. Pediatrics, 1997, 99 (1): 35-39.

[34] Paya CV. Fungal infections in solid-organ transplantation [J]. Clin Infect Dis, 1993, 16 (5): 677-688.

[35] Caillot D, Bassaris H, McGeer A, et al. Intravenous itraconazole followed by oral itraconazole in the treatment of invasive pulmonary aspergillosis in patients with hematologic malignancies, chronic granulomatous disease, or AIDS [J]. Clin Infect Dis, 2001, 33 (8): 83-90.

[36] Winston DJ, Busuttil RW. Randomized controlled trial of oral itraconazole solution versus intravenous/oral fluconazole for prevention of fungal infections in liver transplant recipients [J]. Transplantation, 2002, 74 (5): 688-695.

[37] Wingard JR, Leather H. A new era of antifungal therapy [J]. Biol Blood Marrow Transplant,

2004, 10（2）: 73-90.

［38］Walsh TJ, Pappas P, Winston DJ, et al. Voriconazole compared with liposomal amphotericin B for empirical antifungal therapy in patients with neutropenia and persistent fever［J］. N Engl J Med, 2002, 346（4）: 225-234.

［39］Tsiodras S, Zafiropoulou R, Kanta E, et al. Painful peripheral neuropathy associated with voriconazole use［J］. Arch Neurol, 2005, 62（1）: 144-146.

［40］Peglow SL, Smulian AG, Linke MJ, et al. Serologic responses to Pneumocystis carinii antigens in health and disease［J］. J Infect Dis, 1990, 161（2）: 296-306.

［41］Millard PR, Heryet AR. Observations favouring pneumocystis carinii pneumonia as a primary infection: a monoclonal antibody study on paraffin sections［J］. J Pathol, 1988, 154（4）: 365-370.

［42］Wakefield AE, Pixley FJ, Banerji S, et al. Detection of Pneumocystis carinii with DNA amplification［J］. Lancet, 1990, 336（8713）: 451-453.

［43］Beard CB, Carter JL, Keely SP, et al. Genetic variation in Pneumocystis carinii isolates from different geographic regions: implications for transmission［J］. Emerg Infect Dis, 2000, 6（3）: 265-272.

［44］Hennequin C, Page B, Roux P, et al. Outbreak of Pneumocystis carinii pneumonia in a renal transplant unit［J］. Eur J Clin Microbiol Infect Dis, 1995, 14（2）: 122-126.

［45］Lufft V, Kliem V, Behrend M, et al. Incidence of Pneumocystis carinii pneumonia after renal transplantation［J］. Impact of immunosuppression. Transplantation, 1996, 62（3）: 421-423.

［46］Arend SM, Westendorp RG, Kroon FP, et al. Rejection treatment and cytomegalovirus infection as risk factors for Pneumocystis carinii pneumonia in renal transplant recipients［J］. Clin Infect Dis, 1996, 22（6）: 920-925.

［47］Hardy AM; Wajszczuk CP, Suffredini AF, et al. Pneumocystis carinii pneumonia in renal-transplant recipients treated with cyclosporine and steroids［J］. J Infect Dis, 1984, 149（2）: 143-147.

［48］Placebo-controlled study of mycophenolate mofetil combined with cyclosporin and corticosteroids for prevention of acute rejection. European Mycophenolate Mofetil Cooperative Study Group［J］. Lancet, 1995, 345（8961）: 1321-1325.

［49］A blinded, randomized clinical trial of mycophenolate mofetil for the prevention of acute rejection in cadaveric renal transplantation. The Tricontinental Mycophenolate Mofetil Renal Transplantation Study Group［J］. Transplantation, 1996, 61（7）: 1029-1037.

［50］Sollinger HW. Mycophenolate mofetil for the prevention of acute rejection in primary cadaveric renal allograft recipients. U.S. Renal Transplant Mycophenolate Mofetil Study Group［J］. Transplantation, 1995, 60（3）: 225-232.

［51］Kahan BD, Julian BA, Pescovitz MD, et al. Sirolimus reduces the incidence of acute rejection episodes despite lower cyclosporine doses in caucasian recipients of mismatched primary renal allografts: a phase II trial. Rapamune Study Group [J]. Transplantation, 1999, 68 (10): 1526-1532.

[52] Dominguez J, Mahalati K, Kiberd B, et al. Conversion to rapamycin immunosuppression in renal transplant recipients: report of an initial experience [J]. Transplantation, 2000, 70 (8): 1244-1247.

[53] Elinder CG, Andersson J, Bolinder G, et al. Effectiveness of low-dose cotrimoxazole prophylaxis against *Pneumocystis carinii* pneumonia after renal and/or pancreas transplantation [J]. Transpl Int, 1992, 5 (2): 81-84.

[54] Gordon SM, LaRosa SP, Kalmadi S, et al. Should prophylaxis for *Pneumocystis carinii* pneumonia in solid organ transplant recipients ever be discontinued? [J]. Clin Infect Dis, 1999, 28 (2): 240-246.

[55] Branten AJ, Beckers PJ, Tiggeler RG, et al. Pneumocystis carinii pneumonia in renal transplant recipients [J]. Nephrol Dial Transplant, 1995, 10 (7): 1194-1197.

[56] Santiago-Delpin EA, Mora E, Gonzalez ZA, et al. Factors in an outbreak of Pneumocystis carinii in a transplant unit [J]. Transplant Proc, 1988, 20 (1): 462-465.

[57] Talseth T, Holdaas H, Albrechtsen D, et al. Increasing incidence of Pneumocystis carinii pneumonia in renal transplant patients [J]. Transplant Proc, 1988, 20 (3): 400-401.

[58] Chave JP, David S, Wauters JP, et al. Transmission of Pneumocystis carinii from AIDS patients to other immunosuppressed patients: a cluster of Pneumocystis carinii pneumonia in renal transplant recipients [J]. AIDS, 1991, 5 (8): 927-932.

[59] Bensousan T, Garo B, Islam S, et al. Possible transfer of Pneumocystis carinii between kidney transplant recipients [J]. Lancet, 1990, 336 (8722): 1066-1067.

[60] Bourbigot B, Bensoussan T, Garo B, et al. CD4 T-lymphocyte counts as predictors of pneumonia after kidney transplantation [J]. Transplant Proc, 1993, 25 (1 Pt 2): 1491-1492.

[61] Dummer JS. Pneumocystis carinii infections in transplant recipients [J]. Semin Respir Infect, 1990, 5 (1): 50-57.

[62] EBPG expert group on renal transplantation European best practice guidelines for renal transplantation. Section IV: Long-term management of the transplant recipient [J]. Nephrol Dial Transplant, 2002, 17 (4): 1-67.

[63] Bozzette SA, Sattler FR, Chiu J, et al. A controlled trial of early adjunctive treatment with corticosteroids for Pneumocystis carinii pneumonia in the acquired immunodeficiency syndrome [J]. California Collaborative Treatment Group. N Engl J Med, 1990, 323 (21): 1451-1457.

[64] Higgins RM, Bloom SL, Hopkin JM, et al. The risks and benefits of low-dose cotrimoxazole prophylaxis for Pneumocystis pneumonia in renal transplantation [J]. Transplantation, 1989, 47 (3): 558-560.

[65] Peterson PK, Ferguson R, Fryd DS, et al. Infectious diseases in hospitalized renal transplant recipients: a prospective study of a complex and evolving problem [J]. Medicine (Baltimore), 1982, 61 (6): 360-372.

[66] Fox BC, Sollinger HW, Belzer FO, et al. A prospective, randomized, double-blind study of trimethoprim-sulfamethoxazole for prophylaxis of infection in renal transplantation: clinical efficacy, absorption of trimethoprim-sulfamethoxazole, effects on the microflora, and the cost-benefit of prophylaxis [J]. Am J Med, 1990, 89 (3): 255-274.

[67] Hibberd PL, Tolkoff-Rubin NE, Doran M, et al. Trimethoprim-sulfamethoxazole compared with ciprofloxacin for the prevention of urinary tract infection in renal transplant recipients. A double-blind, randomized controlled trial [J]. Online J Curr Clin Trials, 1992: 15.

[68] Tolkoff-Rubin NE, Cosimi AB, Russell PS, et al. A controlled study of trimethoprim-sulfamethoxazole prophylaxis of urinary tract infection in renal transplant recipients [J]. Rev Infect Dis, 1982, 4 (2): 614-618.

[69] Maki DG, Fox BC, Kuntz J, et al. A prospective, randomized, double-blind study of trimethoprim-sulfamethoxazole for prophylaxis of infection in renal transplantation. Side effects of trimethoprim-sulfamethoxazole, interaction with cyclosporine [J]. J Lab Clin Med, 1992, 119 (1): 11-24.

[70] Andreev E, Koopman M, Arisz L. A rise in plasma creatinine that is not a sign of renal failure: which drugs can be responsible? [J]. J Intern Med, 1999, 246 (3): 247-252.

[71] Myre SA, McCann J, First MR, et al. Effect of trimethoprim on serum creatinine in healthy and chronic renal failure volunteers [J]. Ther Drug Monit, 1987, 9 (2): 161-165.

[72] Odutola TA, Cameron JS, Sacks S. Effect of co-trimoxazole on plasma creatinine concentrations in renal transplant recipients [J]. Nephrol Dial Transplant, 1994, 9 (12): 1845.

[73] Velazquez H, Perazella MA, Wright FS, et al. Renal mechanism of trimethoprim-induced hyperkalemia [J]. Ann Intern Med, 1993, 119 (4): 296-301.

[74] Alappan R, Buller GK, Perazella MA. Trimethoprim-sulfamethoxazole therapy in outpatients: is hyperkalemia a significant problem? [J]. Am J Nephrol, 1999, 19 (3): 389-394.

[75] Saukkonen K, Garland R, Koziel H. Aerosolized pentamidine as alternative primary prophylaxis against *Pneumocystis carinii* pneumonia in adult hepatic and renal transplant recipients [J]. Chest, 1996, 109 (5): 1250-1255.

[76] Spieker C, Barenbrock M, Tepel M, et al. Pentamidine inhalation as a prophylaxis against *Pneumocystis carinii* pneumonia after therapy of acute renal allograft rejection with orthoclone (OKT3) [J]. Transplant Proc, 1992, 24 (6): 2602-2603.

[77] Aguado JM, Herrero JA, Gavalda J, et al. Clinical presentation and outcome of tuberculosis in kidney, liver, and heart transplant recipients in Spain. Spanish Transplantation Infection Study Group, GESITRA [J]. Transplantation, 1997, 63 (9): 1278-1286.

[78] Singh N, Paterson DL. Mycobacterium tuberculosis infection in solid-organ transplant recipients: impact and implications for management [J]. Clin Infect Dis, 1998, 27 (5): 1266-1277.
[79] Rose DN. Benefits of screening for latent Mycobacterium tuberculosis infection [J]. Arch Intern Med, 2000, 160 (10): 1513-1521.
[80] Qunibi WY, al-Sibai MB, Taher S, et al. Mycobacterial infection after renal transplantation-report of 14 cases and review of the literature [J]. Q J Med, 1990, 77 (282): 1039-1060.
[81] Peters TG, Reiter CG, Boswell RL. Transmission of tuberculosis by kidney transplantation [J]. Transplantation, 1984, 38 (5): 514-516.
[82] Mourad G, Soulillou JP, Chong G, et al. Transmission of Mycobacterium tuberculosis with renal allografts [J]. Nephron, 1985, 41 (1): 82-85.
[83] Jereb JA, Burwen DR, Dooley SW, et al. Nosocomial outbreak of tuberculosis in a renal transplant unit: application of a new technique for restriction fragment length polymorphism analysis of Mycobacterium tuberculosis isolates [J]. J Infect Dis, 1993, 168 (5): 1219-1224.
[84] John GT, Shankar V, Abraham AM, et al. Risk factors for post-transplant tuberculosis [J]. Kidney Int, 2001, 60 (3): 1148-1153.
[85] Park YS, Choi JY, Cho CH, et al. Clinical outcomes of tuberculosis in renal transplant recipients [J]. Yonsei Med J, 2004, 45 (5): 865-872.
[86] Targeted tuberculin testing and treatment of latent tuberculosis infection. American Thoracic Society [J]. MMWR Recomm Rep, 2000, 49 (6): 1-51.
[87] Higgins RM, Cahn AP, Porter D, et al. Mycobacterial infections after renal transplantation [J]. Q J Med, 1991, 78 (286): 145-153.
[88] Sayiner A, Ece T, Duman S, et al. Tuberculosis in renal transplant recipients [J]. Transplantation, 1999, 68 (9): 1268-1271.
[89] Koselj M, Kandus A, Ales A, et al. Mycobacterial infection in renal transplant recipients [J]. Transplant Proc, 2000, 32 (1): 152-154.
[90] Espinal MA, Laszlo A, Simonsen L, et al. Global trends in resistance to antituberculosis drugs. World Health Organization-International Union against Tuberculosis and Lung Disease Working Group on Anti-Tuberculosis Drug Resistance Surveillance [J]. N Engl J Med, 2001, 344 (17): 1294-1303.
[91] 许淑珍，闫东辉. 加强结核分枝杆菌的检验 [J]. 中华检验医学杂志，2001，24 (2): 126-128.
[92] Peschke B, Ernst W, Gossmann J, et al. Antituberculous drugs in kidney transplant recipients treated with cyclosporine [J]. Transplantation, 1993, 56 (1): 236-238.
[93] Borgdorff MW, Veen J, Kalisvaart NA, et al. Mortality among tuberculosis patients in The Netherlands in the period 1993-1995 [J]. Eur Respir J, 1998, 11 (4): 816-820.
[94] Bucher HC, Griffith LE, Guyatt GH, et al. Isoniazid prophylaxis for tuberculosis in HIV

infection: a meta-analysis of randomized controlled trials [J]. AIDS, 1999, 13 (4): 501-507.

[95] Woeltje KF, Mathew A, Rothstein M, et al. Tuberculosis infection and anergy in hemodialysis patients [J]. Am J Kidney Dis, 1998, 31 (5): 848-852.

[96] Smirnoff M, Patt C, Seckler B, et al. Tuberculin and anergy skin testing of patients receiving long-term hemodialysis [J]. Chest, 1998, 113 (1): 25-27.

[97] Centers for disease control and prevention, Screening for tuberculosis and tuberculosis infection in high-risk populations. Recommendations of the Advisory Council for the Elimination of Tuberculosis [J]. MMWR Recomm Rep, 1995, 44 (11): 19-34.

[98] Korzets A, Gafter U. Tuberculosis prophylaxis for the chronically dialysed patient-yes or no? [J]. Nephrol Dial Transplant, 1999, 14 (12): 2857-2859.

[99] Ellard GA. Chemotherapy of tuberculosis for patients with renal impairment [J]. Nephron, 1993, 64 (2): 169-181.